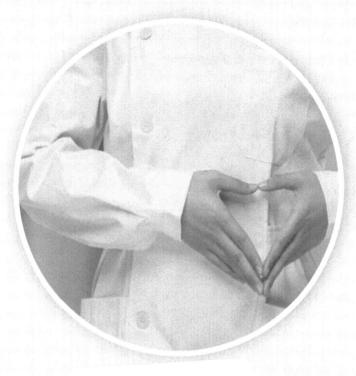

ZHONGYI HULI

中医护理

主　编　彭　静

副主编　张　琪　刘曦昀　张鸿宇

编　者　阮　凤　曾晓霞　顾三元　胥靖域

　　　　方俪鹃　周　兵　陈　曦

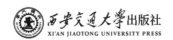

西安交通大学出版社
XI'AN JIAOTONG UNIVERSITY PRESS

图书在版编目（CIP）数据

中医护理／彭静主编. -- 西安：西安交通大学出版社，2024.7

ISBN 978-7-5693-3787-7

Ⅰ.①中… Ⅱ.①彭… Ⅲ.①中医学—护理学 Ⅳ.①R248

中国国家版本馆 CIP 数据核字（2024）第 097508 号

书　　名	中医护理	
主　　编	彭　静	
责任编辑	秦金霞	
责任校对	郭泉泉	
封面设计	任加盟	

出版发行　西安交通大学出版社
　　　　　（西安市兴庆南路 1 号　邮政编码 710048）
网　　址　http://www.xjtupress.com
电　　话　(029)82668357　82667874(市场营销中心)
　　　　　(029)82668315(总编办)
传　　真　(029)82668280
印　　刷　西安五星印刷有限公司

开　　本　787mm×1092mm　1/16　印张　14.5　字数　320 千字
版次印次　2024 年 7 月第 1 版　2024 年 7 月第 1 次印刷
书　　号　ISBN 978-7-5693-3787-7
定　　价　56.00 元

如发现印装质量问题，请与本社市场营销中心联系。
订购热线：(029)82665248　(029)82667874
投稿热线：(029)82668805

中医护理学是中华民族智慧的结晶,承载着深厚的文化底蕴和独特的医学理念。它以整体观念、辨证论治为核心,注重人体与自然环境的和谐统一,强调预防为主、防治结合,作为中医学的重要组成部分,在维护人民健康、促进疾病康复方面具有独特优势。二十大强调了传承创新发展中医药事业,这为中医护理教材的编写提供了明确的方向。本教材致力于展现中医护理学的丰富内涵和卓越价值,培养具有创新精神和实践能力的中医护理专业人才。我们相信,通过对中医护理学的学习和传承,将更好地为人民群众提供优质的健康服务,助力"健康中国"建设,为实现中华民族伟大复兴的中国梦贡献力量。编写本教材,是为了传承和弘扬中医护理的优秀传统,培养适应新时代需求的专业人才,让更多人了解和认可中医护理的价值。系统的中医护理教育,可提升中医护理的理论水平和实践能力,推动中医护理在现代医疗体系中的广泛应用,为增进人民健康福祉贡献力量。

本教材根据护理、助产专业学生的特点编写,内容以适度、必需、够用为原则,采用图文并茂、表格归纳等形式,突出实用性、技能性,力求通俗易懂、简洁有趣,以利于学生提高学习效率和实际运用能力。内容自绪论后分上、下两篇。上篇为中医学基础理论;下篇为中医护理的基本技能,以临床常用、容易掌握、护士可以操作的中医特色护理技术为主。书中增加了课堂互动、案例导入、知识拓展、直通护考模块,增强了学习的趣味性,让学生更容易理解和掌握所学内容。本书适用于全国医药院校高职护理、助产专业的学生,可作为国家护士执业资格考试的参考,也可作为临床培训教材使用。

本教材在编写过程中参考了部分高职高专同类教材，并得到了参编院校及老师们的大力支持，在此表示衷心的感谢。由于编写时间紧迫，编者水平有限，书中错误和疏漏在所难免，恳请各位读者和广大中医药同仁批评指正。

《中医护理》编委会

2024.3

CONTENTS ◀◀◀◀◀ 目 录

绪　论

 学习目标

素质目标	知识目标	能力目标
培养整体观念和辨证施护思想	掌握中医护理的基本特点:整体观念和辨证施护	能应用整体观念解释中医认识人体和疾病的基本思维;能应用辨证施护解释"同病异护和异病同护"的原理
培养学生大医精诚、以人为本、不逐名利的高尚医德	熟悉中医学及中医护理学体系的形成和发展史	能对中医学及中医护理学的发展概况进行简要概括,说出主要医家及其著作

中医护理学是中医学的重要组成部分,是我国人民长期同疾病做斗争的经验总结,是随着中医药学的形成和发展逐渐兴起的学科。它是以中医理论为指导,结合预防、保健、康复、养生等医疗活动,应用独特的护理技术,以保护人类健康的一门应用性学科。

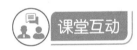

你对"中医"有怎样的认识? 你对中医学的历史悠久、博大精深有怎样的理解?

一、中医护理学发展简史

中医护理学源远流长,作为中医药学的重要组成部分,在几千年的发展演进中总结了大量的护理学实践经验。自古以来,中医治疗是医药、养生与护理为一体的,无论是在断简残篇的先秦典籍里,还是其后的历代医籍中,均可以从中寻觅到对中医护理范畴的论述,尤其是在精神调养、药食调配、生活起居及临床护理等方面积累了丰富的经验。随着中医药事业的不断发展,中医护理理论日臻完善,内容更加丰富并且逐步系统化、具体化,从而逐渐独立成一门新兴学科。其发展主要分为四个阶段。

(一)起源阶段(原始社会)

早在远古时代,原始人类为了生存,以植物和野兽为食,用兽皮或者树叶遮体,过着

"穴巢而居"的生活。在生产活动和日常生活的漫长实践中,人们逐渐积累了使用药物和医疗工具的经验。如新石器时代人们就学会使用砭石治病,身体疼痛不适便揉捏按压,天气变化便趋避寒热,并通过对动物和植物的长期观察,逐渐熟悉和认识动植物的营养、毒性和药用价值。原始人类这些本能的自我保护,减轻痛苦的自我治疗和互动活动就是医护的开始。当人类发现一些本能的方法具有预防疾病和康复的作用,从而有目的地实施时,即形成了中医护理学的起源。

（二）初步形成阶段（战国至东汉时期）

战国至秦汉时期,科学、经济、文化都有了显著的发展,《黄帝内经》《难经》《伤寒杂病论》和《神农本草经》等医学典籍的问世,标志着中医学理论体系的初步形成,同时也奠定了中医护理学的理论基础。

《黄帝内经》是我国现存最早的一部医学巨著,成书于战国至秦汉时期,全面总结了秦汉以前的医学成就。全书分《素问》和《灵枢》两部分,共18卷,162篇。该书以黄帝与岐伯的对话方式,从整体观念出发,运用阴阳五行理论系统阐述了对人体生理、病理的认识,构建了"藏象学说""经络学说""病因学说""病机学说"等基础理论,并对疾病的发生与防治提供了理论指导,是我国研究人体生理学、病理学、诊断学、治疗原则和药物学的第一部医学巨著。《黄帝内经》奠定了中医护理学的基础。在饮食护理方面指出,"毒药攻邪,五谷为养,五果为助,五畜为益,五菜为充,气味合而服之,以补益精气";在情志护理方面指出,"精神不进,志意不治,故病不可愈";在生活起居护理方面指出,"动作以避寒,阴居以避暑";在中医护理操作技术方面,对劳逸和情志变化所致的各种病证提出了针灸、导引、推拿、热熨、熏蒸等护理方法。

《难经》大约成书于西汉时期,该书用释疑的方式阐述了人体生理、病理、诊断、治疗及经络、针灸等内容,尤其是在脉学方面有较为详细的论述,提出了"独取寸口"的脉诊方法,在《黄帝内经》的基础上,进一步补充了"命门""三焦"等理论认识。

东汉末年,"医圣"张仲景"勤求古训,博采众方",写就了我国现存最早的一部临床医学巨著《伤寒杂病论》,该书分为《伤寒论》和《金匮要略》两部,继承总结了《黄帝内经》等古典医籍的基本理论,提出以六经论伤寒、以脏腑论杂病,奠定了理、法、方、药的辨证论治理论体系,开创了中医辨证施治（护）的先河。书中首创药物灌肠法和舌下给药法,如对津枯肠燥、大便秘结者,用蜜煎导而通之,或用猪胆汁灌肠以排出宿粪;又如对自缢者应"一人以手按踞胸上,数动之;如此一炊顷,气从口出,呼吸眼开",创立了胸外按压救治自缢者的方法;用药护理方面,如对服用桂枝汤强调服后喝热粥以助药力和温覆取汗等调护的要求;在饮食护理方面,提出了脏病食忌、四时食忌、冷热食忌、妊娠食忌及合食禁忌等,强调服药护理、饮食护理对疾病的作用。后汉时期杰出医家华佗,是我国外科和医疗体育的奠基人。他首创麻沸散进行全身麻醉,施以剖腹、整骨手术,被后世称为"外科鼻祖"。他在古代气功导引的基础上,模仿虎、鹿、猿、熊、鸟5种动物的活动姿态,创编了一套保健体操"五禽戏",将体育与医疗护理结合起来,在养生康复、体育锻炼以及中国体育史的发展上都有重要意义。

《神农本草经》是我国现存最早的一部药物学巨著,全书分 3 卷,共收载药物 365 种,其中植物药 252 种,动物药 67 种,矿物药 46 种。根据药物性能、功效的不同,分为上、中、下三品。该书概括地讲述了君、臣、佐、使的药物学理论,总结了药物的四气(寒、热、温、凉)、五味(酸、苦、甘、辛、咸)、七情(单味、相须、相使、相畏、相反、相恶、相杀)等理论,对药物的配伍、组成方剂有具体的指导意义,对临床护理观察药效和毒性反应也有指导价值。

(三)发展阶段(魏晋南北朝至明清时期)

1.魏晋南北朝至隋唐时期

知识链接

魏晋南北朝时期是中医护理理论和专科护理开始全面发展时期。晋代王叔和的《脉经》是我国现存最早的脉学专著。该书论述了脉理学说,确定了 24 种脉象,分析了各种杂病及妇女、小儿的脉证,也改进了寸、关、尺的诊脉方法,为中医护理观察病情提供了可靠依据。晋代皇甫谧编著了我国第一部针灸学的专著《针灸甲乙经》,为后世针灸学发展起到了承前启后的作用。东晋葛洪所著的《肘后备急方》是集中医急救、传染病及内、外、妇、五官、精神、伤科各科之大成,书中对各科护理均有详细的阐述。南齐医家龚庆宣编著的《刘涓子鬼遗方》是我国现存的第一部外科学专著,载有内治、外治方剂 140 余首,记载了腹部开放性损伤、肠管脱出纳入腹腔后的护理方法,为外科护理的发展奠定了基础。

隋代巢元方编著的《诸病源候论》是我国历史上第一部病因病机证候学专著,同时也论述了内、外、妇、儿、五官、皮肤等各科疾病的病因病机、诊断和防治方法,记载有外科肠吻合术后患者的饮食护理。该书在外科、妇科、急症护理和病情观察方面都做出了重要贡献。

唐代"药王"孙思邈所著的《千金方》,包括《千金要方》和《千金翼方》。他认为"人命至重,有贵千金,一方济之,德逾于此",因而将自己的两部著作冠以"千金"。该书详细论述了临床各科的护理、食疗及养生等内容,主要贡献:提倡"大医精诚"的高尚医德;倡导妊娠妇女"居处简静""弹琴瑟,调心神,和性情,节嗜欲";首创葱管导尿术等;饮食护理方面有"先饥而食,先渴而饮""饮食即卧,乃生百病"的观点;重视"湿衣及汗衣皆不可久着""沐浴后不得触风冷"等生活起居来预防疾病。《千金方》为中医护理学的发展提供了系统的理论和丰富的临床护理经验。

唐代王焘的《外台秘要》最突出的贡献是对传染病的论述,其对黄疸、伤寒、肺结核、天花、霍乱等的病情观察很有创见,并强调护理记录。如对黄疸的观察曾指出:"每夜小便里浸少许帛,各书记日,色渐退白则瘥。"即用白帛每夜浸在病者的小便里以染色,然后按日期顺序记录下来,对比每日帛上黄色之深浅,以此来判断病情的发展趋势,如果黄色渐退为白,则表示病愈。唐代蔺道人所著的《理伤续断方》是我国现存最早的一部中医骨伤科专著,书中记载了创伤的护理。如对开放性骨折的处理,在清理创口、骨折复位中尽量达到无菌要求,谈到冲洗创口必用煮沸消毒过的"煎水",缝合后用净的"绢片包之",伤口"不可见火着水"以免感染等。书中还涉及外科的冲洗、敷药、包扎、固定、换药等许多护理技术,为伤科临床护理提供了宝贵的经验。

随着医学的不断发展，唐代出现了几部有关饮食疗法和护理的专著。其中孟诜的《食疗本草》收录了可供食用又兼有治疗作用的瓜果、蔬菜、米谷、鸟兽、虫鱼等200余种，系统总结了食疗治病之效，不仅内容丰富，而且大都实用，对中医营养学及饮食护理的发展具有重要影响。

2. 宋金元时期

宋金元时期是中医学术活跃、百家争鸣、百花齐放的时期。宋政府设置了翰林医官院、御药院、尚药局等机构，金元政府有太医院等。宋政府还组织编撰了《太平圣惠方》《圣济总录》《太平惠民和剂局方》《开宝本草》《本草图经》等中医方药名著。

宋金元时期医家流派各领风骚，最有代表性的是"金元四大家"，他们的理论主张与临证实践开创了医学发展的新局面。其中寒凉派的代表刘完素提出"五志过极皆为火""六气皆从火化"的学术观点，因此他在治疗上多应用寒凉的药物；攻下派的代表张从正认为治病应着重攻邪，认为"邪去而正安"，在治疗上丰富和发展了汗、吐、下三法；补土派的代表李东垣强调"人以胃气为本"，在治疗上长于温补脾胃而著称；滋阴派的代表朱丹溪认为"阳常有余，阴常不足"，治疗上善用"滋阴降火"而著称。

同时，在这一时期，各科疾病护理也都有了一定的发展，如宋代陈自明的《妇人大全良方》详细论述了妇女妊娠的饮食宜忌、用药禁忌、孕期保健知识、临产时的注意事项及产妇分娩后的护理等。儿科护理方面，北宋著名儿科专家钱乙在《小儿药证直诀》中积极主张婴儿某些疾病可以用浴体法将养，即每天给婴儿洗澡。陈文忠《小儿病源方论》也提出养子真诀，即"背要暖，腹要暖，足膝要暖，头要凉""忍三分寒，吃七分饱"等。可见，在宋金元时期，中医护理又向前迈了一步。

3. 明清时期

明清时期中医学理论得到了汇通和深化发展，涌现了大批集成性著作。如明代朱橚所著《普济方》是我国古代最大的方剂大全，载方多达61739首。明代李时珍所著的《本草纲目》详细记载了1892种药物，载方11096个，并配有精美的插图1109幅，提出了科学的药物分类方法，以部为纲，以类为目，总结了16世纪以前先贤医家用药的经验和知识，被誉为16世纪的百科全书；并且详细讲述了药物疗法及用药护理、注意事项。他还亲自采药，为患者煎药、喂药，为医护人员树立了无私奉献的榜样。明代张景岳的《景岳全书》对孕妇、产妇的起居、饮食护理等提出了详细的要求。

明清时期，瘟疫肆虐，中医学面对急性传染病流行另辟蹊径的创新发展，以吴有性的《瘟疫论》、薛生白的《湿热病篇》、吴鞠通的《温病条辨》等温病学家及温病学专著为标志，有关温病的理法方药已有一套完整的体系，温病学理论形成是这一时期的中医理论的创新和突破。叶天士在《温热论》中阐明了温病发生、发展的基本规律，提出了卫气营血的辨证施治（护）纲领，归纳了察舌、验齿、辨斑疹等病情观察的方法。吴有性的《瘟疫论》中强调大热所致之烦渴，除使用清热解毒药外，还需要在护理上饮用西瓜汁、梨汁等降温解渴之法；还有冷水擦浴，室内焚香以驱除秽气；对老年病的防护提出饮食当"薄味"、力戒"酒肉厚味"等，补充了中医老年护理的理论知识，同时，还提出了蒸汽消毒的护理技术。

《张氏医通》及《医宗金鉴》对接种人痘的方法做了较详细的记述,有痘衣法、鼻苗法、旱苗法、水苗法等。由于旱苗法和水苗法使用的痘苗是天花患者痊愈期的痘痂,因此接种后也能产生一定的预防作用。以上方法虽然不是很科学,但可喜的是已经有了这方面的尝试。

(四)近现代(1840年以后至今)

随着西方科学技术的传入,特别是西医学的传入,中医学理论的发展呈现出新旧并存的趋势。一是走继承、收集和整理前人的学术成果之路;二是出现了中西汇通和中医学科理论科学化的思潮。清代末期出现了专业的医学院校和中医院,培养了专业的中医人才和护理人才。

1949年后,党和国家将"发展现代医药和传统医药""实现中医学现代化"的政策正式纳入《宪法》,为中医药学的发展提供了法律上的保证;先后在全国各省建立中医学院和中医药研究所,大力开展对中医药学的发掘、继承、整理、提高的工作,也为中医护理学的发展提供了良好的条件和机遇。中医护理各类专著和教材相继问世,形成了现代中医护理学。1958年江苏省中医院出版了我国第一部中医护理专著《中医护理学》,创办了第一所中医护理学校,接着修订编写了《中医护理学概要》。2010年国家中医药管理局颁布的《中医院中医护理工作指南》和出版的《中医护理常规技术操作规程》为规范和推动中医临床护理工作起到了积极的作用。中医护理临床实践得到了进一步发展,各级中医和中西医结合医院在临床进行辨证施护和健康教育,并运用中医护理技术和方法减轻了患者痛苦,促进了患者康复。

二、中医护理的基本特点

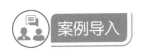

案例解析

> 张某,女,40岁。近来常感头晕,记忆力下降,下肢肌肉酸痛无力,食欲减退,时有便溏,月经不规律3个月,经期量少、色淡,眠差易醒,夜尿频多。经咨询中医后得知自己的问题出在中焦脾胃,后经服用补中益气等药物治疗后,诸症消失。
>
> 请结合此病例讨论:为何如此多症状在中医看来就只是一个脾胃问题,而治疗诸多症状仅用同补中益气法即可痊愈。

中医护理的基本特点包括整体观念和辨证施护。

(一)整体观念

中医学认为人体是一个有机的整体,人与自然密不可分,人与社会关系密切,这种机体自身的整体性,内、外环境的统一性的认识,是中医的"整体观念"。整体观念是中医认识人体、分析问题、防治疾病的重要指导思想。整体护理就是运用中医理论中的整体观念，对患者实施天人相应、全身心的护理。

1. 人体是一个有机的整体

中医学认为构成人体的各个组成部分在结构上是不可分割、功能上相互协调互用的，在病理上也是相互影响的。人体以五脏为中心，通过经络系统的联系和沟通，将全身所有组织、器官紧密地联结成一个有机的整体。这种整体性表现在生理、病理、诊断、治疗和护理等各方面。所以，脏腑功能失常时，可以通过经络反映于体表、组织、器官；体表、组织、器官有病，也可通过经络影响所属的脏腑。如"肝火"既可上炎于目，出现目赤肿痛；又可传入于心，出现心肝火旺而见烦躁易怒等。整个机体在病理状态下是可以相互影响的。同时采用"察外知内"的方法，通过观察五官、形体、舌脉等的外在变化，可了解把握内在疾病的本质。因此，在治疗、护理患者过程中，必须从整体出发，通过观察患者的外在变化，了解机体内脏病变，从而提出治疗方案和护理措施，使疾病早日痊愈。如临床上见到口舌糜烂的局部病变，实质是心火亢盛的表现。因心开窍于舌，心又与小肠相表里，患者除口舌糜烂外，还可有心胸烦热、小便短赤等表现。治疗上主要以清心、泻小肠火为主；护理上除局部给药外，还须嘱患者保持情志舒畅，不食油腻、煎炸、辛辣等助热生湿之品，宜食清淡泻火之物，如绿豆汤、苦瓜等，以通过泻小肠之火而清心火，使口舌糜烂痊愈。

2. 人与自然界的统一性

人类生活在自然界中，自然界存在着人类赖以生存的必要条件。自然界的运动变化可直接或间接地影响人体的生理、病理变化。这也是中医学强调的"天人相应"，即《黄帝内经》中所说的"人以天地之气生，合四时之法成"，合称"天、地、人"三才。"天有三宝，日、月、星；地有三宝，水、火、风；人有三宝，精、气、神。"人类要想生存，就必须能动地改造和适应自然，才能维持机体的正常生命活动。

同时，从事护理工作时，应根据患者的个体差异、季节、地理环境、昼夜晨昏对人体的影响做好疾病的预防、治疗与护理工作。如春三月，应夜卧早起，广步于庭，披发缓行，以使志生，以春气之应养生；夏三月，应夜卧早起，无厌于日，使志无怒，使气得泄，以夏气之应养长；秋三月，早卧早起，与鸡俱兴，使志安宁，使肺气清，以秋气之应养收；冬三月，早卧晚起，必待日光，去寒就温，无泄皮肤，以冬气之应养藏。只有根据春生、夏长、秋收、冬藏的自然规则，做好四时的生活起居护理，做到"春夏养阳，秋冬养阴"的护理，才能防止病邪的侵袭，预防疾病的发生。

3. 人与社会的统一性

人既有自然属性，也有社会属性。人在社会环境中生存，因社会角色、社会地位、经济财富等不同，在社交过程中，不仅会影响人的身心状态，也会影响疾病的产生。正如太平之世多长寿，大灾之后有大疫，这就是社会大环境对人体生命造成的客观影响。总之，中医学强调应"上知天文，下知地理，中知人事，可以长久，以教众庶，亦不疑殆"。

(二)辨证施护

辨证施护是运用中医学的理论和四诊(望、闻、问、切)的方法,收集患者的相关资料(包括病史、症状、体征等),利用中医理论进行分析、概括、综合判断,辨别疾病发生的原因、性质、部位及邪正关系,进行证候辨识,确定相应的护理原则和方法。

1. 辨证——分析、辨别、认识疾病的证候

中医学讲的"证"是中医学的一个特有概念,也叫"证候"。它是机体在疾病发展过程中某一阶段的病理概括。辨证是要分析判断疾病发生的原因、性质、部位及邪正关系(病势)。例如"脾阳虚证",其病位在脾,病因为阳虚生寒,病性属寒证,病势属虚证。而通常所谓的"病"是疾病,是指有特定病因、发病形式、病机、发展规律和转归的一种完整的病理过程,如感冒、泄泻等。所谓"症",即症状,是指患者的主观异常感受,如咳嗽、头痛、失眠等。由此可见,病、症、证三者是有不同概念的。例如感冒是一个病名,它所表现的风寒证、风热证等是其常见证候。正因为证候包括了病因、病位、病性、病势的归纳,因此,它比疾病更具体,比症状更全面、更深刻地揭示了疾病的本质。

2. 施护——根据辨证结果施以相应的护理原则和措施

施护是在辨证的基础上,确立相应的护理原则和方法。

(1)从疾病的证候判断中确立相应的施护原则和方法:中医在认识和护理患者时既要辨病又要辨证。辨证着眼于证的分辨,如见一初起发热、恶寒、头身痛、脉浮的患者,诊为感冒。但由于致病因素和机体反应性不同,又常表现有风寒感冒和风热感冒等不同的证,只有把感冒病所表现的"证"是风寒证还是风热证辨别清楚,才能确定施护的方法。如属风寒感冒,根据"寒者热之"的护理原则,应避风寒保暖,室温宜偏高;饮食上可给予豆豉汤、生姜红糖水等辛温解表之法。如属风热感冒,根据"热者寒之"的护理原则,室温宜低,使患者感到凉爽舒适,减轻心烦、口干之不适感;饮食宜给予绿豆汤、西瓜、藕汁、苦瓜等清热生津辛凉之品。

(2)从辨证所确立的治则治法中制订相应的施护原则和方法:在临床上有时可见到一种病包括几种不同的证,又看到不同的病在其发展过程中可以出现同一种证,在护理时可以在辨证施护原则的指导下,采用"同病异护"和"异病同护"的方法处理。

所谓"同病异护"是指同一种病,由于发病的时间、地区以及机体反应性不同,或处在不同的发展阶段,所表现的证不同,施护的方法亦各异。以感冒为例,由于发病季节不同,施护方法也不同。暑季感冒,由于感受暑湿之邪(暑多挟湿),护理应采用一些祛暑化湿的方法。如室内注意通风凉爽,饮食可给予清热利湿之品,如西瓜、绿豆汤、番茄、苦瓜等,忌生冷、油腻和辛辣等助湿化热之物。如果是冬令时节感冒,宜采用中药温热服,给予生姜红糖葱白汤等热饮以助药力,服药后覆盖衣被,使其周身微微汗出而达汗出表解之功效。可见,同属感冒病,由于其发病季节不同,因此施护的方法也不一样。

所谓"异病同护",是指不同的病在其发展过程中,由于出现了相同的病机而表现出相同的证候,因此也可采用同一方法护理。比如,久痢脱肛、子宫下垂等是不同的病,但病机均为中气下陷,所以都可采用补中益气的护理方法。如用黄芪、党参炖母鸡及苡仁

粥、茯苓粥等益气健脾之品;注意休息,避免疲劳,以培育中气;采用针刺百会、关元、长强穴,以补中益气。

由此可见,中医护理主要的不是着眼于"病"的异同,而是着眼于病机的区别和"证"的不同。所谓"证同护亦同,证异护亦异",实质是由于"证"的概念中包含着病机在内的缘故。这种针对疾病发展过程中不同质的矛盾用不同的方法解决的方法,就是辨证施护的精神实质。

总之,辨证和施护是护理疾病过程中两个不可分割、相互联系的组成部分。辨证是施护的前提和依据;施护是与施治结合解决疾病的重要手段之一,是辨证的目的之一,同时又是对辨证是否正确的检验,是理论和实践相结合的体现,是中医护理的根本原则。

（张琪）

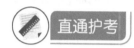 直通护考

参考答案

1. 现存最早的医学理论著作是(　　　)。

   A.《黄帝内经》   B.《难经》   C.《本草纲目》

   D.《伤寒杂病论》   E.《备急千金方》

2. 中医学理论体系的奠基时期是(　　　)。

   A. 商周以前   B. 战国到秦汉   C. 魏晋

   D. 唐   E. 宋

3. 中医护理的特色是辨(　　　)论治施护。

   A. 症   B. 证   C. 病

   D. 政   E. 征

4. 中医学的基本特点是(　　　)。

   A. 天人相应   B. 大局观念   C. 微观思维

   D. 整体观念   E. 全息思维

5. 下列属于中医证的是(　　　)。

   A. 头晕   B. 糖尿病   C. 心火亢盛

   D. 感冒   E. 流鼻涕

第一章　阴阳学说与五行学说

 学习目标

素质目标	知识目标	能力目标
具备科学的唯物主义世界观和辩证法思想	掌握阴阳学说、五行学说的基本概念和基本内容	具备中医认识人体组织结构的整体观思维,初步培养整体思想
建立整体观的哲学思维	熟悉阴阳学说、五行学说在中医护理中的应用	具备运用中医阴阳学说、五行学说解释人体生理、病理现象的能力
培养积极乐观的人生态度,建立正确的生命观	了解阴阳学说和五行学说的关系	具备运用中医阴阳学说、五行学说分析疾病的发生及转归的意识

　　中医学属于我国古代自然科学范畴,中医学的理论基础是建立在古代朴素的唯物论和辩证法思想上的,也就是说,古代朴素的阴阳学说、五行学说等哲学思想是构建中医理论体系的基石。这些思想作为中医学的哲学基础,被广泛运用到了中医学的各个领域,在疾病的认识、分析、诊断及防治方面都起到了巨大的指导作用,成为中医学理论体系的重要组成部分。

第一节　阴阳学说

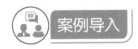 **案例导入**

案例解析

　　一对夫妻同时感冒来到中医医院求诊,医生接诊后发现两人的症状都有鼻塞、流涕、微咳等,但仔细问诊后发现一个流浊涕、咳黄痰;另一个流清涕、咳白痰,于是判断两人患的感冒不一样,一个为阴证,一个为阳证,开出了不同的处方。

阴阳是我国古代哲学的一对重要范畴。阴阳学说是古代朴素的对立统一思想的体现,它存在于一切事物之中,古人将它用以认识世界、解释世界。阴阳学说被引入中医学领域之后,对中医学理论的形成与发展及医疗实践的运用有着深远的影响。

知识链接

一、阴阳的基本概念

阴阳是自然界的基本规律,是宇宙中相互关联的某些事物和现象对立双方属性的概括。古代哲学家发现宇宙万物都存在正、反两个方面,于是就以阴阳这一概念来解释其相互关系和动态发展变化的正、反两个方面的规律。阴阳,既可以表示相互对立的事物或现象,又可以表示同一事物内部相互对立的两个方面。一般来说,凡是运动的、向上的、温热的、明亮的、兴奋的、无形的,都属于阳;反之,静止的、向下的、寒冷的、晦暗的、抑制的、有形的,都属于阴(表1-1)。

表1-1　事物和现象的阴阳属性归类表

属性	空间	时间	温度	亮度	季节	事物的运动	湿度
阳	上、外	白天	温热	明亮	春、夏	动、上升	干燥
阴	下、内	黑夜	寒冷	晦暗	秋、冬	静、下降	湿润

二、阴阳学说的基本内容

阴阳学说的基本内容主要包括阴阳交感、对立制约、互根互用、消长平衡和相互转化五个方面。

（一）阴阳交感

所谓阴阳交感,是指阴、阳二气在运动中相互感应而交合的过程。在自然界中,天之阳气下降,地之阴气上升,阴、阳二气相互交感,从而形成了云雨雷电;两性生物相互交合,生命由此诞生,因此,阴阳交感是生命产生的基本条件。阴阳交感是在阴、阳二气运动中进行的,没有运动,就不会发生交感,也就是说阴阳的运动是交感实现的基础。阴阳的交感使对立的双方合二为一,统一于一体。

（二）对立制约

对立即相反,自然界的一切事物和现象都存在着互相对立的阴、阳两个方面,如上对下、冷对热等。阴阳的相互对立也导致了阴阳间的相互制约,如温热可以驱散寒冷,冰冷可以降低高温,水可以灭火,火可以沸水。阴阳的相互制约保证了事物间得以维持相对的动态平衡。

(三)互根互用

阴阳互根是指阴、阳两个方面既是互相对立的,又是互相依存、互为根本的,双方互为对方存在的前提和依据,任何一方都不能脱离另一方而单独存在。如上为阳,下为阴。没有上,也就无所谓下;没有下,也就无所谓上。阴阳互用是指阴阳双方都不断地资生、促进和助长对方。如功能为阳,物质为阴,功能活动化生物质,物质运动促进功能。又如《医贯·阴阳论》所言"阳根于阴,阴根于阳;无阳则阴无以生,无阴则阳无以化。"

(四)消长平衡

所谓"消长",是指事物中所含阴阳的量和阴阳之间的比例并非一成不变的,而是不断地增减变化的。阴阳双方在这种消长变化的运动中,维持着阴阳之间的相对平衡。阴阳的消长大致包括四种类型:一是"此长彼消",这是由于制约较强造成的;二是"此消彼长",这是由于制约不及造成的;三是"此长彼长",这是互根互用得当的结果;四是"此消彼消",这是由于互根互用不及造成的。

(五)相互转化

阴阳转化是指阴阳对立的双方在一定条件下可以向着各自相反的方向转化,即阴可转化为阳,阳也可以转化为阴。阴阳的转化是在消长运动发展到一定阶段,条件成熟时才能出现的一个阴阳的颠倒。也可以理解为消长是一种量变,而转化则是一种质变。那么这个转化的条件就是事物发展到"极"的阶段,即所谓"物极必反"。这种阴阳的转化可以有两种形式:一种是渐变,如一年之中的寒暑交替,一天之中的晨昏变化。另一种是突变,如夏季极热的天气突下冰雹,高热的患者突然四肢厥冷等。

综上所述,阴阳的交感、对立制约、互根互用、消长平衡及相互转化都是阴阳之间的相互关系和运动规律。阴阳的交感是最基本的前提,阴阳之间的对立制约可通过阴阳的消长来实现,阴阳消长又是阴阳转化的量变积累,阴阳互根互用是阴阳转化的内在依据。理解了这些基本观点,才能更好地理解阴阳学说在中医学中的运用。

三、阴阳学说在中医学中的应用

阴阳学说贯穿中医学的各个领域,古人用以说明人体的组织结构、生理功能、病理变化,并指导着中医人的理论思维和临床实践。

(一)阐明人体的组织结构

一般而言,人体上部为阳,下部为阴;外侧为阳,内侧为阴;体表为阳,内脏为阴;六腑为阳,五脏为阴;气为阳,血为阴;皮毛为阳,筋骨为阴(表1-2)。五脏之中,居于上部的心、肺属阳;居于下部的肝、肾属阴。具体到每一脏腑,又有阴阳之分,如心有心阴、心阳;肾有肾阴、肾阳等。以此类推,只要是人体相对而又相联系的两个方面,都可用阴阳来概括。

表1-2 人体组织结构的阴阳属性归纳表

分类	人体部位				脏腑组织			
阳	上部	体外	背	四肢外侧	六腑	络脉	气	皮毛
阴	下部	体内	腹	四肢内侧	五脏	经脉	血	筋骨

（二）说明人体的生理功能

人体正常的生命活动是阴阳两个方面保持着对立统一协调关系的结果。如属于阳的功能与属于阴的物质之间就是这种阴阳对立统一关系的体现。又如人体之气,因其功能不同分为阴气和阳气。阴气代表着凉润、宁静、沉降、抑制;阳气代表着温煦、推动、升发、兴奋(表1-3)。正是体内阴、阳二气的相互作用,才推动和调控着人体的生命进程。故《素问·生气通天论》中曰:"阴平阳秘,精神乃治,阴阳离决,精气乃绝。"

表1-3 人体生理功能的阴阳属性归纳表

分类	生理功能/状态					
阳	兴奋	卫气	温煦	功能活动	清阳上升	气之外发
阴	抑制	营气	濡养	营养物质	浊阴下降	血之内守

（三）说明人体的病理变化

疾病的发生归根结底是体内的阴阳失调,其结果主要是引起机体的阴阳偏盛偏衰。常见的阴阳失调概括起来主要有以下几种(图1-1)。

(1)阴阳偏盛:盛指邪气盛。阴阳偏盛即阴邪或阳邪偏盛,是指属于阳或阴的任何一方高于正常水平的病理状态。阳性为热,阴性为寒,因此,阳热之邪侵犯人体可出现发热、面红、脉数等热证,阴寒之邪侵犯人体可出现形寒、面白、脉迟等寒证,即"阳胜则热,阴胜则寒"。

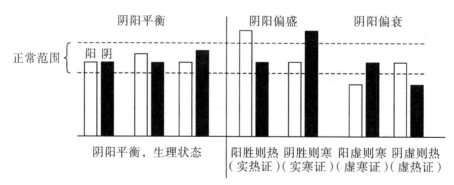

图1-1 阴阳失调示意图

(2)阴阳偏衰:衰指正气虚。阴阳偏衰即阴虚或阳虚,是指属于阴或阳的任何一方正气低于正常水平的病理状态。而阴或阳任何一方不足,必然导致另一方的相对亢盛,即"阳虚则寒,阴虚则热"。

(3)阴阳互损:由于阴阳互根,当阴阳任何一方虚损到一定程度时,也常可导致对方的不足,即所谓"阴损及阳,阳损及阴",最终可导致阴阳双方均处于低水平的病理状态,即"阴阳两虚"。

(4)阴阳转化:人体的阴阳失调到一定程度后,可向各自相反的方向发生转化,如热证可变为寒证,寒证可变为热证,也就是阴阳两证的相互转化。

（四）用于疾病的诊断

(1)阴阳是归纳四诊的首要方法:正确的诊断,首先要在繁杂的四诊内容中分清其阴阳两大属性,才能执简驭繁,抓住本质。如望诊中色泽鲜明者属阳,晦暗者属阴;闻诊中声音洪亮、呼吸气粗者属阳,语气低微、呼吸无力者属阴;问诊中自觉发热恶热、渴喜冷饮者属阳,畏寒怕冷、不渴或渴喜热饮者属阴;切诊中浮、数、有力之脉属阳,沉、迟、无力之脉属阴。

(2)阴阳是辨证的总纲:临床上常用的"阴、阳、表、里、寒、热、虚、实"八纲辨证,是各种辨证的纲领,而阴阳又是其中的总纲,统领其他六纲,即表、热、实属阳,里、寒、虚属阴。

（五）用于疾病的治疗和预防

(1)确定疾病的治疗原则:治疗的根本原则是调整阴阳,补偏救弊,恢复阴阳的相对平衡状态。针对疾病阴阳偏盛、偏衰的状况,采取"实则泻之""虚则补之"的治疗原则。

(2)归纳药物的性能:根据药物四气五味、升降沉浮等性能划分其阴阳属性。如药物的"四气"中,温、热属阳,寒、凉属阴。"五味"中,辛、甘、淡属阳,酸、苦、咸属阴。升降沉浮中,具有上升发散作用的属阳,具有下降收敛作用的属阴。临床治疗时依据药物的阴阳属性来调整机体阴阳偏盛、偏衰的状况。

(3)指导疾病的预防:养护正气的根本法则就是要人体内部的阴阳变化与天地自然之间的阴阳变化协调一致,也就是说,预防摄生的根本是善于调整阴阳。如顺应昼夜四时的阴阳变化,春夏养阳,秋冬养阴。

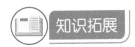知识拓展

春夏为何要养阳，秋冬为何要养阴?

清代医家高世说:"圣人春夏养阳,使少阳之气生,太阳之气长;秋冬养阴,使太阴之气收,少阴之气藏。"春夏之所以要"养阳",是因春时阳始生,风寒之邪尚能为患,稍不留意便会感冒,故不宜过早减衣,应注意御寒保暖,以养人体之阳,"使少阳之气生"。夏日炎炎,阴气内伏,暑毒外蒸,人体外热内冷。人们喜纳凉、吹空调、喝冷饮,殊不知纵意当风,任性食冷,均伤人体之阳,易患暴泄风寒之疾。故夏日既要处阴凉以避暑,又要避免被湿露冷气所伤,更不宜过多食冷。唯有如此,才能使"太阳之气长"。同理,秋天燥邪为患,易伤阴,宜服用滋阴之品及搽护肤品以防燥邪,"使太阴之

气收"。冬天寒冷,人体外冷内热,但人们喜食辛辣,或饮酒以御寒,而辛辣食物易生内热,喝酒太多易生湿热,饮食太过则伤阴,故秋冬季节需要"养阴"来顺应季节和人体的变化。

第二节　五行学说

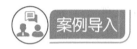

案例解析

　　陈阿姨因为一件小事和邻居发生了争吵,现面红耳赤、头晕脑胀、胸中憋闷,很是不快。到了吃饭的时候,她一点胃口也没有了,端着碗迟迟吃不下去。第二天她去中医院看病,医生接诊后说她是木旺乘土,于是开了一剂中药予以治疗。

　　请思考:

　　1.为什么医生会判断该案例是木旺乘土呢?

　　2.护理当中又该是怎样一种护理原则呢?

五行学说亦是我国古代唯物主义哲学的重要范畴。它是研究木、火、土、金、水五类事物属性的内涵、特征、归类方法及调节机制,并用以认识世界、解释世界和探索宇宙规律的一种世界观和方法论。

一、五行的基本概念

(一)五行和五行学说的含义

五,指木、火、土、金、水五种物质;行,指运动变化;五行指木、火、土、金、水五种物质及其运动变化。所谓五行学说,是古人用日常生活中最熟悉的木、火、土、金、水五种物质的功能属性为代表来归类事物或现象的属性,并以五者之间相互资生、相互制约的关系来论述和推演事物之间或现象之间的相互关系及其复杂的运动变化规律。

(二)五行的特性

五行的特性是古人在长期的生活和生产实践中对木、火、土、金、水五种事物朴素认识的基础上进行抽象而逐渐形成的理论概念,是用以分析各种事物的五行属性和研究事物之间相互联系的基本法则。因此,五行的特性虽然来自木、火、土、金、水五种基本物质,但实际上已经超越了它们具体物质的本身,而是作为事物属性的抽象概念来应用,因而具有更广泛的含义。

(1)木的特性:"木曰曲直"。曲,屈也;曲直,即指树木的枝条具有的生长、柔和、能屈能伸的特性。引申为凡具有生长、升发、条达、舒畅性质或作用的事物,均归属于木。

（2）火的特性："火曰炎上"。炎，具焚烧热烈之性；上，指上升，炎上是指火具有温热、升腾、明亮、化物的特性。引申为具有温热、升腾、光明特性或作用的事物，均归属于火。

（3）土的特性："土爱稼穑"。爱通曰；稼，指种植谷物；穑，指收获谷物。稼穑是指农作物的播种和收获。引申为具有生化、承载、受纳性质或作用的事物，均归属于土。

（4）金的特性："金曰从革"。从，由也；革，变革。从革，说明金的产生是通过变革而来的。金质地沉重，且常用于杀戮，故引申为具有收敛、肃杀、下降、清洁性质或作用的事物，均归属于金。

（5）水的特性："水曰润下"。润，即滋润、濡润；下指下行，向下。润下指水滋润下行的特点。引申为具有寒凉、滋润、下行性质或作用的事物，皆归属于水。

（三）事物属性的五行分类

事物的五行分类是把自然界千变万化的复杂事物，归结为木、火、土、金、水五大类。对人体来说，可以将人体的各种组织和功能归纳为以五脏为中心的五个生理、病理系统，以便更好地揭示中医学的整体观念。自然界和人体有关事物或现象的五行归属见表1-4。

表1-4 事物五行属性归类表

自然界							五行	人体						
五音	五味	五色	五化	五气	五方	五季		五脏	五腑	五官	五体	五志	五液	五脉
角	酸	青	生	风	东	春	木	肝	胆	目	筋	怒	泪	弦
徵	苦	赤	长	暑	南	夏	火	心	小肠	舌	脉	喜	汗	洪
宫	甘	黄	化	湿	中	长夏	土	脾	胃	口	肉	思	涎	缓
商	辛	白	收	燥	西	秋	金	肺	大肠	鼻	皮	悲	涕	浮
羽	咸	黑	藏	寒	北	冬	水	肾	膀胱	耳	骨	恐	唾	沉

二、五行学说的基本内容

五行学说的主要内容是以五行的相生、相克来说明事物或现象之间的平衡协调关系（即正常关系），同时又以相乘、相侮来解释事物或现象之间的失调、异常变化（即异常关系）。

（一）五行的生克和制化

（1）相生：指五行之间具有促进、助长和资生的作用。五行相生的次序是木生火、火生土、土生金、金生水、水生木。在相生的关系下，任何一行都有"生我"（母）和"我生"（子）两方面关系，由此构成了"母子关系"。如"金生水"中，金为母，水为子。

（2）相克：指五行之间具有相互抑制的制约作用。五行相克的次序是木克土、土克水、水克火、火克金、金克木。相克的关系中，任何一行都有"克我"（所不胜）和"我克"（所胜）两方面的关系。如"水克火"中，水的"我克"即所胜是火，火的"克我"即所不胜是水。

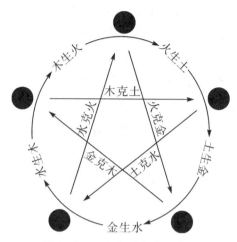

图1-2 五行相生相克示意图

正常情况下,五行之间的相互促进、相互制约维持平衡协调关系。五行学说就是用相生、相克关系来说明事物之间互相资生和互相制约的联系,起到整体调节作用,以防止其中某方的太过或不及,从而维持事物的协调平衡,这种相生、相克关系的调节作用,又被称为"制化"。

(二)五行的相乘与相侮

乘侮是五行之间正常的生克制化现象遭到破坏以后出现的异常现象。

(1)相乘:即以强凌弱或乘虚侵袭,是指五行中的某一行对被其克制的一行克制太过,超过正常限度的异常相克状态。

相乘的次序与相克的次序是一致的,依次为木乘土、土乘水、水乘火、火乘金、金乘木。引起相乘的原因主要有两个方面:一是五行中的某一行过于强盛(太过),造成对"所胜"一行的过度克制,引起对方的虚弱。如木气亢盛,过度克制土,导致土的不足,即为"木旺乘土"。二是五行中的某一行过于虚弱(不及),难以抵御其"所不胜"一行正常限度的克制,从而更加虚弱。如土过于虚弱,被木过度克制,即为"土虚木乘"。

相乘与相克在次序上是相同的,但是相克是五行之间正常的制约关系,而相乘是五行之间的异常制约现象。在人体,相克是生理现象,相乘是病理现象。

(2)相侮:侮为欺侮、欺凌之义。相侮是指五行中的某一行本身太过,使原来克它的一行,不仅不能去制约它,反而被它所克制,即反克,又称反侮。

五行相侮的次序与相克、相乘的方向相反,即木侮金,金侮火,火侮水,水侮土,土侮木。引起相侮的原因也主要有两个方面:一是五行中的某一行本身过于强盛(太过),因而使其"所不胜"一行不仅不能克制它,反而受到它的反向克制。如金是克木的,但木气过度亢盛,导致金不仅不能克木,反而被木所克制,即为"木旺侮金"。二是五行中某一行过于虚弱(不及),不仅不能制约其"所胜"一行,反而受到其"所胜"一行的反向克制,从而更加虚弱。如金太虚弱,不仅不能克木,还可能被正常的木所反克,即为"金虚木侮"。

三、五行学说在中医学中的应用

五行学说在中医学中的应用主要是运用五行的特性及其生克乘侮的规律来分析研究人体各脏腑组织的功能及相互关系,阐述人体生理病理机制,并指导临床诊断和治疗。

(一)说明五脏的生理功能

(1)说明五脏的生理功能特点:五行学说将人体的脏腑组织分布归属于五行,以五行的特性来说明五脏的生理功能。

肝喜条达而恶抑郁,类似木生长升发、舒畅条达的特性,故肝属"木"。心阳的温煦作用类似火温热的特性,故心属"火"。脾主运化水谷,为气血生化之源,类似土生化万物的特性,故脾属"土"。肺有肃降的作用,类似金清肃、收敛的特性,故肺属"金"。肾主水,肾阴有滋养全身的作用,类似水滋润、下行的特性,故肾属"水"。

(2)说明五脏之间的生理联系:五脏的功能活动并非孤立的,而是互相紧密联系的。这种脏腑间的生理联系可以用五行生克制化规律来加以解释。

如五脏之间的资生关系:水生木,即肾生肝,因为肾藏精以滋养肝血;木生火,即肝生心,因为肝藏血以济心;火生土,即心生脾,因为心之热以温脾;土生金,即脾生肺,因为脾化生水谷精微以充肺;金生水,即肺生肾,因为肺气肃降以助肾。又如五脏之间的制约关系:金克木,即肺克肝,指肺气清肃下降,可以制约肝气的升发太过;木克土,即肝克脾,指肝气条达可以疏泄脾气的壅滞;土克水,即脾克肾,指脾主运化水湿可以防止肾水的泛滥;水克火,即肾克心,肾水上济于心,可以制止心火的亢烈;火克金,即心克肺,指心火之阳热可以制约肺气的清肃太过。

需要说明的是,五脏的生理功能是多样的,其间的相互关系也是复杂的,单用五行理论不足以完全诠释五脏的功能及其相互间复杂的生理联系,因此,在研究五脏内容时不能单独依靠五行相生相克的理论。此外,五行学说既将人体的脏腑、形体、官窍、情志等分归于五行,构成以五脏为中心的五个生理、病理系统,又将自然环境中的五方、五时、五气、五化、五味、五色等与人体的五脏联系起来,建立了以五脏为中心的天人一体的五行系统,所以中医在研究人体与疾病时常常也需要联系五行理论,从而体现了"天人相应"的整体观念。

(二)说明五脏病变的相互影响

中医学运用五行学说的生克乘侮理论来说明人体病理状况下五脏之间的相互影响,这种病理上的相互影响称为传变。脏腑间的传变可分为相生关系的传变和相克关系的传变。

(1)相生关系的传变:包括"母病及子"和"子病犯母"两个方面。母病及子,是指疾病传变次序从母脏传及子脏,如肾病及肝、肝病及心、心病及脾、脾病及肺、肺病及肾。子病犯母,是指疾病传变次序从子脏传及母脏,如心病犯肝、肝病犯肾、肾病犯肺、肺病犯脾、脾病犯心。一般认为,按相生规律传变时,母病及子病情较轻,子病犯母病情较重。

(2)相克关系的传变:包括"相乘"与"相侮"两个方面的传变。相乘,是指相克太过为病,以肝木和脾土为例,相乘传变有"木旺乘土"和"土虚木乘"两种情况。相侮,又称反侮,即反向克制为病,如"木火刑金""土虚反侮"。一般认为,按相克规律传变时,相乘传变病情较重,而相侮传变病情较轻。

应当指出的是,由于疾病的发展变化与受邪的性质、患者禀赋的强弱,以及疾病本身的发展规律等差异密切相关,因此疾病的五脏传变次序并不完全符合五行的生克规律,切不可生搬硬套,应根据具体病情加以分析,灵活应用五行学说的原理。

（三）指导疾病的诊断

人体是一个有机整体,内脏有病时可以反映到体表,正如《灵枢·本藏》说:"视其外应,以知其内藏,则知所病矣"。所以临床对望、闻、问、切四诊所得的资料,可根据五行的配属关系及其生克乘侮的变化规律以确定五脏病变的部位,推断病情进展和判断疾病的预后。

（1）判断五脏病变部位:运用五行学说的五行属性归类和生克乘侮规律来指导五脏病变部位的判断。如面见青色,喜食酸味,脉见弦象,其病多在肝;面见赤色,口味苦,脉洪,可诊断为心火亢盛;脾虚患者,面见青色,为木来乘土;心脏病患者,面见黑色,为水来克火等。

（2）推断病情的轻重顺逆:主要根据五行生克关系从色脉来判断病情的顺逆。一般色脉相合,其病顺;若色脉不符,得克则死,得生则生。如肝病色青见弦脉,为色脉相合,其病顺;若不得弦脉反见浮脉,则属克己之脉(金克木),为逆;若得沉脉则为生我之脉(水生木),为顺。当然,在临床的实际应用中,不能只拘泥于色脉之间的"相生"或"相克",对于疾病的诊断及预后的推断,必须坚持"四诊合参",才能保证判断的正确。

（四）指导疾病的治疗

1.指导脏腑用药

不同药物有不同的颜色与气味。药性中的四气五味可以根据五行归属理论加以解释。通常青色、酸味入肝;赤色、苦味入心;黄色、甘味入脾;白色、辛味入肺;黑色、咸味入肾。如山茱萸味酸以补肝,黄连味苦以泻心火,白术色黄、味甘以补益脾气,石膏色白、味辛、入肺经以清肺热,熟地黄色黑、味咸、入肾经以滋养肾阴等。但这种用药方法是较片面的,实际应用时还必须结合药物的四性(寒、热、温、凉)和升降浮沉等理论综合分析,辨证用药。

2.指导控制疾病的传变

一脏受病,可以波及它脏而致疾病发生传变。因此,在治疗时,可以利用五行的生克乘侮规律来预见性地调整脏腑的太过和不及,以控制其进一步的传变。《金匮要略》指出:"见肝之病,知肝传脾,当先实脾。"就是说,肝病时,如肝气太过,木旺则必克脾土,根据木乘土的规律,治疗时就要先一步健脾,以防肝病传脾。

3.指导确定治则治法

（1）根据相生规律确定治则、治法:运用母子相生规律确立的治则是"补母"与"泻子"，即"虚则补其母，实则泻其子"。虚则补其母，主要适用于母子关系的虚证，重点是补母，常用方法有滋水涵木法、培土生金法、金水相生法、益火补土法等。实则泻其子，主要适用于母子关系的实证，重点是泻子，如肝火泻心法、心火泻胃法等。

（2）根据相克规律确定治则、治法：相克异常有相乘和相侮两种病理变化。虽然有相克太过、相克不及和反克等情况，但总的可归纳为"强""弱"两个方面。克者为强，表现为功能亢进；被克者为弱，表现为功能衰退，因此治疗时采用"抑强"与"扶弱"的法则。抑强用于相克太过，常用的方法有抑木扶土法、泻南补北法；扶弱用于相克不及，如培土制水法、佐金平木法等。

4.指导中医情志疗法

情志生于五脏，五脏之间有着生克关系，所以情志之间也存在着生克关系。因此在临床上可以用情志的相互制约关系来达到治疗目的。如怒伤肝，悲胜怒（金克木）；喜伤心，恐胜喜（水克火）；思伤脾，怒胜思（木克土）。古代医家运用这类治法获得了许多成功的经验，可供参考。

5.指导针灸取穴

针灸学将手、足三阴经四肢末端的穴位分属于五行，即井、荥、输、经、合五种穴位分属于木、火、土、金、水，临床根据不同的病情，以五行生克乘侮规律进行配穴治疗。

总之，临床上常用五行理论指导疾病的诊断和治疗，但是并非所有的疾病都可以用五行生克理论来治疗，所以，既要正确地掌握五行生克规律，又要根据具体病情进行辨证论治。

（方俪鹃）

  直通护考

参考答案

1. 阳依存于阴，阴依存于阳，中医学上把阴阳这种相互依存的关系称为（　　）。
   A. 对立制约　　　　　B. 互根互用　　　　　C. 消长平衡
   D. 阴阳转化　　　　　E. 阴阳交感

2. 以下不具备阳的特性的是（　　）。
   A. 有形的　　　　　　B. 明亮的　　　　　　C. 运动的
   D. 兴奋的　　　　　　E. 外向的

3. "阴胜则阳病，阳胜则阴病。"这种阴阳消长现象属于（　　）。
   A. 此长彼消　　　　　B. 此消彼长　　　　　C. 此长彼长
   D. 此消彼消　　　　　E. 以上均不是

4. "阴损及阳，阳损及阴。"这种阴阳消长现象是（　　）。
   A. 此长彼消　　　　　B. 此消彼长　　　　　C. 此长彼长

D. 此消彼消　　　　　　　　E. 以上均不是

5. 下列生理功能属于阳的是(　　　)。

    A. 滋润　　　　　　　　B. 收敛　　　　　　　　C. 抑制

    D. 推动　　　　　　　　E. 凝聚

6. 下列生理功能属于阴的是(　　　)。

    A. 推动　　　　　　　　B. 兴奋　　　　　　　　C. 温煦

    D. 升散　　　　　　　　E. 滋润

7. 阴盛则发生(　　　)。

    A. 实热证　　　　　　　B. 虚热证　　　　　　　C. 实寒证

    D. 虚寒证　　　　　　　E. 假寒证

8. 五行中"木"的特征是(　　　)。

    A. 曲直　　　　　　　　B. 炎上　　　　　　　　C. 稼穑

    D. 从革　　　　　　　　E. 润下

9. 下列五行生克关系中错误的是(　　　)。

    A. 木克土　　　　　　　B. 水生木　　　　　　　C. 金克木

    D. 火克木　　　　　　　E. 火生土

10. 下列不符合五行生克规律的是(　　　)。

    A. 火为土之母　　　　　B. 木为水之子　　　　　C. 金为木之所胜

    D. 木为火之所不胜　　　E. 金为土之子

11. 下列不属于母子关系的是(　　　)。

    A. 土和金　　　　　　　B. 金和水　　　　　　　C. 水和木

    D. 火和土　　　　　　　E. 木和土

第二章　藏象学说

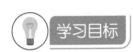 学习目标

素质目标	知识目标	能力目标
培养整体观念和辨证论治思想	掌握五脏六腑与精、气、血、津液各自的生理功能及主要病理表现	能初步应用藏象学说理论解释说明人体的生理活动和病理变化
培养取象比类与抽象联想思维能力	熟悉奇恒之腑的功能；五脏与形、窍、志、液间的生理联系	能初步应用气、血、津液理论解释说明人体脏腑与形、窍、志、液的生理、病理关系
建立万物普遍联系的唯物主义哲学观点	了解脏腑之间的相互关系	能大体阐述人体各脏腑间的相互关系及与气、血、津液间的关系

　　藏象学说是研究人体各脏腑的生理功能、病理变化及其相互关系的学说,是中医理论体系的核心,是辨证论治的基础,对指导临床实践具有普遍意义。藏象学说的内容主要包括三个部分:一是脏腑的生理、病理及其相互关系;二是脏腑、形体、五官九窍之间的相互关系;三是精、气、血、津液的生理、病理及其与脏腑的关系。

第一节　概　述

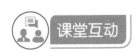 课堂互动

　　你知道中医的脏腑有哪些吗? 它们是怎样分类的? 为什么会这样分类?

一、藏象的基本概念

"藏"通"脏"字,是指藏于体内的内脏;"象"是指内脏的生理活动和病理变化反映于外的征象。"藏象"实际上是指藏于体内的内脏所反映在外的生理功能和病理现象。《黄帝内经》曾言"有诸形于内,必形于外",又言"视其外应,以知其内脏,则知所病矣"。可见,这种司外揣内、由表知里的认识方法正是藏象理论的精髓。

二、脏腑的分类及特点

脏腑是人体内脏的总称,按照脏腑的结构和生理功能特点的不同,可分为五脏、六腑、奇恒之腑三类。五脏,即肝、心、脾、肺、肾;六腑,即胆、胃、小肠、大肠、膀胱、三焦;奇恒之腑,即脑、髓、骨、脉、胆、女子胞。五脏多为实质性脏器,其共同生理特点是化生和贮藏精气;六腑多为中空性器官,其共同生理特点是受盛和传化水谷;奇恒之腑是形态似腑,功能似脏,有贮藏精气的作用,故名奇恒之腑(表2-1)。藏象学中的脏腑名称虽与现代解剖学的脏器名称相同,但在生理、病理中的认识却有很大的不同。中医学中一个脏腑的功能,包含了现代解剖学中多个脏器或系统的内容;西医学中一个脏器的功能,可能分散在中医学几个脏腑的功能之中,这是要特别注意的。

表2-1 五脏、六腑与奇恒之腑的比较

项目	五脏	六腑	奇恒之腑
脏腑名称	心、肝、脾、肺、肾	胆、胃、小肠、大肠、膀胱、三焦	脑、髓、骨、脉、胆、女子胞
形态特点	实体性器官	中空性器官	形多中空,类似于腑
功能特点	藏精气(化生和贮藏精气)	传化物(受纳和传导水谷)	内藏精气,类似于脏
运动特点	藏而不泻,满而不实	泻而不藏,实而不满	似脏非脏,似腑非腑

第二节 脏 腑

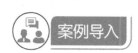

案例解析

陈某,女,58岁。咳嗽反复发作20年,气喘、不能平卧1周。每遇天气降温则易发病,动则气促、心悸。此次发病前因气温骤降受凉,咳嗽复发,咳痰量多、清稀色白,胸闷心悸,不敢活动,稍动则气喘不能平卧,纳呆,便溏,小便清长。查体:端坐呼吸,咳声低弱,面色苍白,口唇青紫,四肢不温,两足浮肿。舌胖色淡,苔白滑,脉沉细无力。

请运用脏腑学说理论思考:该患者的病变主要在哪一脏?又涉及哪些脏?试用本节理论分析患者出现的这些症状,说明脏腑的哪些功能有异常?

一、五脏

(一)心

心居胸腔之内,膈膜之上,形圆而尖,如倒垂之莲蕊,外有心包护卫。心,五行属火,为"阳中之阳",与自然界夏气相通应,又称为"君主之官"。手少阴心经与手太阳小肠经相表里。

1.心的主要功能

心的主要生理功能是主血脉和主神志。

(1)主血脉:心主血脉,是指心有主管血脉和推动血液在脉中运行的作用。人体各脏腑组织皆有赖于血液的濡养,才能发挥其正常的生理功能,维持正常的生命活动。心脏之所以能行血关键在于心气的推动,它是心脏搏动和血液运行的动力。心气不足则脉搏跳动无力,血液运行亦会失常。其次,心能行血还有赖于脉道的通利和血液自身的充盈。也就是说,心要完成正常的行血功能,需要心气充沛、脉道通利、血液充盈三者均具备,缺一不可。反之,若以上任何一个因素出现了异常,必然会导致心主血脉的功能异常。由此可见,心、脉、血三者构成了一个血液运行的主要系统,其中心起着主导作用。

心主血脉的功能正常与否,可以从面色、舌象、脉象、心胸部的感觉等方面来观察。通常面色红润有光泽,舌质淡红荣润,脉象和缓有力,心胸部无不适感,代表心主血脉的功能正常。若心血亏虚,则见面色无华、脉象细弱无力;若心血瘀阻,则见面色、舌质青紫,或有瘀点、瘀斑,脉象结涩,心胸部憋闷刺痛等。

(2)主神志:又称心藏神。神,有广义和狭义之分。广义的神,泛指整个人生命活动的外在表现,包括面色、眼神、言语、意识、肢体活动、姿态等。狭义的神,是指人的精神、意识、思维活动。心主神志,主要是指心具有统领人体一切生命活动,主管和调控人的精神、意识、思维活动和整个生命活动的作用。故《黄帝内经》又称心为"五脏六腑之大主"。这一生理功能的表现有二:一是主宰整个生命活动。人体的五脏六腑、形体官窍等必须在心的统一指挥下,统一协调进行分工合作,才能保障生命活动的正常进行。二是心主司人的一切精神思维活动。如《黄帝内经》言"所以任物者谓之心",俗话常说的开心、伤心、心领神会、三心二意等词都是这个含义的体现。由此可见,心对具体的心神活动及过程起着调控作用。

心藏神的生理功能正常,则人精神振奋、神志清醒、思维敏捷、反应迅速、睡眠安稳等。若心藏神的功能异常,常易出现失眠、多梦、烦躁,甚至谵狂;或者反应迟钝、精神萎靡,甚则昏迷、不省人事等;严重者还会影响其他脏腑的功能活动,甚则危及生命。

心主血脉和心主神志两者间是有着紧密联系的。因为主血脉功能为主神志功能提供了必要的物质基础,而主神志功能又可以很好地驾驭和调控主血脉的功能,二者相互影响、相辅相成。

2.心的生理连属

(1)心合小肠:心与小肠在经络上相互络属,构成表里关系。

（2）在体合脉，其华在面：脉，指脉管，又称血府。在体合脉是指全身的血脉都归属于心。脉管靠血液来充盈，脉管的搏动靠心气来鼓动，故脉象的充盈与否及脉搏的强弱快慢、节律等皆能反映心气的盛衰。如心气不足，则脉象虚弱无力；若心脉瘀阻，则脉律不齐。

其华在面，由于头面部的血脉丰富，因此面部的色彩、光泽可以反映气血的盛衰、心功能的好坏。如心气血不足，则面色淡白；心血瘀阻，则面色青紫；心火亢盛，则面色红赤。

（3）开窍于舌：心气通于舌，舌也为心之外候，即"舌为心之苗"。心血充沛，则舌体红活荣润、柔软灵活自如。若心阳不足，则舌质淡白胖嫩；心火上炎，则舌尖红，甚则口舌生疮；心血瘀阻，则舌质紫暗或有瘀斑；心神失常，则可见舌强语謇或失语等。

（4）在液为汗：汗为津液所化，津血亦是同源，中医讲汗是因阳气蒸迫津液而从毛窍排出，故有云"血汗同源"。而血又为心所主，故有"汗为心之液"之说。汗出过多，必将耗伤心血，而见神疲乏力，甚则心悸气短。

（5）在志为喜：志，是指情志；喜，是一种喜悦、愉快的情绪。适度的喜乐有助于血流的畅通和心主血脉的功能正常。但若过喜、暴喜，则可伤及心神，轻者可致心气涣散，表现为注意力不集中；严重者可致神志异常、意识错乱、谵妄昏迷。

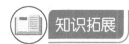

心包络

心包是心脏外面的包膜，上面附有脉络，是气血运行之通路，合称心包络。其具有保护心脏、代心受邪的作用。若外邪侵袭于心，则心包常先受邪。如外感热病中出现的神昏谵语等，常称为"热入心包"；痰浊引起的神志异常，称为"痰蒙心包"或"痰迷心窍"。

（二）肺

肺居胸腔之内，左、右各一，上连喉咙，五脏之中，肺居最高，覆盖诸脏，称为"华盖"。肺，五行属金，为"阳中之阴"，与自然界秋气相通应，又称"相傅之官""娇脏"。手太阴肺经与手阳明大肠经相表里。

1.肺的主要功能

肺的主要生理功能为主气、司呼吸，主宣发、肃降，主通调水道，朝百脉，主治节。

（1）主气、司呼吸：肺主气，是指肺有主持人体之气的功能。主气包括两个方面，即主呼吸之气和主一身之气。

主呼吸之气：指肺有掌管呼吸的作用，是体内外气体交换的场所。肺通过呼吸运动，吸入自然界的清气，呼出体内的浊气，吐故纳新以实现体内外气体的交换。肺司呼吸的功能正常，则呼吸调匀，气息平和；反之，就会出现胸闷气短、咳嗽喘促等呼吸不利之象。

主一身之气:指肺有主持和调节全身各脏腑之气的作用,即通过司呼吸而参与气的生成和气机调节作用。首先参与气的生成,尤其是宗气的生成,其依靠肺吸入自然界的清气与脾运化产生的水谷精气结合而成,积于胸中气海,通过肺的作用,出入于咽喉以司呼吸,同时贯注心脉以行气血,并通过心脉周流全身。二是调畅全身气机。气机即气在体内的升降出入。肺通过有节律的呼吸宣肃运动,带动全身气机的升降出入,从而对整个气机产生重要的调节作用。如若主一身之气功能失常,常会表现为少气懒言、语声低微、神疲乏力等。

肺主呼吸之气和主一身之气对于生命的维持至关重要。只有当肺司呼吸的功能正常时,肺主气的功能才能得以实现,人体一身之气的生成和运行才能正常。反之,则会影响气的生成和运行,从而出现一系列的病理变化,甚则清气不能吸入、浊气不能呼出,人的生命活动也就终结了。

(2)主宣发、肃降:宣发,即宣通、发散,作用方向向外、向上,肺主宣发是指肺有宣布卫气和津液于全身、散发浊气和汗液于体外的作用。肃降,即清肃、下降,作用方向向内、向下,肺主肃降是指肺气有向下通降及维持呼吸道洁净的作用。

肺的宣发主要表现在三个方面:一是呼出体内浊气;二是将脾上输的水谷精微和津液布散全身;三是宣发卫气,调节腠理开阖以控制汗液排泄,维持体温恒定。

肺的肃降也主要表现在三个方面:一是吸入自然界清气;二是肃清呼吸道异物;三是向下布散清气、津液、水谷精微,一方面供体内各脏腑组织所用,另一方面将代谢后的水液不断地下输到肾,在肾的气化作用下生成尿液排出体外。

肺的宣发与肃降是一个过程的两个方面,宣发有利于肃降,肃降促进宣发,二者相反相成。一旦肺失宣降就会出现咳、喘、痰、闷等症状。

(3)主通调水道:通调即疏通调节,水道指水液运行和排泄的通道。通调水道是指肺对水液的输布和排泄有疏通和调节的作用。肺的这一作用是通过肺气的宣发和肃降来实现的。肺通过宣发,将水液布散于体表滋润皮毛,并促进代谢后的水液通过呼气、汗液等形式排出体外;通过肃降将水液向下输布,并促进代谢后的水液下输到肾,转化为尿经膀胱排出。肺的这种作用促进了水液在体内的正常输布、运行和排泄,对维持人体水液代谢起着重要作用,故有"肺主行水"之说。又因肺位居最高,也称"肺为水之上源"。若肺气失于宣发肃降,则不能实现通调水道,致使水液代谢失常,则出现水肿、尿少、小便不利等各种水液代谢障碍的表现。

(4)朝百脉,主治节:朝,是朝向、汇聚之意。肺朝百脉,是指全身的血液均通过血脉汇聚于肺,通过肺的呼吸,吐故纳新,将富含清气的血液再输送到全身的作用。肺朝百脉这一功能实际上是在助心行血。因为肺司呼吸,主一身之气,调节着全身的气机,气行则血行。血液的正常运行也有赖于肺气的敷布与调节,因为肺有助心行血的作用。若肺气充足,则血行正常。若肺气虚弱,常可影响心主血脉,出现胸闷喘息、心悸乏力、唇舌青紫等表现。

治节,即治理和调节。肺的治节作用实际上是对肺的整个生理功能的高度概括,既包含对呼吸和全身气机的调节,也包含对人体水液代谢和心脏行血的推动调节作用。

2.肺的生理连属

（1）肺合大肠：肺与大肠在经络上相互络属，构成表里关系。

（2）在体合皮，其华在毛：皮毛，包括皮肤、毫毛、汗腺等组织，为一身之表、卫外的屏障。皮毛的润泽及汗液的排泄都要依赖肺的宣肃和通调水道功能来调控。肺功能正常，则皮毛致密有光泽，卫外能力亦较强；若肺气虚弱，肌表失于温养，则可出现汗出异常和易于感冒等现象。

（3）开窍于鼻：鼻是肺的门户，为气体出入的通道，故曰"鼻为肺之窍"。肺气通利，则呼吸畅顺，嗅觉灵敏；外邪犯肺，则见鼻塞、流涕、嗅觉不灵；邪热壅肺，常见鼻流浊涕，甚至鼻翼扇动等。

（4）在液为涕：涕由鼻腔分泌，有润泽、清洁鼻腔之功。涕由肺之阴液所化，故涕为肺之液。当肺阴充足时，涕液润泽鼻腔。当肺出现病变时，常可见涕液的异常。如风寒袭肺，则鼻流清涕；肺热壅盛，则涕液黄稠；燥邪犯肺，则鼻干无涕。

（5）在志为忧（悲）：忧与悲是消极不良的情感表现，悲忧伤气，又因肺主气，过度悲忧易伤肺脏，从而出现呼吸不利、少气声微等表现。

（三）脾

脾位于中焦，居于膈之下，左季肋的深部。脾，五行属土，为"阴中之至阴"，与自然界长夏相通应，别称为"仓廪之官"。足太阴脾经与足阳明胃经相表里。

1.脾的主要生理功能

脾的主要生理功能为主运化，主升清和主统血。

（1）主运化：运，即转运输送；化，即消化吸收。脾主运化，是指脾具有把水谷化为精微物质，并将其吸收转输至全身的生理功能。脾的运化分为运化水谷和运化水液两个方面。

运化水谷：指脾对饮食物具有消化、吸收和输布的作用。运化过程可分为三个阶段：一是脾帮助胃的"腐熟"和小肠的"化物"而将饮食消化分解成水谷精微和糟粕；二是脾会帮助胃肠吸收这些精微物质；三是脾的输布作用会将水谷化为精微并上输于肺，经肺的宣发与肃降最终输布至全身。水谷精微最终又可化为气血，是人体维持生命活动所需营养物质的主要来源，故又称"脾为后天之本，气血生化之源"。只有脾的运化功能正常，才能为化生精、气、血、津液提供足够的养料，以供机体需要。若脾的运化功能减退，即脾失健运，则常见纳呆、腹胀、便溏、乏力等。

运化水液：指脾具有吸收、输布水液，防止水液在体内停滞的作用。也就是说，脾是人体水液代谢的一个重要参与者。脾位于中焦，对整个水液代谢起中转枢纽的作用，一方面脾要帮助胃肠吸收水液并把水液上输至肺，再由肺经宣肃布散至全身而发挥滋养和濡润的作用；另一方面脾又要将各组织器官利用代谢后的多余水液及时转输至肺和肾，化为汗液和尿液排出体外，从而防止了水湿浊液在体内的停滞潴留。如果脾的运化功能失常，必然会导致水液内停而出现水湿痰饮等病理表现，故《黄帝内经》中称"诸湿肿满，皆属于脾"，后世也常说"脾为生痰之源"。脾主运化水谷和运化水液是一个功能的两个方面,二者可分而不可离。

(2)主升清:升,指上升;清,指水谷精微等营养物质。脾主升清,是指脾具有将水谷精微等营养物质向上输至心、肺、头目,以发挥其濡养作用;同时,升清作用还具有升提内脏,防止其下垂的作用。升清功能主要有赖于脾气强健,故常说"脾气主升""脾以升为健"。需要指出的是,脾主升清是和胃的降浊相对而言的。二者既对立又统一,共同完成饮食物的消化、吸收和输布。因此,只有脾的升清功能正常,水谷精微才能正常吸收和输布,人体才能神清气爽、头目清醒;内脏位置才能保持恒定而不下垂。若脾不升清,则可出现神疲乏力、眩晕、泄泻等。脾气下陷,则可见久泄脱肛,甚或内脏下垂等。

(3)主统血:统,指统摄、管理之意。脾主统血,是指脾具有统摄、调控、管理血液在脉中正常运行,防止溢出脉外的功能。脾之所以能统血,关键还在于脾的运化产生脾气,通过气的摄血作用而实现的。若脾气健旺,则气血生化有源,气旺则能统血,血不外溢。若脾失健运,则气的生化乏源,无力统摄血行,进而导致各种出血,称为脾不统血证。

2.脾的生理连属

(1)脾合胃:脾与胃同属中焦,以经络相互络属,构成表里关系。

(2)在体合肉、主四肢:脾为气血生化之源,能营养全身肌肉和四肢,故脾气健旺者,肌肉发达,丰满健壮。若脾的运化功能障碍,必致肌肉消瘦、四肢乏力,甚则痿软不用。

(3)开窍于口,其华在唇:脾开窍于口,是指饮食口味与脾运化功能有密切关系。口唇的色泽,也能反映全身的气血是否充足。故脾气健旺,则食欲、口味正常,唇色红润;若脾失健运,则食欲不振、口淡乏味或黏腻,口唇淡白无华。

(4)在液为涎:涎为口津,润泽口腔,有助于消化,为脾所化生。在正常情况下,涎液上行于口,但不溢于口外。若脾胃不和,则涎液分泌剧增,而流涎不止;脾不生津,则口干。

(5)在志为思:思,即思考、思虑。脾气健运,气血旺盛,则敏捷善思。但思虑过度,则会影响脾的运化升清功能,而出现不思饮食、脘腹胀闷、头晕失眠等。

(四)肝

肝位于腹部,横膈之下,右胁之内。肝,五行属木,具有体阴而用阳的生理特点,故为"阴中之阳",与自然界春气相通应,又称为"将军之官""刚脏"。足厥阴肝经与足少阳胆经相表里。

1.肝的主要功能

肝的主要生理功能为主疏泄,主藏血。

(1)主疏泄:疏,即疏通;泄,即宣泄。肝主疏泄,是指肝对人体气机有疏散宣泄、使之畅达的作用。具体表现在以下几个方面。

调畅气机:肝的疏泄作用能使全身气机正常升降出入,气血调和以保持条畅,从而促使各脏腑器官的功能活动健旺与协调。若肝的疏泄失常,有两种表现:一是疏泄不及,而致气行不畅,气机郁结,则在肝经所过之处如胸胁、两乳或少腹等部位胀痛不适,甚则刺痛或为癥积。二是疏泄太过,肝之气血剧烈升发而出现头目胀痛、面红目赤、烦躁易怒等肝气上逆证。严重者血随气逆,还可致吐血、咯血,甚则猝然昏仆、不省人事。

调节情志:情志活动由心所主,但与肝的疏泄功能密切相关。肝脏通过调节气机而调理气血,进而调畅人的情志。当然,持久的情志异常亦影响肝的疏泄功能,而致肝气郁结或疏泄太过等病理变化。通常肝的疏泄正常,则气血调和、心情舒畅;若肝的疏泄不及,则肝气郁结、精神抑郁、多愁、喜太息;肝的疏泄太过,则急躁易怒、失眠多梦等。

促进消化:肝通过疏泄来调畅气机,从而有助于脾升胃降和胆汁的分泌、排泄,以维持正常的消化、吸收功能。若肝失疏泄,则易引起脾胃气机升降失常而出现腹胀、纳呆、呃逆、呕吐等表现。同时,也可影响胆汁分泌与排泄,而出现胁痛、口苦、黄疸等表现。

此外,肝的疏泄还有利于三焦水道的通利;还可调理冲任、调畅气血,从而调节女子的月经与孕育、调节男子精液的正常排泄等。

(2)主藏血:指肝有贮藏血液、调节血量及防止出血的功能。肝内含有丰富的静脉系统,当人体处于安静状态时,机体暂时不急需的血液就会回流到肝脏并贮藏起来;当人体处于活动,尤其是情绪激动时,机体的血液需要量增加,肝内的血液又被运送到全身,供机体需要。肝藏血功能失常,常有两种情况:一是藏血不足,可见头晕目眩、视物模糊、筋肉拘挛、肢体麻木、女子月经不调、闭经等。二是肝藏血失职,导致各种急性出血等。

2. 肝的生理连属

(1)肝合胆:肝与胆以经络相互络属,构成表里关系。

(2)在体合筋,其华在爪:筋,即筋膜,有连接和约束骨节、肌肉,主持运动等功能。全身筋膜有赖于肝血的滋养。爪,即爪甲,包括指甲和趾甲,乃筋之延续,故称"爪为筋之余"。若肝血充盛,筋膜、爪甲得养,则筋腱强壮,能耐受疲劳,爪甲红润。若肝血不足,筋膜、爪甲失养,则表现为肢体麻木,手足震颤、抽搐拘挛、屈伸不利,爪甲枯槁、易脆裂变。

(3)开窍于目:肝经上连目系,目能视物,有赖于肝血的濡养。如肝血不足,则两目干涩、视物不清或夜盲;肝火上炎,则目赤肿痛;肝阳上亢,则头晕目眩等。

(4)在液为泪:泪是眼的分泌物,也是肝之液,具有滋润、保护眼睛的作用。若肝血不足,可见两目干涩;肝经风热,可见迎风流泪;肝经湿热,可见目眵增多等。

(5)在志为怒:怒是一种负面的激动情绪。在情绪愤怒时,肝中气血会随之上冲,即"怒则气上",但过度的大怒往往最易伤肝,势必造成肝的阳气升发太过而影响肝的功能。

(五)肾

肾位于腰部脊柱两侧,左、右各一,故称"腰为肾之府"。肾,五行属水,为"阴中之阴",与自然界冬气相通应,又称"封藏之本""水脏"。足少阴肾经与足太阳膀胱经相表里。

1. 肾的主要功能

肾的主要生理功能有主藏精,主水液,主纳气。

(1)主藏精:肾藏精,是指肾具有贮存和封藏精气的作用。精是精华、精微,是构成和维持人体生命活动的基本物质。肾所藏之精包括"先天之精"和"后天之精"。"先天之精"是禀受于父母的生殖之精,与生俱来,是构成胚胎的原始物质。因此,也称"肾为先天之本"。"后天之精"来源于饮食,是由脾胃所化生的水谷之精,用以营养脏腑、维持人体生命活动,所余部分藏之于肾。"先天之精"与"后天之精"是相互为用的,"先天之精"有赖于"后天之精"的不断充养,而"后天之精"又依赖于"先天之精"的活力资助,二者相辅相成,紧密结合而藏之于肾。肾能藏精,精能化气,肾精所化之气叫肾气。肾中精气具有促进机体生长、发育,促进生殖繁衍及脏腑功能活动等的生理功能。

促进机体生长、发育:人的整个生命过程是肾中精气盛衰的反映。幼年开始,肾精逐渐充盈,则齿更发长;到了青壮年,则肾精更加充盛,真牙生长,筋骨强健;人到老年,肾精亏虚,则发落齿摇、腰膝酸软。由此可见,肾精是人体生长发育的重要物质。若肾中精气不足,可见小儿生长发育迟缓、成人未老先衰。补肾益精是中医重要的一大养生保健原则。

促进生殖繁衍:肾精是胚胎发育的原始物质,能促进生殖功能成熟。当人到了青春期,肾精可化生一种能促进生殖器官发育和维持人体生殖功能的精微物质,叫作"天癸"。天癸至,则女子月经按时来潮,男子能产生精液,而具备生殖能力。人到老年后,肾精逐渐减少,天癸竭,则生殖能力也就下降直至消失。因此,肾精对整个生殖能力起着关键作用。如肾精不足,则生殖功能低下,男子不育,女子不孕。

促进脏腑的功能活动:肾中精气是人体生命活动的根本,肾精又可分为肾阴、肾阳两个方面。肾阴,又称元阴、真阴,是人体的阴液之根本,对脏腑组织起滋润作用;肾阳,又称元阳、真阳,是人体阳气之根本,对脏腑组织起温煦、推动作用。肾阴、肾阳相互依存,相互制约,共同维系着肾及全身阴阳的相对平衡。若肾阴亏少,可出现内热、眩晕、耳鸣、腰膝酸软、遗精、舌红少津等;肾阳不足,则可出现形寒肢冷、腰膝冷痛、水肿、男子阳痿、女子宫寒不孕等。

(2)主水液:指肾具有主持和调节人体水液代谢的功能。在正常情况下,水液通过胃的受纳、脾的运化、肺的宣降、肾的气化、三焦的决渎、膀胱的开阖等多脏腑各司其职,分工合作,共同完成人体水液代谢,代谢后的水液化为汗液和尿液排出体外。尿液的生成与排泄、膀胱的开与阖均有赖于肾的蒸腾气化作用,故称"肾者水脏,主津液"。如肾主水功能失常,则可表现出尿液排泄异常或水肿等。

(3)主纳气:指肾具有摄纳肺吸入之清气,防止呼吸浅表,以保证体内外气体正常交换的功能。肾的纳气功能实际上是为了协助肺的呼吸保持深度,也是肾的封藏作用在呼吸运动中的具体体现。故有云"肺为气之主""肾为气之根"。若肾不纳气,则会出现呼吸表浅、动则气喘、呼多吸少等表现。

2.肾的生理连属

(1)肾合膀胱:肾与膀胱以经络相互络属,构成了表里关系。

(2)在体合骨,生髓通脑,其华在发:肾藏精,精生髓,髓养骨。中医学认为,人的骨髓、脑髓、脊髓的充养都有赖于肾中精气的充盈。髓海得养,则脑发育健全、头聪目明、思维敏捷;骨得髓养,则骨骼强健;若肾精亏虚,髓海空虚,常可见头晕耳鸣、记忆力差、反应迟钝、骨骼软弱无力,甚至发育不良。"齿乃骨之余"。齿是骨的延续,也赖肾中精气充养。故肾精充沛,则牙齿坚固;肾中精气不足,则牙齿稀松,甚至脱落。

其华在发:肾藏精,精化血,血养发,所以头发能反映肾精的盛衰。精血旺盛,则发长润泽。若肾精亏虚,可见须发早白、头发稀少易脱等。

(3)开窍于耳及二阴:耳是听觉器官,外形似肾,左、右各一。肾中精气通于耳,故听觉功能也可以反映肾精的充盈与否。肾精充盛,则听觉灵敏。若肾精不足,耳失所养,则可出现耳鸣、听力减退,甚至耳聋。

二阴,指前阴和后阴。前阴即尿道和外生殖器,有排尿和生殖的功能;后阴即肛门,有排泄粪便的作用。这种排泄和生殖的功能也必须依赖于肾的参与才能完成。若肾精气不足,可出现遗精遗尿、不孕不育、月经不调、小便不利、大便稀溏等。

(4)在液为唾:唾为口津,指唾液中较稠厚的部分,能润泽口腔。唾由肾精所化,咽之有滋养肾精之功,故善养生者,常以吞咽唾液的方法以养肾精。而多唾或久唾,易耗伤肾精。病理上,肾阴不足,可见口舌干燥;肾气虚失于固摄,可见唾液增多。

(5)在志为恐:恐,即惊恐、害怕。惊为外来,恐是内生。古人言"惊则气乱,恐则气下",因此过度惊恐会伤肾,引起肾气不固而导致遗尿、大小便失禁等。

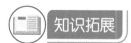 知识拓展

命 门

命门,有生命的根本之意。"命门"一词,首见于《黄帝内经》。尽管历代医家对命门的认识不同,争议颇多,但归纳起来主要强调两层意思:一是命门与肾的关系密切;二是命门是人体生命的根本。"肾为先天之本",所以命门之火,即指肾阳;命门之水,即指肾阴。临床上补命门之火,就是温补肾阳。故提出命门,无非是强调肾中阴阳的重要性。

五脏功能及相关知识归纳见表2-2。

表2-2　五脏功能及相关知识归纳

项目	心	肺	脾	肝	肾
职能比喻	君主之官	相傅之官	仓廪之官	将军之官	作强之官
阴阳属性	阳中之阳	阳中之阴	阴中之至阴	阴中之阳	阴中之阴
五行属性	火	金	土	木	水
与季节相通	通于夏气	通于秋气	通于长夏	通于春气	通于冬气
生理特性	为火脏,为五脏六腑之大主	为相傅,主治节;为娇脏	以升为健,喜燥恶湿	为刚脏,主升发;体阴而用阳	主封藏,为水脏
生理功能	主血脉,主神志	主气、司呼吸,主宣发、肃降,主行水,朝百脉,主治节	主运化,主升清,主统血	主疏泄,主藏血	主藏精,主水液,主纳气

项目		心	肺	脾	肝	肾
生理联系	所藏	神	气	营	血	精
	在体	脉	皮	肉	筋	骨
	开窍	舌	鼻	口	目	耳、二阴
	在液	汗	涕	涎	泪	唾
	在志	喜	忧	思	怒	恐
	其华	面	毛	唇	爪	发
藏神		神	魄	意	魂	志
合腑		小肠	大肠	胃	胆	膀胱

二、六腑

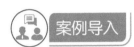

案例解析

陈某,男,28岁。昨日与朋友聚餐后,夜间出现胃脘疼痛,胀满拒按,不断嗳气,并呕吐不消化食物,吐后痛减。今日来诊,不思饮食,大便不爽,舌苔厚腻,脉滑。

请运用脏腑学说理论思考:该患者的病变主要涉及哪些脏腑? 试用本节理论分析患者出现的这些症状,说明脏腑的哪些功能有异常?

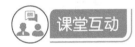

你知道俗话说的"胆大包天""胆小如鼠""肝胆相照"这些成语的由来和中医的关系吗?

(一)胆

胆为六腑之一,又属于奇恒之腑,附于肝之右叶下,呈中空的囊状器官,内藏胆汁。胆汁是精汁,为一味苦、黄绿色液体,有助于消化,故胆又称"中精之腑""中正之官"。胆五行属木,与肝相表里。其主要功能为贮存和排泄胆汁,主决断。

(1)贮存和排泄胆汁:胆汁由肝之精气所化,贮存于胆,在肝的疏泄调节下有规律地经胆道排入小肠,以利于油腻食物的消化。若肝失疏泄,可导致胆汁分泌、排泄不利,并影响脾胃的运化功能,从而出现胁下胀痛、腹胀、纳呆等;若肝胆气逆,则胆汁外溢,可出现口苦、呕吐黄绿水及黄疸等。

(2)主决断:决是决定,断是判断。胆主决断,是指胆具有判断事物,并做出决定的作用。中医理论认为,肝主谋虑,胆主决断,肝胆必须相互配合,促进对事物的判断,以防御或消除某些不良精神刺激的影响。故胆气虚者,常易惊善恐、遇事不决、失眠多梦。

（二）胃

胃位于上腹部,上口为贲门,上连食管;下口为幽门,下接小肠。胃分为上、中、下三部,分别为上脘、中脘和下脘,统称胃脘。胃五行属土,与脾相表里。其主要功能为主受纳、腐熟水谷,具有主通降的生理特性。

（1）主受纳、腐熟水谷:受纳,是接受和容纳的意思。胃能接受所摄入的各类食物,故又称"水谷之海""太仓"。腐熟,是指饮食物经胃初步消化,形成食糜状态。胃的这种接受、容纳饮食物并对其初步消化的作用需依赖于脾的运化功能才能完成,并最终产生气血,故中医学中常将脾胃并称为人的"后天之本"。

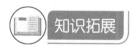

胃 气

历代医家都非常重视"胃气"。"胃气"是对胃的受纳和脾的运化作用的概括。胃气的强弱可从食欲、面色、舌苔和脉象等方面表现出来。通常食欲旺盛,面色红润,舌苔薄白而润泽,脉象从容和缓,均是有胃气的表现。胃气强,则食欲旺盛,食易消化。胃气弱,则纳呆、食少、脘胀、消化不良。

（2）主通降:通降是指胃气以通畅下降为顺。这个通降的过程包括了从胃接受食物并腐化为食糜后向下传至小肠,再通过小肠泌别清浊将食物残渣下输于大肠,最终排出体外。因此,胃的通降实则是继续受纳的前提。而胃的通降功能和脾的升清功能也是相辅相成的,中医学中也常用脾升胃降来概括整个消化系统的功能。若胃失通降,不仅影响食欲,而且"浊气在上"可引起口臭,还可见脘腹胀闷或疼痛、大便秘结。若胃气上逆,又可见嗳气、恶心、呕吐、呃逆等。

（三）小肠

小肠位于腹中,上接幽门通于胃,下接阑门连大肠,包括现代医学的十二指肠、空肠、回肠。小肠五行属火,与心相表里。《黄帝内经》称之为"受盛之官",其主要功能为受盛化物和泌别清浊。

（1）受盛化物:受盛,是接受、以器盛物之意。化物,即消化食物之意。受盛化物是指小肠接受从胃传下的食糜,并将其消化成水谷精微。小肠这一功能也要借助于脾主运化的作用才能将食糜进一步消化成为能被机体吸收的水谷精微。若化物功能失调,可导致消化不良、腹胀、腹泻等。

（2）泌别清浊:指小肠将消化后形成的水谷精微和食物残渣分开,并将水谷精微吸收,食物残渣则下传至大肠。故小肠这一功能分为两个方面,一是分清,二是别浊。由于小肠所吸收的水谷精微多呈液态，因此，小肠在吸收水谷精微的同时，也吸收了大量的水液，故有"小肠主液"之说。小肠的分清泌浊功能使水液和糟粕各行其道，二便正常。因此，人体大便的干薄和尿量的多少与小肠主液的功能密切相关。若小肠主液的功能异常，水液吸收障碍，则常表现为小便短少而大便稀薄及全身津液不足之象。

（四）大肠

大肠位于腹腔，上端在阑门处与小肠相接，下端紧接肛门。大肠五行属金，与肺相表里。《黄帝内经》称之为"传道之官"。其主要功能为传化糟粕。

大肠接受小肠泌别清浊后剩下的食物残渣，吸收其中多余的水液后，最终形成粪便，经肛门排出体外。在传导糟粕的过程中，大肠会再次对其中的水液进行再吸收，故也称"大肠主津"。大肠功能失调，主要表现为传导失常和粪便的改变。大肠湿热，气机阻滞，可见腹痛下痢、里急后重；大肠实热，肠液干枯，可见便秘；大肠虚寒，可见腹痛、肠鸣、泄泻。

（五）膀胱

膀胱位于下腹部，上通过输尿管与肾相通，下连尿道，开口于前阴。膀胱五行属水，与肾相表里。《黄帝内经》称之为"州都之官"。其主要功能为贮尿和排尿。

尿液是津液所化，经肾的气化作用升清降浊，将清者回流体内，浊者变为尿液，下注膀胱。膀胱内尿液充盈至一定程度时，可自主地排出体外。而膀胱的贮尿和排尿功能，即膀胱的开阖作用，全赖肾气的固摄与气化作用。若肾气不固，膀胱失约，可见遗尿、尿后余沥，甚则小便失禁。若肾与膀胱气化失司，则膀胱不利，可见尿痛、淋涩、排尿不畅，甚则癃闭。

（六）三焦

三焦是中医藏象学中的一个特有概念。三焦的理解有二，一是作为六腑来讲，是胸腹腔中的一个大腑，在人体脏腑中三焦最大，无脏与之匹配，故有"孤腑"之称。二是作为部位来讲，即上、中、下三焦的总称。从部位来划分，膈肌以上为上焦，包括心、肺；膈肌以下、脐以上为中焦，包括脾、胃、肝、胆；脐以下为下焦，包括肾、膀胱、大肠、小肠、女子胞等。三焦与心包相表里。其主要功能为通行元气、总司人体气化和运行水液。

（1）通行元气、总司人体气化：元气是人体最根本的气，是生命活动的原动力。元气通过三焦输布全身，以发挥激发整个生命活动的作用。三焦是元气通行的道路，亦是气化的场所。所以说："三焦者，气之所终始也。"

（2）运行水液：三焦疏通水道，也是人体水液运行的通路。体内的水液代谢是由肺、脾、肾等多脏腑的协同作用完成的，但必须以三焦为通道，才能正常地升降出入。故《黄帝内经》中说："三焦者，决渎之官，水道出焉。"

此外，三焦的部位划分有其各自的功能特点。上焦主宣发，敷布水谷精气于周身，若雾露之溉，故称"上焦如雾"。中焦主消化、吸收并输布水谷精微，以化气血，如酿酒发酵，故称"中焦如沤"。下焦主泌别清浊，排泄糟粕和尿液，有如水浊不断向下疏通，向外排泄,故称"下焦如渎"。

六腑功能及相关知识归纳见表2-3。

表2-3　六腑功能及相关知识归纳

项目	胆	胃	小肠	大肠	膀胱	三焦
职能比喻	中正之官	水谷之海	受盛之官	传道之官	州都之官	决渎之官
合脏	肝	脾	心	肺	肾	孤腑
生理功能	贮存和排泄胆汁;主决断	受纳、腐熟水谷;主通降	受盛化物,泌别清浊,主液	传化糟粕,主津	贮尿、排尿	通行元气、总同人体气化,运行水液
生理特性	肝主升发,胆汁宜降	人以胃气为本,喜润恶燥	升清泌浊	以通为用,以降为顺	肾主膀胱开阖	上焦如雾,中焦如沤,下焦如渎
病理变化	胆气上逆,胆汁外溢,胆怯不宁	食欲异常,消化失常,胃气不和	消化吸收障碍,二便失常	大便异常	小便异常	水液潴留

三、奇恒之腑

奇恒之腑,包括脑、髓、骨、脉、胆、女子胞。此处仅对脑、女子胞进行简要介绍。

（一）脑

脑居颅内,与脊髓相通,由髓汇集而成,故称"脑为髓之海"。其主要功能如下。

（1）主持精神活动:脑是汇聚精髓而主神明的处所。中医学认为脑的这一功能与心主神明紧密联系。脑主精神活动正常,则精力充沛、思维敏捷、记忆力强。脑髓不充,则可出现精神萎靡、反应迟钝、健忘。

（2）主感觉运动:"脑为元神之腑",是说人的视、听、言、行、动等本能与脑密切相关。脑主感觉运动的功能正常,则视物清晰、听力聪颖、嗅觉灵敏、言语清晰、肢体灵活;反之,则可出现视物不清、听觉失聪、嗅觉不灵、感觉迟钝、运动迟缓、言语謇涩等。

（二）女子胞

女子胞,又称胞宫、子宫,位于小腹正中,是女性的内生殖器官。其主要功能如下。

（1）主月经:女子胞是女性在性发育成熟后产生月经的主要器官。中医学认为在天癸的作用下,胞宫发育完善,任脉通,冲脉气血盛,月经应时来潮。因此,女子胞的功能与肾精关系密切。

（2）孕育胎儿:月经正常来潮后,女子胞就具有了生殖和养育胎儿的能力。女子受孕以后,胎儿在母体子宫中发育,女子胞就聚集气血以养胎,成为保护胎儿和孕育胎儿的重要器官,直至十月怀胎期满分娩。

四、脏腑之间的关系

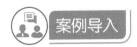

案例解析

患者张某,男,70岁。反复咳喘20余年,近1周呼吸浅短难续,甚则张口抬肩,倚息不能平卧,咳嗽,痰白如沫,咳吐不利,胸满闷窒,腰膝酸软,夜尿频繁,舌淡或黯紫,苔白润,脉沉细虚数无力或有结代。

请运用脏腑学说理论思考:该患者的病变主要涉及哪些脏?试用本节理论分析患者出现的这些症状,说明脏腑间存在怎样的相互关系?

(一)脏与脏之间的关系

1. 心与肺

心与肺的关系主要是气和血的关系。心主血,肺主气,两脏配合,以保证气血正常运行。心主血脉,肺朝百脉。血的运行为心所主,但要依靠肺主气以协助,肺主宗气,要贯通心脉又必须依赖血的运载,即所谓"气为血之帅,血为气之母"。若肺气虚弱,宗气不足,运血无力,则见胸痛、心悸、唇青、舌紫等;若心血不畅,亦会影响肺的宣降,出现咳、喘、胸闷等。

2. 心与脾

心与脾的关系主要表现在血液的生成和运行两个方面。心主血,脾统血、生血。脾气健运,气血生化有源,统血有序,则心血充盈,血行脉道而不外溢;心血充沛,又可滋养脾气,则脾运健旺。病理上脾虚可致心虚,心虚可致脾虚,最终导致心脾两虚,出现心悸、失眠多梦、食少、腹胀、便溏等。

3. 心与肝

心与肝的关系主要表现在血液循行和神志活动两方面。首先,心主行血,肝主藏血,因此只有心血充足,肝才有所藏,而肝之藏血,调节血量,则心血运行才有保障,两脏配合,以维持血液的正常生理活动。其次,心主神志、肝主疏泄以调节情志,疏泄有序,气机调和,心气舒畅,才能神清气爽。因此,心肝协作,才能共同维持神志活动的正常。故病理上常会有心肝血虚而见心悸、失眠、眩晕、肢麻等表现;也可见心肝火旺而致心烦急躁、面红目赤等表现。

4. 心与肾

心与肾的关系主要表现在水火既济、精血互化、精神互用三个方面。首先,心属火,肾属水。生理状态下,心火必须下降于肾,使肾水不寒;肾水必须上济于心,使心火不亢。这种阴阳相交、水火相济的协调关系,称为"心肾相交""水火既济"。若这种平衡协调关系失调,则会出现心烦、失眠多梦、遗精等心肾不交证;也可出现心阳不振,肾水上泛而引起水肿、心悸、小便不利等"水气凌心"的表现。其次,心主血,肾藏精,精可化血,血可生精,故心肾之间相互资生。再者,心藏神,肾藏精,精能化气生神,神能驾驭精气。

5. 肺与脾

肺与脾的关系主要体现在气的生成和津液代谢两方面。气的来源既需要肺所吸入的清气,也需要脾运化的水谷之精气,二者在气的生成方面相互配合。同时,肺的通调水道功能与脾的运化水液功能协调才能保障人体水液代谢的正常。因此,在病理上,如果脾失健运,水液停滞,聚而成痰,必将影响肺的宣降,可见咳、喘、痰、闷等。故有"脾为生痰之源,肺为贮痰之器"之论。反之,肺病日久亦可导致脾虚,出现食少、腹胀、便溏、水肿等。

6. 肺与肝

肺与肝的关系主要体现在气机升降和气血运行方面。首先,肺居于上,其气主降,肝居于下,其气主升,一升一降,共同维持气机的升降平衡。若肝升太过,肺降不及,导致气火上逆,可见咳嗽、咯血等"木火刑金"之象。反之,若肺失清肃可致肝失疏泄,出现咳嗽、胸胁胀痛、头晕目眩等。其次,肺主气,肝藏血,人体气血运行虽以心为主宰,但也需要肺与肝的协调参与。

7. 肺与肾

肺与肾的关系主要表现在水液代谢和呼吸运动两方面。首先,肺主行水,通调水道,通过肺的宣发肃降,使在上之津液宣降有度,故有"肺为水之上源"之说。肾主水,下达于肾之水通过肾阳气化,使清者回流体内,浊者下注膀胱变成尿液。如此肺肾协作,共同维持水液代谢正常。若肺失宣降、通调失职累及于肾,可见水肿、尿少;肾不主水累及于肺,可见水肿、喘满等。其次,肺司呼吸,肾主纳气,气的吸入有赖于肺、肾两脏的共同作用,才能使之吸得进来、吸得深入,故又有"肺为气之主,肾为气之根"一说。若肾气不足或肺虚久咳伤肾,均可出现呼多吸少、动则气喘等肾不纳气的表现。

8. 肝与脾

肝与脾的关系主要表现在气机的疏泄与消化的相互为用、藏血与统血的相互协调两方面。首先,肝的疏泄可促进脾的运化;脾气健运,气血化源充足,则肝血充盈,从而保证肝气条达。若肝失疏泄,脾土壅滞,可见精神抑郁、胸胁胀满、纳呆、腹胀、腹痛、溏泄等。反之,若脾失健运,水湿内停,蕴而化热,湿热郁蒸肝胆,可见黄疸、口苦等。其次,肝主藏血,脾主统血,两者相互配合才能保证生血有源,统血有权,血液藏泄有度。如脾失健运,生血不足,或脾不统血,失血过多,必然影响肝藏血不足,最终可致肝脾两虚。

9. 肝与肾

肝与肾的关系主要体现在精血互化和藏泄互用两方面。首先,肝藏血,肾藏精,精可化血,血可生精,所以说"肝肾同源""精血同源"。病理上两脏互损,常有肝肾阴虚而见眩晕耳鸣、腰膝酸软等。其次,肝主疏泄,肾主封藏,相互为用,共同维持女子月经、男子排精的生理现象。若藏泄失调,可见女子月经不调、男子排精异常等现象。

10. 脾与肾

脾与肾的关系主要体现在先天、后天相互资生促进和水液代谢两个方面。首先,脾运化水谷产生气血,为后天之本;肾封藏父母所给之精,为先天之本。先天温后天,后天养先天。若肾阳不足,不能温煦脾阳,或脾阳虚久,损及于肾,均可导致脾肾阳虚而见腹部冷痛、便溏腹泻,甚或五更泄等。其次,脾有运化水液的作用,肾有主水的功能,二者在人体水液代谢方面也是相互协调的。若脾虚不运或肾失气化,都可引起水肿、小便不利等问题。

 知识拓展

五更泄

五更泄,又称"鸡鸣泄",见于《张氏医通·大小府门》,是指常在黎明之前,腹中隐痛,肠鸣腹泻,多见于中老年人,是由于脾肾阳虚所致。黎明之时,阴气旺盛,阳气未复,脾阳不足者,常胃关不固,脘腹冷痛,下利清谷;肾阳亏虚者,命门火衰,腰膝酸痛,尿频清长。此类患者常见舌淡苔白、舌体胖嫩有齿痕,均为脾肾阳虚之表现,宜用四神丸治之,同时注意腹部保暖,忌食生冷。

(二)脏与腑之间的关系

1. 心与小肠

心与小肠通过经络相互络属构成表里关系。心阳下行温煦小肠,有助于小肠功能正常进行,而小肠分清泌浊后,依赖脾的转输可将清者上至于心。但在病理方面,如心火循经下移小肠可见尿少、尿赤、尿痛、排尿灼热等小肠实热证。反之,小肠有热,也可循经上炎,出现心烦、舌赤、口疮等。

2. 肺与大肠

肺与大肠通过经络相互络属构成表里关系。肺气的肃降可促进大肠的传导,大肠的传导有利于肺的肃降。若肺失肃降,津不下达,可见大便秘结;若大肠壅滞不通,又可引起肺气不利,出现咳喘。

3. 脾与胃

脾与胃通过经络相互络属构成表里关系。脾主运化,胃主受纳;脾主升清,胃主降浊;脾属阴,喜燥恶湿;胃属阳,喜润恶燥。两者纳运协调,升降相因,燥湿相济,阴阳相合,共同完成饮食物的消化、吸收以及水谷精气的输布。病理上也常相互影响,如脾失健运,则胃的受纳通降亦会受累,出现纳呆、恶心、呕吐、脘胀。反之,胃失和降,又会影响脾的运化与升清,而见腹胀、泄泻等。

4.肝与胆

肝与胆通过经络相互络属构成表里关系。肝主疏泄,调控胆汁分泌;胆汁排泄通畅,又有利于肝之疏泄。病理上二者常相互影响。如肝胆湿热证可见胁肋胀痛、食欲减弱、黄疸等。

5.肾与膀胱

肾与膀胱通过经络相互络属构成表里关系。膀胱的开阖、尿液的贮泄均依赖于肾的固摄与气化。肾气充足,则固摄有权,膀胱开阖有度,尿液生成排泄正常。若肾气不足,气化失常,膀胱开阖失度,可见小便失禁、尿频、遗尿或小便不利。

(三)腑与腑之间的关系

六腑的共同生理功能为"传化物",都具有"泻而不藏"的生理特点。故常言"六腑以通为用""腑病以通为补"。六腑之间的关系主要体现于饮食物的消化、吸收和排泄过程中的相互联系和密切配合。

生理上,饮食入胃,经胃的腐熟和初步消化下传于小肠,小肠受盛胃下移的食糜,胆排泄胆汁进入小肠以促使其进一步消化,通过小肠泌别清浊的作用,其清者为精微物质,经脾的转输以营养全身;其浊者为剩余的水液和食物残渣,经肾的气化,水液形成尿液渗入膀胱而排出体外;糟粕残渣由小肠进入大肠,经大肠的传导,形成粪便,由肛门排出体外。整个体内水液的运化、输布与排泄又以三焦为通路,更重要的是三焦的气化,推动和支持着传化功能的正常进行。因此,人体对饮食物的消化、吸收和排泄,是由六腑分工合作共同完成的。病理上,六腑也是相互影响的。胃有实热,消灼津液,可使大便燥结,影响大肠传导。反之,肠燥便秘,腑气不通,又将阻碍胃气通降,而见恶心、呕吐、口臭等胃气上逆之证。若胆火炽盛,也可犯胃,使胃失和降,而见胃灼热、反酸、呕吐苦水等。

第三节　精、气、血、津液

精、气、血、津液,是构成人体和维持人体生命活动的基本物质。精、气、血、津液的生成和代谢,依赖于脏腑、经络等组织器官的正常生理活动。因此,无论是在生理还是病理方面,精、气、血、津液和脏腑、经络等组织器官都有着十分密切的关系。

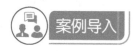

案例解析

李某,女,20岁。近一年来月经量多,经期延长。现时常出现头晕眼花,失眠健忘,面色苍白,也常感怕冷乏力,少气懒言,唇舌淡白,脉细无力。

请运用气血津液学说思考:该患者为什么会出现这些临床表现?患者出现的这些临床表现说明气血之间有怎样的相互关系?

一、精

(一)精的基本概念

精,是指人体内最精华的、液态的精微物质,是人体生命的本原,是构成人体和维持人体生命活动的最基本物质之一。它有广义和狭义两种理解。广义之精,泛指体内一切液态精华物质,包括先天之精、水谷之精、生殖之精、脏腑之精和血、津液、髓等。本章节"精"概念的范畴,仅限于先天之精、水谷之精、生殖之精和脏腑之精,并不包含血、津液、髓等。狭义之精,指肾藏之精,即生殖之精,是禀受于父母而贮藏于肾,具有生殖繁衍功能的精微物质。从来源来看,精又可分成以下两种。

(1)先天之精:又称"生殖之精",是禀受于父母、构成胚胎的原始物质,也是生命的基础。男女两性之精结合形成胚胎之后,在胞宫中全赖于母体的气血和摄取的水谷精微养育。因此,先天之精实际上包括了父母生殖之精,以及从母体所获得的各种营养物质。先天之精秘藏于肾。

(2)后天之精:又称"水谷之精",是人出生之后,从饮食物中摄取的营养精华和脏腑代谢化生的精微物质。后天之精化生于脾,贮藏于五脏,以充养五脏,灌溉六腑,维持人体的生命活动。

(二)精的生成

精的生成也主要来源于先天之精和后天之精。先天之精与后天之精藏于肾中,统称为"肾精"。先天之精依赖后天之精的不断培育和充养,才能保持充盈;后天之精又需要先天之精的活力资助,方可不断化生,两者相生互用,故有"先天生后天,后天养先天"之说。临床上无论是先天之精匮乏还是后天之精不足,均可导致肾精不足。

(三)精的生理功能

1. 繁衍生命

生殖之精封藏于肾,是生命的本原物质,具有生殖繁衍的作用。肾精充足,则生殖功能强;肾精不足,则生殖功能障碍。故补肾填精是临床治疗不孕不育等生殖功能低下的重要方法之一。

2. 生长发育

人出生之后,从婴儿至青年生长的成熟时期均依赖肾精的充养。随着肾中精气的盛衰变化,人体则呈现出生、长、壮、老、已的生命运动规律。肾精不足,可出现小儿生长发育迟缓或障碍,以及成人早衰等病理变化。因此临床上常以滋补肾精来治疗小儿五迟、五软等生长发育障碍和防止成人早衰。

3. 濡润脏腑

精是人体脏腑组织赖以滋润濡养的精华物质。人以水谷为本,饮食物经脾胃消化吸收,转化为水谷精微。水谷精微输布到五脏六腑等全身各组织之中,起着滋养作用,以维持人体的生理活动,其剩余部分归藏于肾,储以备用。同时,先天之精给后天之精的化生以活力资助,先、后天之精是维持人体生命活动的基本物质,若先天不足或后天失调,肾精化生不足,则各脏腑组织失养,生命活动减弱,人体呈现虚弱及衰竭状态,抗病力弱,易患病。

4.生髓化血

肾藏精,精生髓,髓充脑。肾精充盛,脑海充盈,则思维敏捷、目明耳聪、轻身延年益寿。若肾精亏虚,不能生髓充脑,髓海不足,则头晕耳鸣、两眼昏花、智力减退、健忘等。故防治小儿智力障碍或阿尔茨海默病多从补益肾精着手。

肾精生髓,充养骨骼。肾精充盛,骨骼得养而坚固有力,运动自如。反之,肾精不足,骨髓空虚,骨骼失养,则可出现小儿囟门迟闭、骨软无力;老年人则常发生骨质疏松、脆弱,易于骨折等病理变化。

精生髓,髓藏于骨中,骨髓可以生血,为血液生化之器。精足则骨髓充,血液生化有源,故有"精血同源"之说。此外,水谷之精是血液化生的物质基础,脏腑之精也是不断地融合于血中以发挥化血作用的,精化血理论是补益精髓法治疗血虚之证的理论依据。

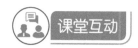

常言道:"人活一口气",这个气指的只是呼吸之气吗?为什么气在中医中会如此重要呢?

二、气

中医学的气学说,是研究人体之气的概念、生成、分布、功能及其与脏腑、精、血、津液之间关系的系统理论。中医学中气的概念与古代哲学中气的概念,既有联系,又有区别,前者是医学科学中的物质概念,后者是标志世界本原的物质存在的抽象概念。

(一)气的基本概念

气是人体内一种活力很强、不断运动的、肉眼看不见的极细微物质,是构成人体和维持人体生命活动的基本物质之一。

(二)气的生成

气的来源主要有三方面:一是来源于父母的先天之精气;二是来源于饮食物中的营养物质,即水谷之精气,简称"谷气";三是来源于自然界中的清气(图2-1)。由此可见,气的生成实际上与肺、脾、肾三脏功能有着紧密联系,故又常说"肺为气之主""肾为气之根""脾为气血生化之源"。

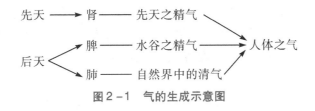

图 2-1 气的生成示意图

（三）气的运动

气是不断运动着的,气的运动时刻推动和激发着人体脏腑、经络等组织器官的各种生理活动,维持着人的正常生命活动。气的运动,中医称为"气机",主要有升、降、出、入四种基本形式。

人体之气的升和降、出和入,是对立统一的矛盾的运动。一般来说,五脏藏精气,其气宜升;六腑传化物,其气宜降。就五脏而言,心位于上,主降;肾位于下,主升,以此阴阳相交,水火既济;肝气常易升发,肺则多肃降,以此左升右降共同调节人体气机运行;脾胃同居中焦,但脾主升清,胃主受纳,脾胃气机的正常升降为人体气机之枢纽。总之,脏腑之气的升降运动,往往表现为升中有降、降中有升的特点,这种升降出入之间保持着相对协调平衡,人体生命活动才能维持正常。因此,气机升降出入的协调平衡是生命活动正常进行的重要保证。如气的升降出入运动失衡,通常称之为"气机失调",可表现出气滞、气逆、气陷、气脱、气闭等多种形式,其结果必然影响脏腑功能而出现各种病证。

（四）气的分类

人体气的种类有多种,根据其在人体分布、来源与功能不同而有不同的名称,主要有元气、宗气、营气、卫气。

（1）元气:又名真气、原气,是人体最根本、最重要的气。它来源于父母,为先天之精所化生,藏于肾,但又依靠后天之气地不断滋养和补充。元气的主要功能是推动人体的生长和发育,温煦与激发各个脏腑、经络等组织器官的生理活动。它是人体生命活动的原动力。因此,元气充沛,则人体健壮而少病;元气不足,则身体虚弱,易致各种疾病。

（2）宗气:由肺吸入之清气和脾运化之水谷精气结合而成,汇于胸中,贯注心、肺之气。其功能主要有二:一是走息道以行呼吸,二是贯心脉以行气血。故凡声音、呼吸的强弱,气血运行正常与否,均与宗气的盛衰有关。

（3）营气:指行于脉中富有营养之气。营气主要由脾胃运化的水谷精微所化生,是水谷精微中富有营养的物质。它分布于脉管之中,主要功能是化生血液,营养人体。营气与血同行于脉中,有着不可分割的密切关系,故常以"营血"并称。

（4）卫气:指行于脉外保卫机体之气。卫气亦由脾胃运化的水谷精微所化生,是水谷精微的剽悍部分。其功能主要有三:一是护卫肌肤,抗御外邪入侵;二是控制汗孔开阖,调节体温;三是温煦脏腑,润泽皮毛等。卫气属于阳气的一部分,故有"卫阳"之称。

（五）气的功能

气对人体具有非常重要的作用,概括起来有以下五个方面。

（1）推动作用：指气的激发和推动作用。人体的生长发育、各脏腑经络的生理活动、血液的生成与运行、津液的输布和排泄都依赖气的激发和推动功能。若气的推动减弱，就会影响人体的生长发育或出现早衰，脏腑组织功能会减退，还会引起血虚、血脉瘀滞和水湿停滞等病变。

（2）温煦作用：指气有熏蒸温煦的作用。气是人体热量的来源，人体能维持正常的体温是靠气来温煦的。若温煦作用不足，人体便可出现畏寒肢冷、血运迟缓等。

（3）防御作用：指气能护卫肌表，防御外邪侵犯，又能与入侵之病邪做斗争。若驱邪外出，则身体康复；若气防御功能不足，则易受邪而发病。

（4）固摄作用：指气能对血、精、津液等液态物质进行管理和调控，有防止其无故流失的作用。若固摄功能下降，便可出现出血、自汗、遗尿、遗精等。

（5）气化作用：指通过气的运动而产生的各种变化，包括人体生命物质精、气、血、津液各自的新陈代谢及其相互转化。若气化功能失常，会影响气、血、津液的新陈代谢，影响饮食物的消化吸收，影响汗液、尿液和粪便等的排泄。

气的五种功能之间密切配合，相互为用，才能保持人体正常的生命活动。

气的分类比较见表2-4。

表2-4　气的分类比较

名称	含义	生成	分布	生理功能
元气	人体最根本的气，生命活动的原动力	肾精所化生	通过三焦分布全身	促进生长发育和生殖，温煦与激发脏腑、经络等组织器官的生理活动
宗气	积于胸中之气	清气、谷气	上走息道，下入气街	走息道以行呼吸，贯心脉以行气血
营气	行于脉中富含营养的气	水谷之精气	沿十四经循环运行	化生血液，营养人体
卫气	行于脉外保卫机体之气	水谷之悍气	昼行于阳，夜行于阴	护卫肌肤，抗御外邪入侵；控制汗孔开阖，调节体温；温煦脏腑，润泽皮毛

三、血

（一）血的概念

血是在脉管中循行的红色液体，具有营养和滋润作用，通过气之推动，循着经脉运行全身，以维持脏腑组织的正常功能活动。

（二）血的生成

血生成的来源主要有二：一是靠脾的运化产生，二是靠肾精转化。首先由脾胃所摄取的水谷精微化为营气，经过肺的作用，贯注心脉而成为血。《灵枢·营卫生会》篇说：

"中焦受气,取汁变化而赤,是谓血。"此外,肾主藏精,精能生髓,髓可化血,故有"精血同源"之说。

(三)血的循行

血在人体中的循行主要涉及由心、血、脉构成的血液循环系统,但要保障其血循行功能的正常实现,又必须依赖脏腑功能的协调配合,其中最主要的有心、肝、脾、肺四脏。心主血脉,是血液运行的主要推动和调控者;肺朝百脉,有助心行血的作用;脾主统血,能有效地管控血液在脉道内的正常运行,不至于溢出脉外;同时肝藏血,能随时根据机体需要来及时调控全身血液的输送与贮藏。因此,四脏的协调配合在血液循环中起着重要的作用。

(四)血的功能

(1)营养和滋润作用:血在脉中循行,内至脏腑,外达皮肉筋骨,如环无端,运行不息,不断地对全身各脏腑组织起着营养和滋润的作用。《难经·二十二难》说的"血主濡之"就是此意。因此,若血不足,便可引起全身或局部血虚的病理变化,出现头晕、目眩、面色无华、毛发干枯、肌肤干燥、四肢麻木等。

(2)神志活动的物质基础:血是人体精神活动的主要物质基础。血液充足,才能神志清楚、精力充沛。正如《灵枢·平人绝谷》中说"血脉和利,精神乃居"。若血液亏少,则神无所养,常会出现惊悸、失眠、多梦、健忘等。

四、津液

(一)津液的概念

津液是人体各种正常水液的总称,主要指体液而言,包括唾液、胃液、肠液泪液和涕等。其中清而稀者为津,浊而稠者为液,二者可相互转化,故统称为"津液"。

(二)津液的生成、输布和排泄

津液的生成、输布和排泄是一个复杂的生理过程,正如《素问·经脉别论》所说的"饮入于胃,游溢精气,上输于脾,脾气散精,上归于肺,通调水道,下输膀胱,水精四布,五经并行"。这是对津液的生成、输布和排泄过程的简要说明,由此可见,津液来源于饮食水谷,通过胃肠的消化吸收、脾的运化,上输到肺,由肺的宣降、通调水道布散于体表或下输到肾,再由肾的气化蒸腾、升清降浊,借助三焦运行水液、肝疏泄气机,气行则水行,水液随着气的升降出入布散于全身而环流不息。最后多余的水液通过气化作用经肺宣发汗液及肾生成尿液排出体外,以维持人体水液代谢平衡。因此,水液在人体的整个代谢过程是涉及多脏腑功能的协同配合的,但其中肺、脾、肾三脏的功能最为关键。如果这三脏功能失调,就可引起津液的代谢失衡而发生病变。

(三)津液的生理功能

(1)滋润和濡养作用:即润泽皮毛、肌肤,滋润脏腑、经脉,充养骨髓、脑髓,润滑眼、鼻、口等孔窍和滑利关节等。故津液不足常可见肌肤、毛发干枯,关节、筋骨活动不利等。

(2)化生血液:津液是血的组成部分。当血液稠厚时,津液就能渗入脉中稀释血液,而当机体津液匮乏时,血液亦可从脉中渗入以补充津液。

(3)排泄代谢产物:人体的废液如汗液、尿液等都是津液在人体代谢过程中转化而来的,如果水液代谢障碍,废液无法排出,就可能表现出无汗、少尿、水肿等。

(4)调节机体阴阳平衡:人体津液的输布与排泄对整个人体的阴阳平衡起着重要作用。如夏季炎热,人体则汗多尿少;而冬季寒冷,人体则汗少尿多,以此才能保证与自然的和谐统一,维持机体的阴阳平衡。

五、精、气、血、津液的关系

精、气、血、津液都是构成人体和维持人体生命活动的基本物质。在生理功能上,它们之间既相互依存,又相互转化,病理上也会相互累及。

(一)气与血的关系

气血都是由脾胃化生的水谷精微物质和肾中精气合成的生命基本物质。气属阳、主动、主温煦,血属阴、主静、主濡润,这是气和血在属性及生理功能上的差异,但两者在生成、输布等方面却有着密切关系。气和血的关系可概括为"气为血之帅""血为气之母"。具体地说,"气为血之帅"包括其能生血、行血、摄血三个方面,"血为气之母"包括血能载气、血能养气两个方面。

1.气为血之帅

(1)气能生血:指血液的生成是通过气的运动变化完成的。从饮食物转化为水谷精微,又从水谷精微转化为营气和津液,再从营气和津液转化为赤色的血液,都离不开气的气化作用。气的运动变化功能强盛,脏腑功能亦强盛,则血液化生充足;反之,则血液化生不足。故在临床治疗血虚证时,常常配合补气药物,达补气以生血之效。

(2)气能行血:指气的推动作用是血液运行的动力。血属阴而主静,血不能自行,血的运行有赖于气的推动。因气能促进脏腑功能活动,通过脏腑功能活动来推动血液的运行。因此,气足则血行,气虚、气滞则血瘀。故临床治疗血行失常的疾病时,常分别配伍补气、行气、升提等药物,此为气能行血理论的实际应用。

(3)气能摄血:指气具有统摄血液,使之正常循行于脉管之中而不溢出于脉外的作用。因脾为气血生化之源,气能摄血实际上是脾统血的作用。若气不摄血,则会导致各种出血病证。临床上常采用健脾补气的方法治疗气不摄血证。

2.血为气之母

(1)血能载气:指气存在于血液之中,依附于血的运载而布达全身。所以在临床上,每见大出血时,气亦随之而涣散外脱,形成气随血脱之证候。

(2)血能养气:指通过血液的濡养能使气得以充盛。气舍于血,血不断地为气的生成和功能活动提供营养。所以血盛则气旺,血虚则气少。

（二）气与津液的关系

气无形、主动、属阳，津液有质、主静、属阴，虽属性不同，但两者都来源于脾胃运化的水谷精微。气和津液的关系具体表现为气能生津、气能行津、气能摄津和津可化气、津能载气。

1. 气对津液的作用

（1）气能生津：指气为津液生成提供动力。津液的生成来源于水谷精气，而水谷精气又赖脾胃的运化而生成。气能激发和推动脾胃的功能活动，使之运化正常而化生津液，则人体津液充盛。因此，气盛则津足，气衰则津少。

（2）气能行津：指津液输布和排泄有赖于气的推动和升降出入运动。人体内津液的输布及其化为汗液、尿液等排出体外，全赖气的升降出入运动。人体通过脾气的散精、肺气的宣肃、肾气的蒸腾气化，才得以维持津液的正常代谢。若气的推动作用减弱，气化无力，或气机不利，气化受阻，均可导致"气不行水"，而产生水、湿、痰、饮停聚的水液代谢障碍。故临床上"治痰先治气""治湿兼理脾"的理论，就是气能行津的具体应用。

（3）气能摄津：指气的固摄作用控制着津液的排泄。如肺气对汗液的固摄，肾气对尿液的固摄等。若气的固摄作用减弱，则体内的津液无故流失，如出现多汗、漏汗、多尿、尿崩等。临床上补气摄津的理论依据即在于此。

2. 津液对气的作用

（1）津可化气：指津液能在肾的气化作用下转化为气。水谷化生的津液通过脾气升清散精，上输于肺，再经肺主宣降、通水道，下输于肾与膀胱，在肾阳的蒸腾作用下化而为气，发挥着温煦与滋养作用。

（2）津能载气：指津液能搭载气在体内运行。临床上常可见到汗、吐、下太过而导致津液大量流失，则人体乏力少气，这正是"气随液脱"之危候。故《金匮要略心典·痰饮》说："吐下之余，定无完气。"

（三）血与津液的关系

血与津液同为液态物质，都来源于水谷精微，均有滋润与濡养作用，按其形态、性质均属于阴，故两者相互作用，互相补充，共同完成滋养人体的作用，故有"津血同源"之说。

1. 血对津液的作用

血能化津：运行于脉中的血液渗出于脉外，则化生为津液，以濡润脏腑组织与官窍。

2. 津液对血的作用

津能生血：津液渗入脉中，成为血液的重要组成成分。

正因为血和津液的关系密切，因此临床上遇到失血的患者常表现为口渴、尿少、汗少、皮肤干燥等，治疗上不宜再用汗法。多汗失津的患者也可引起阴血亏少，不可轻易破血逐瘀，这正是所谓的"夺汗者无血""夺血者无汗""衄家不可发汗""亡血家不可发汗"之论。

此外，精、气、血、津液都是人体生命活动的必需物质，它们之间还有气与精的互化关系,精与血的"精血同源"关系等。总之,在中医藏象理论中,精、气、血、津液之间虽功能有异,但来源基本相同,相互之间相辅相成,紧密联系。

(张琪)

直通护考

1. 主宰生命活动的是(   )。
   A. 心　　　　　　　　　　B. 脉　　　　　　　　C. 脑
   D. 肾　　　　　　　　　　E. 髓

2. 对全身各脏腑组织有温煦推动作用的是(   )。
   A. 心阳　　　　　　　　　B. 肝阳　　　　　　　C. 脾阳
   D. 肾阳　　　　　　　　　E. 肺阳

3. 维持呼吸功能正常必须依赖于(   )的共同作用。
   A. 肺、脾　　　　　　　　B. 肺、肾　　　　　　C. 心、肺
   D. 肝、脾　　　　　　　　E. 脾、肾

4. 既是奇恒之腑,又是六腑之一的是(   )。
   A. 胃　　　　　　　　　　B. 胆　　　　　　　　C. 脉
   D. 骨　　　　　　　　　　E. 髓

5. 与水液代谢相关的脏腑是(   )。
   A. 心、肝、肾　　　　　　B. 肺、脾、肾　　　　C. 心、肝、脾
   D. 肝、脾、肾　　　　　　E. 脾、胃、肾

6. 具有升清功能的是(   )。
   A. 心　　　　　　　　　　B. 肝　　　　　　　　C. 脾
   D. 肺　　　　　　　　　　E. 肾

7. 内脏下垂主要与(   )的功能失常有关。
   A. 心　　　　　　　　　　B. 脾　　　　　　　　C. 肺
   D. 肾　　　　　　　　　　E 肝

8. 胆的主要生理功能是(   )。
   A. 贮藏胆汁以助消化　　　B. 传化水谷　　　　　C. 主决断
   D. 泌别清浊　　　　　　　E. 主疏泄

9. 肝其华在(   )。
   A. 爪　　　　　　　　　　B. 面　　　　　　　　C. 唇
   D. 毛　　　　　　　　　　E. 发

10. 情志抑郁主要与(   )的生理功能失调有关。
    A. 肾精不足　　　　　　　B. 心神不宁　　　　　C. 脾失健运
    D. 肝失疏泄　　　　　　　E. 肺气不足

11. 主持诸气,总司人体气化功能的是( )。

    A. 肺   B. 肾   C. 三焦

    D. 肝   E. 命门

12. 具有"受盛化物"功能的脏腑是( )。

    A. 胃   B. 小肠   C. 脾

    D. 大肠   E. 膀胱

13. 理气活血以治血瘀的理论依据是( )。

    A. 气能生血   B. 气能行血   C. 气能摄血

    D. 血能载气   E. 血可化气

14. 具有司呼吸、行气血功能的气为( )。

    A. 卫气   B. 元气   C. 宗气

    D. 营气   E. 心气

15. 下列与津液的输布无直接关系的是( )。

    A. 脾   B. 肺   C. 肝

    D. 肾   E. 心

第三章　中医经络与腧穴

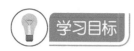 学习目标

素质目标	知识目标	能力目标
树立实事求是的工作作风,培养认真负责的工作态度	掌握十二经脉的组成、分布、走向及交接规律和流注次序	能说出十二经脉的组成、分布、走向及交接规律和流注次序
形成对具体问题具体分析的良好习惯	掌握腧穴的分类、治疗作用和定位方法	能说出腧穴的分类、治疗作用和定位方法
培养救死扶伤的职业道德,建立正确的生命观	掌握十四经穴及经外奇穴中重点穴位的定位与主治	能熟练运用腧穴定位法准确地在人体上找到腧穴

第一节　经络总论

一、经络系统的组成

经络系统(图3-1)主要由经脉和络脉两大部分组成。经脉又分为正经和奇经两类。人体正经共有十二条,即手、足三阴经和手、足三阳经,合称"十二经脉",是经络系统的主要组成部分。此外,十二经脉相关的还有十二经别、十二经筋、十二皮部。奇经有八条,即任脉、督脉、冲脉、带脉、阴维脉、阳维脉、阴跷脉、阳跷脉,总称为"奇经八脉"。络脉有别络、浮络、孙络之分。

二、十二正经

(一)命名与分布

十二经脉左右对称,分布于人体两侧。手经行于上肢,足经行于下肢。属脏的都为

阴经,属腑的都为阳经。阴经均循行于四肢的内侧,阳经均循行于四肢的外侧。内侧面依前、中、后分别命名为太阴经、厥阴经和少阴经。外侧面依前、中、后分别命名为阳明经、少阳经和太阳经。唯一特殊之处在于足三阴经在足内踝上8寸以下为厥阴经在前、太阴经在中,至足内踝上8寸以上,太阴经交出厥阴经之前(表3-1)。

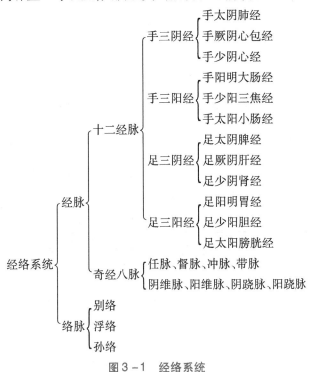

图3-1　经络系统

表3-1　十二经脉名称分类表

阴经 (属脏)		阳经 (属腑)	循行部位(阴经行内侧、阳经行外侧)	
手	太阴肺经	阳明大肠经	上肢	前缘
	厥阴心包经	少阳三焦经		中线
	少阴心经	太阳小肠经		后缘
足	太阴脾经	阳明胃经	下肢	前缘
	厥阴肝经	少阳胆经		中线
	少阴肾经	太阳膀胱经		后缘

(二)走向和交接规律

十二经脉的走向和交接规律:手三阴经从胸走手,交手三阳经;手三阳经从手走头,交足三阳经;足三阳经从头走足,交足三阴经;足三阴经从足走腹(胸),交手三阴经。这样就构成了一个"阴阳相贯,如环无端"的循环路径(图3-2)。

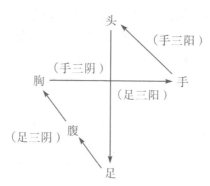

图 3-2 十二经脉的走向和交接规律

（三）表里相合关系

手、足三阴经与三阳经，通过各自的经别和经络相互沟通，组成六对表里相合关系，即阴经属脏络腑，阳经属腑络脏（表 3-2）。

表 3-2 十二经表里相合关系

项目	十二经脉					
表	手阳明大肠经	手少阳三焦经	手太阳小肠经	足阳明胃经	足少阳胆经	足太阳膀胱经
里	手太阴肺经	手厥阴心包经	手少阴心经	足太阴脾经	足厥阴肝经	足少阴肾经

（四）流注次序

十二经脉的气血运行是按人体十二经脉的前后衔接顺序昼夜依次流注、循环无端的（图 3-3）。流注次序从手太阴肺经开始，依次传至足厥阴肝经，最后又传至手太阴肺经，首尾相贯，环流不止。

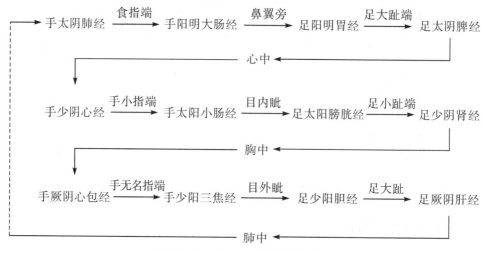

图 3-3 十二经脉的流注次序

（五）十二经脉的循行路线

十二经脉的循行路线见图 3-4。

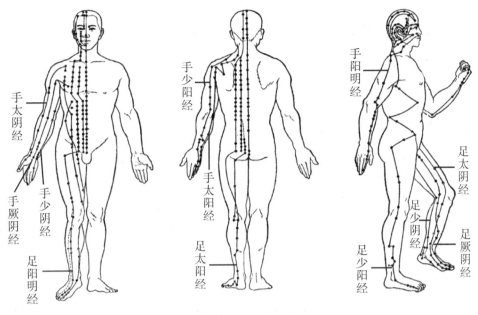

图 3-4 十二经脉的循行路线

三、奇经八脉

奇经是十二经脉之外的特殊通路,与十二正经不同,既不直属脏腑,又无表里相配。奇经共有八条,分别是任脉、督脉、冲脉、带脉、阴维脉、阳维脉、阴跷脉、阳跷脉,故称"奇经八脉"。其中,任脉行于前正中线,总任一身阴经,故称任脉为"阴脉之海",与女子妊娠有关,所以又有"任主胞胎"的说法。督脉行于后正中线,总督一身阳经,故称为"阳脉之海"。其他六脉略。

第二节 腧穴总论

一、腧穴的分类

(一)十四经穴

十四经穴是指归属于十二经脉与任、督二脉的腧穴,简称"经穴"。

(二)经外奇穴

经外奇穴是指没有归属于十四经,但有穴名、定位、主治的一类腧穴。

(三)阿是穴

阿是穴,又叫"天应穴""不定穴""压痛点"。这类穴位既无定名又无定位,而是以压痛点或反应点作为腧穴。

二、腧穴的作用

腧穴的作用可分为近治作用、远治作用和特殊作用三类。

三、腧穴定位法

腧穴定位法,又称取穴法,常有以下四种。

(一)体表标志法

(1)固定标志:指不受人体活动影响而固定不移的标志,如五官、毛发、指(趾)甲、乳头、肚脐及各种骨节突起或凹陷部。如两眉之间取"印堂";两乳之间取"膻中"等。

(2)活动标志:指必须采取相应的动作才能出现的标志,包括关节的屈伸、皮肤的皱襞、肌肉或肌腱因动作而凹陷或隆起等。如张口,于耳屏前方凹陷处取"听宫";握拳,于手掌横纹头处取"后溪"等。

(二)骨度分寸法

骨度分寸法是以骨节为主要标志测量周身各部的大小、长短,并依其比例折算尺寸作为定穴标准的方法(表3-3,图3-5)。

表3-3 常用骨度分寸表

分部	起止部位	骨度	度量法	说明
头部	前发际正中至后发际正中	12寸	直量	如前后发际不明,从眉心量至大椎穴作18寸。眉心至前发际作3寸,大椎至后发际作3寸
	两额角发际之间	9寸	横量	用于测量头部的横向距离
	耳后两完骨(乳突)之间	9寸		
胸腹部	两乳头之间	8寸	横量	胸部与胁肋部取穴用直寸,一般根据肋骨计算,每一肋两穴间作1寸6分
	剑胸结合至脐中	8寸	直量	
	脐中至耻骨联合上缘	5寸		
背腰部	大椎以下至尾骶	21寸	直量	背部直寸根据脊椎定穴,肩胛骨下角相当第七胸椎;两髂嵴最高点之间的水平线,相当第四腰椎棘突或其下缘
	两肩胛骨脊柱缘之间	6寸	横量	
上肢部	腋前纹头至肘横纹	9寸	直量	用于手三阴、手三阳经的骨度分寸
	肘横纹至腕横纹	12寸		
下肢部	耻骨上缘至股骨内上髁上缘	18寸	直量	用于足三阴经的骨度分寸
	胫骨内侧髁下缘至内踝尖	13寸		
	股头大转子至膝中	19寸		用于足三阳经的骨度分寸;"膝中"前面相当犊鼻穴,后面相当委中穴;臀横纹至膝中作14寸
	膝中至外踝尖	16寸		

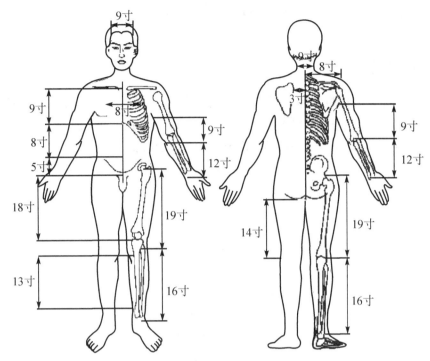

图3-5 常用骨度分寸示意图

（三）手指同身寸法

手指同身寸法是以患者的手指为标准进行测量定穴的方法（图3-6）。

（1）中指同身寸：以患者的中指中节屈曲时内侧两端横纹头之间作为1寸。

（2）拇指同身寸：以患者拇指指关节的横度作为1寸。

（3）横指同身寸：又名"一夫法"，是令患者将2~5指并拢，以中指中节横纹处为准，四指宽度为3寸。

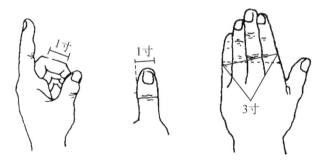

图3-6 手指同身寸示意图

（四）简便取穴法

个别穴位可采用简便易行的取穴方法，如两耳尖连线中点取"百会"，直立垂手时中指尖处大腿外侧取"风市"等。

第三节 常用腧穴

一、手太阴肺经

手太阴肺经从中焦腹部起始,下络大肠,返回循着胃的上口贲门,上贯膈膜,入属于肺,再由喉管横走,至于腋下,沿上臂内侧,行于手少阴和手厥阴之前,下达肘中,顺着前臂内侧上骨的下缘,入寸口,循着鱼际,出拇指尖端。其支脉,从手腕后,直出食指尖端内侧,与手阳明大肠经相接(图3-7)。本经左、右各11穴。主治肺、头面、咽喉、神志病及经脉循行部位的其他疾病。

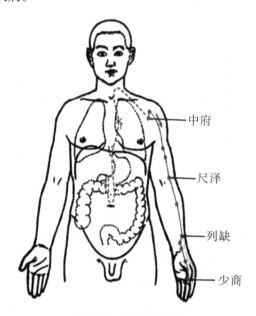

图3-7 手太阴肺经

本经常用腧穴定位及主治见表3-4。

表3-4 手太阴肺经常用腧穴定位及主治

穴名	定位	主治	操作
中府	在胸前壁的外上方,平第一肋间隙,距前正中线6寸	咳嗽、气喘、胸痛、肩背痛、虚劳	向外斜刺或平刺0.5~0.8寸。可灸
尺泽	微屈肘,在肘横纹中,肱二头肌腱的桡侧凹陷处	咳嗽、气喘、咯血、潮热、胸部胀满、咽喉肿痛、急性腹泻、肘臂痛	直刺0.5~1寸,或点刺出血。可灸
列缺	在桡骨茎突上方,腕横纹上1.5寸,侧掌取穴。简便定位,即两手虎口交叉,当食指尖端所至凹陷处	头痛、项痛、咳嗽、气喘、咽喉肿痛、口眼㖞斜、牙痛	向上或向下斜刺0.3~0.8寸。可灸

穴名	定位	主治	操作
少商	在拇指桡侧,距指甲角旁约 0.1 寸	咽喉肿痛、热病、中风、昏迷、癫狂、中暑、呕吐、小儿惊风	浅刺 0.1～0.2 寸,或点刺出血。可灸

二、手阳明大肠经

手阳明大肠经起于食指尖端,沿着食指桡侧向上,通过合谷穴(拇指、食指之间),上入腕上两筋中间的凹陷处,沿前臂上方,至肘外侧,再沿上臂外侧前缘,上肩,出肩端的前缘,上出于肩胛上,与诸阳经相会于柱骨大椎穴上。向下入缺盆,联络肺脏,下贯膈膜,会属于大肠。支脉从缺盆上走颈部,贯通颊部,下入齿龈,回转绕至上唇,左、右两脉交会于人中,左脉向右,右脉向左,上行挟于鼻孔两侧,与足阳明胃经相接(图 3 - 8)。本经左、右各 20 穴。主治头面、五官、皮肤、咽喉病及经脉循行部位的其他疾病。

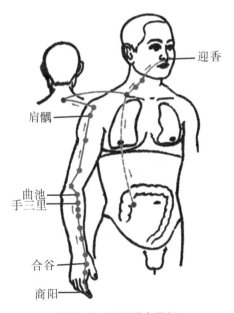

图 3 - 8 手阳明大肠经

本经常用腧穴定位及主治见表 3 - 5。

表 3 - 5 手阳明大肠经常用腧穴定位及主治

穴名	定位	主治	操作
商阳	在食指桡侧,距指甲角旁约 0.1 寸	咽喉肿痛、热病、中风、昏迷、耳鸣、耳聋、齿痛	浅刺 0.1 寸,或点刺出血

穴名	定位	主治	操作
合谷	在手背第一、二掌骨之间,近第二掌骨中点的桡侧缘	感冒、头痛、面瘫及眼、耳、鼻、口齿、咽喉、颈、项、肩、臂部病、中暑、发热、多汗、无汗、中风后遗症、多发性神经炎、阑尾炎、痛经、经闭、滞产等	直刺 0.5~1 寸。可灸
手三里	侧腕屈肘,在肱桡肌凹陷处,即肘、腕连线上,曲池下 2 寸处	上肢疼痛、麻痹或瘫痪,腹痛,腹泻,失音等	直刺 0.5~1 寸。可灸
曲池	屈肘成直角,在肘横纹外侧端与肱骨外上髁连线的中点	发热,咽喉疼痛,上肢疼痛、麻木、瘫痪,皮肤瘙痒,湿疹	屈肘时,直刺 1~1.5 寸。可灸
肩髃	锁骨肩峰的下缘,当上臂外展平举时,肩前呈现的凹陷处	肩臂疼痛、上肢瘫痪、肩关节周围炎、荨麻疹	直刺或向下斜刺 0.8~1.5 寸。可灸
迎香	在鼻翼外缘中点旁,当鼻唇沟中	鼻塞、鼻渊、面瘫、三叉神经痛、胆道蛔虫病	直刺 0.1~0.2 寸,或向鼻孔斜刺 0.3~0.5 寸。不宜灸

三、足阳明胃经

足阳明胃经起于鼻孔两旁的迎香穴,由此而上,左右相交于鼻根部,旁入目内眦,与足太阳经脉交会,向下沿着鼻的外侧,入上齿缝中,复出环绕口唇,下交于承浆穴,退回沿腮下后方,出大迎穴,沿颊车穴,上至耳前,通过上关穴,沿发际,到达额颅。支脉从大迎穴之前,向下走至人迎穴,沿喉咙入缺盆,下贯膈膜,入属于胃腑,与脾脏相联系。其直行的支脉,从缺盆下行于乳房的内侧,再向下挟脐而入于毛际两旁的气街中。又一支脉,起于胃的下口,下循腹里,到气街前与直行的经脉相合,再由此下行至髀关穴,过伏兔,下至膝盖,沿胫骨前外侧,下至足背,入中趾内侧。另一支脉从膝下 3 寸处分别而行,下至足中趾外侧。又一支脉,从足背进入足大趾,直出大趾尖端,与足太阴脾经相接(图 3-9)。本经左、右各 45 穴,主治头面、胃肠、男科、妇科、脾胃、水液、热病及经脉循行部位的其他疾病。

本经常用腧穴定位及主治见表 3-6。

表 3-6 足阳明胃经常用腧穴定位及主治

穴名	定位	主治	操作
承泣	瞳孔直下,当眼球与眶下缘之间	目赤肿痛、眼睑瞤动、迎风流泪、夜盲、口眼㖞斜	紧靠眶下缘缓慢直刺 0.3~0.7 寸,不宜提插,以防刺破血管引起血肿。禁灸

穴名	定位	主治	操作
地仓	面部口角外侧,上直对瞳孔	面瘫、三叉神经痛、流涎	直刺0.2寸,或向颊车方向平刺0.5~1寸。可灸
颊车	下颌角前上方约一横指,当咬紧牙齿时咬肌隆起处	牙痛、三叉神经痛、口眼㖞斜、面瘫、失音、流涎、腮腺炎	直刺0.3~0.4寸,或向地仓方向斜刺0.5~1寸。可灸
下关	在颧弓下缘凹陷处,当下颌骨髁状突的前方,闭口取穴	牙痛、下颌关节痛、三叉神经痛、耳鸣、耳聋、面瘫	直刺0.3~0.5寸。可灸
头维	额角发际,当鬓发前缘直上入发际0.5寸	头痛、眩晕、目痛、迎风流泪	向下斜刺0.5~0.8寸。不宜灸
梁门	中脘旁开2寸	胃痛、呕吐、腹胀、食欲不振、大便溏薄	直刺0.5~1寸。可灸
天枢	脐中旁开2寸	腹痛、腹胀、肠鸣、泄泻、痢疾、便秘、月经不调、肠痈	直刺0.5~1寸。可灸
伏兔	在髌骨上缘上6寸,髂前上棘与髌骨外上缘连线上	下肢瘫痪、麻痹、疼痛	直刺1~1.5寸。可灸
犊鼻	屈膝,髌骨下缘,髌韧带外侧凹陷处	膝关节及周围软组织疾患	向内上方斜刺0.5~1寸。可灸
足三里	在犊鼻下3寸,胫骨外侧约一横指处	胃痛、呕吐、腹胀、泄泻、肠鸣、便秘、痢疾、失眠、休克、昏厥、瘫痪、下肢疼痛等。本穴有强壮作用,为保健按摩要穴	直刺0.5~1.5寸。可灸
上巨虚	在足三里下3寸	腹痛、腹泻、肠鸣、痢疾、便秘、下肢瘫痪、肠痈	直刺0.5~1寸。可灸
丰隆	足三里下5寸,在胫骨前嵴外侧二横指处	咳嗽、痰多、哮喘、眩晕、癫痫、癫狂、下肢痿痹、呕吐	直刺0.5~1寸。可灸
解溪	足背踝关节横纹中点,当踇长伸肌腱和趾长伸肌腱之间	头痛、眩晕、癫狂、腹胀、便秘、下肢瘫痪、踝关节及周围软组织疾患	直刺0.5~1寸。可灸
厉兑	足第二趾外侧,距趾甲角旁约0.1寸	面肿、面瘫、牙痛、膈肌痉挛、扁桃体炎、失眠、癔症	浅刺0.1寸。可灸

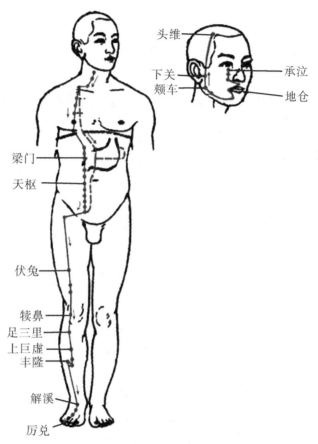

图 3-9 足阳明胃经

四、足太阴脾经

足太阴脾经起于足大趾内侧端,沿大趾内侧赤白肉际处,上行于内踝的前方,再上行于小腿的内侧,沿胫骨后方,与足厥阴肝经交叉出于其前,上行膝股内侧的前缘,直达腹内,入属脾脏,连络胃腑,上过膈膜,挟行咽喉,连于舌根,散于舌下。支脉又从胃腑分别而行,注于心中,与手少阴心经相接(图 3-10)。本经左、右各 21 穴。主治脾胃、水液、神志、妇科、男科及经脉循行部位的其他疾病。

本经常用腧穴定位及主治见表 3-7。

表 3-7 足太阴脾经常用腧穴定位及主治

穴名	定位	主治	操作
隐白	足大趾内侧,距趾甲角旁约 0.1 寸	崩漏、月经不调、腹胀、腹痛、癫狂、多梦、惊风、便血、尿血	浅刺 0.1 寸,或点刺出血。可灸
商丘	足内踝前下方凹陷处	肠鸣、腹胀、泄泻、便秘、痔疾、黄疸、足踝部疼痛	直刺 0.3~0.5 寸。可灸

穴名	定位	主治	操作
三阴交	足内踝尖上3寸,当胫骨内侧面后缘处	肠鸣、腹胀、泄泻、月经不调、崩漏、痛经、经闭、带下、滞产、遗尿、尿潴留、子宫脱垂、遗精、阳痿、外阴部瘙痒、下肢瘫痪、失眠、湿疹、荨麻疹	直刺0.5~1寸。可灸
阴陵泉	胫骨内侧髁下缘凹陷处	腹胀、腹泻、痢疾、水肿、尿潴留、尿路感染、遗尿、遗精、阳痿、膝痛、黄疸	直刺0.5~1寸。可灸
血海	髌骨内上缘上2寸。简便取穴法:术者面对患者,用左(右)手掌心按在患者右(左)膝髌骨上,2~5指向膝上伸直,拇指向膝内侧约呈45°斜置,当拇指尖所在处	月经不调、崩漏、痛经、闭经、贫血、湿疹、荨麻疹、膝关节痛	直刺0.5~1寸。可灸
大横	脐旁4寸	泄泻、便秘、腹痛、肠麻痹	直刺0.5~1寸。可灸
大包	在腋正中线上,第六肋间隙中	胸胁痛、全身疼痛、四肢无力、气喘、咳嗽	沿肋间隙斜刺0.3~0.5寸。可灸

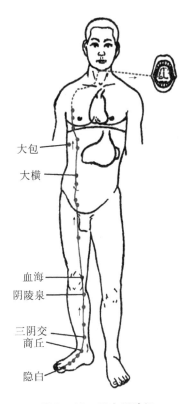

图 3－10 足太阴脾经

五、手少阴心经

手少阴心经起于心中,出属心系,下过膈膜,联络小肠。它的支脉从心系上行,挟于咽喉,联系到目系。另一直行的经脉,又从心系上行肺部,向下横出腋下,沿上臂内侧的后缘,到达掌后小指侧高骨的尖端,进入掌内后侧,沿着小指的内侧至指端,与手太阳经相接(图3-11)。本经左、右各9穴。主治心、胸、神志病及经脉循行部位的其他疾病。

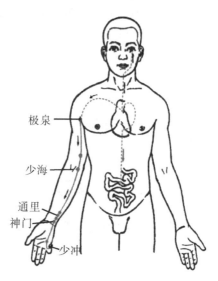

图3-11 手少阴心经

本经常用腧穴定位及主治见表3-8。

表3-8 手少阴心经常用腧穴定位及主治

穴名	定位	主治	操作
极泉	在腋窝正中,腋动脉搏动处	胁痛、心痛、上臂内侧痛	避开动脉,直刺或斜刺0.3~0.5寸
少海	屈肘,在肘横纹内侧端与肱骨内上髁连线中点处	心绞痛、肘臂挛痛、腋胁痛、头项痛	直刺0.5~1寸。可灸
通里	尺侧腕屈肌腱的桡侧,当腕横纹上1寸	心绞痛、心悸怔忡、失眠、腕臂痛、癔症	直刺0.3~0.5寸。可灸
神门	腕横纹上,当尺侧腕屈肌腱的桡侧凹陷处	心痛、心烦、健忘、心悸怔忡、失眠、癫狂、癫痫、胁痛	直刺0.3~0.5寸。可灸
少冲	小指桡侧,距指甲角约0.1寸	心痛、心悸、癫狂、热病、中风、昏迷	浅刺0.1寸,或点刺出血。可灸

六、手太阳小肠经

手太阳小肠经起于手小指的尖端,沿手外侧,上入腕部,出于尺骨茎突,直上沿前臂骨下缘,出肘侧两骨之间,再上行,沿上臂外侧后缘,出肩后骨缝,绕行肩胛,左右交于肩上,下入于缺盆,联络心脏,再沿咽部下行穿过横膈膜,到达胃部,再向下入属小肠本腑。它的支脉从缺盆沿颈上抵面颊部,至眼外角,回入耳中。又一支脉从面颊部别走眼眶下,至鼻,再至眼内角,斜行而络于颧骨部,与足太阳经相接(图 3 - 12)。本经左、右各 19 穴。主治头项、面、五官、热病、神志病及经脉循行部位的其他疾病。

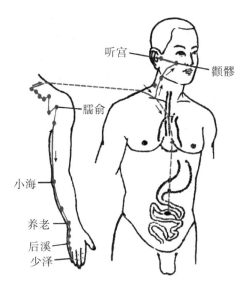

图 3 - 12　手太阳小肠经

本经常用腧穴定位及主治见表 3 - 9。

表 3 - 9　手太阳小肠经常用腧穴定位及主治

穴名	定位	主治	操作
少泽	手小指尺侧,距指甲角约0.1 寸处	产后缺乳、乳痈、咽喉肿痛、昏迷、发热、指端麻木、耳鸣、耳聋	浅刺0.1 寸,或点刺出血。可灸
后溪	第五掌指关节尺侧上方,赤白肉际凹陷中,握拳纹头尽处取之	头痛、项强、耳鸣、耳聋、咽喉肿痛、热病、落枕、急性腰扭伤、肩胛痛、癔症、癫痫	直刺0.5~1 寸。可灸
养老	掌心向胸屈腕,当尺骨小头桡侧缘的骨缝处	视力减退、外眼炎症、落枕、膈肌痉挛、肩臂痛	直刺 0.5 ~ 0.8 寸。可灸
小海	屈肘,当尺骨鹰嘴与肱骨内上髁之间凹陷处	肩、背、肘、臂部疼痛,颊肿,舞蹈病	直刺 0.2 ~ 0.3 寸。可灸
臑俞	在肩部,当腋后纹头直上,肩胛冈下缘凹陷处	肩胛、上肢病及瘰疬	直刺0.5~1 寸。可灸
颧髎	目外眦直下,颧骨下缘凹陷处	面瘫、三叉神经痛、牙痛	直刺0.3~0.5 寸,或斜刺0.5~1 寸。可灸
听宫	耳屏前,下颌骨髁状突的后方,张口呈凹陷处	耳鸣、耳聋、中耳炎、牙痛、癫狂病证	直刺0.5~1 寸。可灸

七、足太阳膀胱经

足太阳膀胱经脉起于目内眦,向上到达额部,交会于头顶之上。它的支脉从头顶至耳上角部。它的直行经脉从头顶入络于脑,复从脑后下行项后,沿肩胛内侧,挟脊柱的两旁直达腰中,沿脊柱两旁的肌肉深入体腔,联络肾脏,入属于膀胱本腑。其另一支脉从腰中分出,沿脊柱两旁下行,穿过臀部,直入腘窝中。又一支脉,从左、右肩胛内侧,另向下行,经过髀枢,沿髀外侧后缘向下行,与前一支脉会合于腘窝中,由此再向下通过小腿后侧,出外踝骨的后边,沿着京骨,至小趾尖端外侧,交于小趾之下,与足少阴经脉相接(图3-13)。本经左、右各67穴。主治头、项、目、鼻、神志病及脏腑与经脉循行部位的其他疾病。

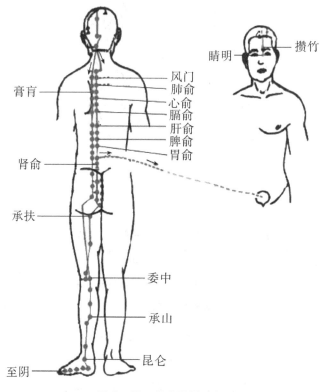

图3-13 足太阳膀胱经

本经常用腧穴定位及主治见表3-10。

表3-10 足太阳膀胱经常用腧穴定位及主治

穴名	定位	主治	操作
睛明	目内眦向鼻侧旁开0.1寸处	目赤肿痛、流泪、视物不清、目眩、近视、夜盲、色盲	嘱患者闭目,医者轻推眼球向外侧固定,针尖沿鼻侧眶缘缓慢刺入0.5寸,不宜提插捻转,出针后压迫局部1~2分钟以防出血。不宜灸

穴名	定位	主治	操作
攒竹	在眉毛内侧端,眶上切迹处	头痛、目眩、三叉神经痛、面瘫、目赤肿痛、近视、眉棱骨痛	横刺 0.3～0.5 寸。禁灸
风门	第二胸椎棘突下,旁开 1.5 寸	感冒、咳嗽、哮喘、项背疼痛	斜刺 0.5 寸。灸此穴可预防感冒
肺俞	第三胸椎棘突下,旁开 1.5 寸	咳嗽、哮喘、肺结核、肺炎、胸膜炎、背部软组织劳损	斜刺 0.5 寸。可灸
心俞	第五胸椎棘突下,旁开 1.5 寸	心绞痛、心律不齐等心脏病,失眠,健忘,癫狂痫证	斜刺 0.5 寸。可灸
膈俞	第七胸椎棘突下,旁开 1.5 寸	慢性出血性疾患、贫血、胃病、膈肌痉挛、膈肌瘫痪、急性胆道感染、脊背痛、呕吐、呃逆、咳嗽、哮喘、肺结核	斜刺 0.5 寸。可灸
肝俞	第九胸椎棘突下,旁开 1.5 寸	胸胁痛、腰背痛、黄疸、吐血、目赤、目视不明、眩晕、夜盲、癫狂痫证	斜刺 0.5 寸。可灸
脾俞	第十一胸椎棘突下,旁开 1.5 寸	胃痛、腹胀、消化不良、泄泻、呕吐、水肿、痢疾、月经过多、贫血、神经衰弱	斜刺 0.5 寸。可灸
胃俞	第十二胸椎棘突下,旁开 1.5 寸	胃痛、消化不良、呕吐、胃下垂、慢性腹泻	斜刺 0.5 寸。可灸
肾俞	第二腰椎棘突下,旁开 1.5 寸	遗精、阳痿、早泄、不孕、不育、遗尿、月经不调、白带、腰背酸痛、头昏、耳鸣、耳聋、小便不利、水肿、喘咳少气	直刺 0.5～1 寸。可灸
承扶	取伏卧位,臀下横纹中央	坐骨神经痛、腰骶痛、下肢瘫痪、痔疾	直刺 1～2 寸。可灸
委中	腘横纹中点	腰痛、坐骨神经痛、急性腰扭伤、下肢瘫痪、膝关节及周围软组织疾患、急性吐泻、高热抽搐、中风昏迷、遗尿	直刺 1～1.5 寸,或点刺出血
膏肓	第四胸椎棘突下,旁开 3 寸	咳嗽、哮喘、肺结核、贫血、盗汗、健忘、遗精、全身虚弱	斜刺 0.3～0.5 寸。可灸
承山	腓肠肌两肌腹之间凹陷的顶端	腰腿痛、腓肠肌痉挛、坐骨神经痛、下肢瘫痪、血栓闭塞性脉管炎、小儿麻痹后遗症、痔疮、脱肛、疝气	直刺 0.5 寸。可灸
昆仑	足外踝与跟腱之间的凹陷处	头痛、项强、目眩、腰背痛、滞产、下肢后面及踝关节病痛	直刺 0.5 寸。可灸
至阴	足小趾外侧,距趾甲角旁约 0.1 寸	头痛、鼻炎、胎位不正(艾条灸)、难产	直刺 0.1 寸。可灸

八、足少阴肾经

足少阴肾经脉起于足小趾的下面,斜走足心,出于然骨之下,沿内踝后面,转入足跟,由此上行小腿内侧,出腘窝内侧,上行股内侧后缘,贯脊而入属于肾脏,与膀胱联系。其直行的经脉从肾上连肝贯膈,进入肺脏,沿喉咙,归结于舌根。其支脉从肺出,联络心脏,再注于胸中,与手厥阴心包经相接(图3-14)。本经左、右各27穴,主治五官、脏腑及经脉循行部位的其他疾病。

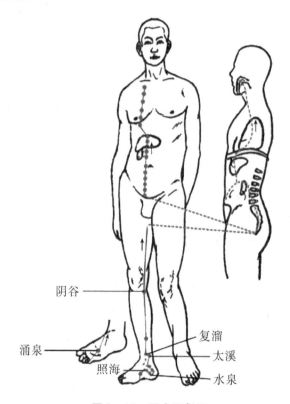

图3-14 足少阴肾经

本经常用腧穴定位及主治见表3-11。

表3-11 足少阴肾经常用腧穴定位及主治

穴名	定位	主治	操作
涌泉	卷足时,在足心前1/3的凹陷处	昏厥、精神病、癔症、癫痫、小儿惊风、头痛、呕吐不止	直刺0.5~0.8寸。可灸
太溪	内踝尖与跟腱水平连线的中点	眩晕、耳鸣、耳聋、牙痛、咽喉肿痛、失眠、健忘、遗精、阳痿、小便频数、腰痛、足跟痛、月经失调	直刺0.5~0.8寸。可灸
水泉	太溪穴直下1寸,跟骨结节内侧凹陷处	月经不调、痛经、小便不利、眼病、牙痛、腹痛	直刺0.3~0.5寸。可灸

穴名	定位	主治	操作
照海	内踝下缘凹陷中	慢性咽炎、吞咽困难、失眠、视力减退、目赤肿痛、浮肿、尿潴留、月经不调	直刺0.3~0.5寸。可灸
复溜	太溪直上2寸,当跟腱的前缘	发热、无汗、自汗、盗汗、浮肿、肠鸣、泄泻、下肢瘫痪	直刺0.5~1寸。可灸
阴谷	腘窝内侧,屈膝时,当半腱肌腱与半膜肌腱之间凹陷中	阳痿、早泄、疝气、月经不调、崩漏、小便不利、膝关节内侧痛	直刺1~1.5寸。可灸

九、手厥阴心包经

手厥阴心包经起于胸中,出属心包络,向下通过膈,从胸至腹依次联络上、中、下三焦。胸部支脉沿胸中,出于胁肋至腋下,上行至腋窝中,沿上臂内侧行于手太阴经和手少阴经之间,经肘窝下行于前臂中间进入掌中,沿中指到指端(中冲)。掌中支脉从劳宫分出,沿无名指到指端(关冲),与手少阳三焦经相接。本经左、右各9穴,主治心、胸、胃、神志病及经脉循行部位的其他疾病。

本经常用腧穴定位及主治见图3-15、表3-12。

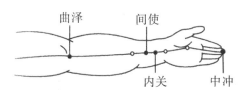

图3-15 手厥阴心包经常用穴位

表3-12 手厥阴心包经常用腧穴定位及主治

穴名	定位	主治	操作
曲泽	肘横纹上,当肱二头肌腱的尺侧	心痛、心悸、胃痛、呕吐、泄泻、高热、肘臂挛痛	直刺0.5~1寸,或点刺出血。可灸
间使	腕横纹上3寸,掌长肌腱与桡侧腕屈肌腱之间	心痛、心悸、胃痛、呕吐、热病、疟疾、癫痫	直刺0.5~1寸。可灸
内关	腕横纹上2寸,掌长肌腱与桡侧腕屈肌腱之间	心痛、心悸、胸痛、胃痛、呕吐、呃逆、癫痫、哮喘、神经衰弱、休克、无脉症、高血压	直刺0.5~1寸。可灸
中冲	中指尖端中央	发热、休克、昏迷、中暑、心绞痛、舌强不语	浅刺0.1寸,或点刺出血

十、手少阳三焦经

手少阳三焦经起于无名指末端(关冲),上行于第四、五掌骨间,沿腕背,出于前臂外侧尺、桡骨之间,经肘尖沿上臂外侧达肩部,交大椎,再向前入缺盆部,分布于胸中,络心包,过膈,从胸至腹,属于上、中、下三焦。胸中支脉从胸向上出于缺盆部,上走项部,沿耳后直上至额角,再下行经面颊部至目眶下。耳部支脉从耳后入耳中,出走耳前,与前脉交叉于面颊部,到达目外眦,与足少阳胆经相接。本经左、右各23穴,主治侧头、耳、目、胸胁、咽喉、热病及经脉循行部位的其他疾病。

本经常用腧穴定位及主治见图3-16、表3-13。

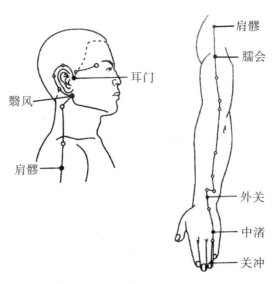

图3-16 手少阳三焦经常用穴位

表3-13 手少阳三焦经常用腧穴定位及主治

穴名	定位	主治	操作
关冲	手无名指尺侧端,距指甲角旁约0.1寸	发热、头痛、目赤、耳聋、喉痹、昏厥	浅刺0.1寸,或点刺出血
中渚	手背第四、五掌指关节凹陷处	耳鸣、耳聋、头痛、目赤、咽喉肿痛、肩背疼痛、落枕	直刺或斜刺0.3~0.5寸。可灸
外关	腕背横纹上2寸,桡骨与尺骨之间	感冒、发热、耳鸣、耳聋、偏头痛以及项、胁肋与上肢疾病	直刺0.5~1寸。可灸
臑会	尺骨鹰嘴与肩髎穴的连线上,肩髎穴直下3寸,三角肌后缘取穴	肩关节炎及软组织疾患、甲状腺肿	直刺0.5~1寸。可灸
肩髎	肩峰后下方,上臂平举时肩后呈凹陷处,肩髃后1寸处	肩关节及上肢部外侧疾病	直刺0.5~1寸。可灸
翳风	在耳垂后方,当下颌骨与乳突之间凹陷处	耳鸣、耳聋、外耳道肿痛、乳突部疼痛、腮腺炎、面瘫	直刺0.5~1寸。可灸

穴名	定位	主治	操作
耳门	耳屏上切迹前方,下颌关节后缘,张口呈凹陷处	耳鸣、耳聋、齿痛、牙关紧闭	直刺 0.5 ~ 1 寸。可灸
丝竹空	眉毛外端凹陷处	头痛、面瘫、斜视、急性结膜炎、视神经萎缩	平刺 0.3 ~ 0.5 寸

十一、足少阳胆经

　　足少阳胆经起于目外眦(瞳子髎),向上到达额角后返回下行至耳后,沿颈部向后交会大椎穴,再向前入缺盆部入胸过膈,联络肝脏,属胆,沿胁肋部,出于腹股沟,经外阴毛际,横行入髋关节(环跳)。耳部支脉从耳后入耳中,出走耳前,到目外眦处后向下经颊部会合前脉于缺盆部,下行腋部、侧胸部,经季胁和前脉会于髋关节后,再向下沿大腿外侧,行于足阳明和足太阴经之间,经腓骨前直下到外踝前,进入足第四趾外侧端(足窍阴)。足背部支脉从足临泣处分出,沿第一、二跖骨之间,至大趾端(大敦)与足厥阴经相接。本经左、右各45穴,主治侧头、目、耳、咽喉、神志、热病及经脉循行部位的其他疾病。

　　本经常用腧穴定位及主治见图 3 – 17、表 3 – 14。

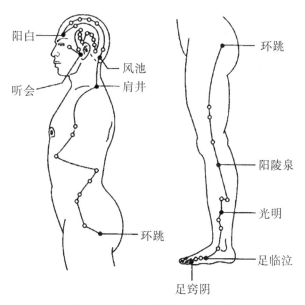

图 3 – 17　足少阳胆经常用穴位

表 3 –14　足少阳胆经常用腧穴定位及主治

穴名	定位	主治	操作
瞳子髎	目外眦外侧,当眶骨外侧缘凹陷处	偏头痛、近视、视神经萎缩、急性结膜炎	向后平刺或斜刺 0.3 ~ 0.5 寸

穴名	定位	主治	操作
听会	耳屏间切迹前方,下颌骨髁状突后缘,张口有凹陷处	耳鸣、耳聋、面瘫、腮腺炎、中耳炎、下颌关节炎	直刺 0.5~1 寸。可灸
阳白	眉毛正中上 1 寸,眼平视,直对瞳孔	面瘫、头痛、三叉神经痛、近视、青光眼、视神经萎缩	沿皮刺 0.5~0.8 寸。可灸
风池	当斜方肌与胸锁乳突肌之间凹陷中,与风府穴相平	感冒、眩晕、颈项强痛、头痛、鼻炎、耳鸣、耳聋、目赤肿痛、近视、失眠、热病、高血压、肩背疼痛、乳腺炎、难产	针刺向对侧眼眶内下缘斜刺 0.5~0.8 寸。可灸
肩井	大椎与肩峰连线的中点处	肩背疼痛、乳腺炎、难产	直刺 0.3~0.5 寸,内为肺尖,不可深刺。可灸
环跳	侧卧屈股,当股骨大转子最高点与骶管裂孔连线的外 1/3 与中 1/3 的交点处	坐骨神经痛,下肢疼痛、瘫痪及麻痹	直刺 1.5~3 寸。可灸
阳陵泉	腓骨小头前下方凹陷处	口苦、呕吐、半身不遂、胸胁痛、下肢瘫痪、坐骨神经痛、黄疸、高热抽搐	直刺 1~1.5 寸。可灸
悬钟	外踝尖上 3 寸,腓骨前缘	落枕、胸胁痛、小儿麻痹、足内翻、下肢瘫痪、风湿痛、踝关节痛、多发性神经炎、脚气、痔疾	直刺 0.5~1 寸。可灸
丘墟	外踝前下方,当趾长伸肌腱外侧凹陷处	胸胁痛、吐酸、坐骨神经痛、胆囊炎、外踝及周围软组织疾患	直刺 0.5~0.8 寸。可灸
足临泣	第四、五跖骨结合部前方凹陷处,第五趾长伸肌腱外侧凹陷处	头痛、近视、耳聋、胁痛、乳痛、下肢外侧及足跗部痛	直刺 0.3~0.5 寸。可灸
足窍阴	足第四趾末节外侧,距趾甲角旁约 0.1 寸处	偏头痛、耳鸣、耳聋、咽喉肿痛、胸胁痛	浅刺 0.1 寸,或点刺出血。可灸

十二、足厥阴肝经

足厥阴肝经起于足大趾上毫毛部(大敦),沿足背,经内踝前向上至内踝上 8 寸处交出于足太阴经之后,上行沿股内侧,进入阴毛中,绕阴器,上达小腹,挟胃旁,属肝络胆,过膈,分布于胁肋,沿喉咙后面,向上入鼻咽部,连接于"目系"(眼球连系于脑的部位),上出于前额,与督脉会合于巅顶。"目系"支脉,下行颊里,环绕唇内。肝部支脉从肝分出,过膈,向上流注于肺,与手太阴肺经相接。本经左、右各 14 穴。主治肝病、妇科病、前阴病及经脉循行部位的其他疾病。

本经常用腧穴定位及主治见图3－18、表3－15。

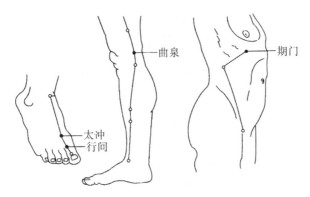

图3－18 足厥阴肝经常用穴位

表3－15 足厥阴肝经常用腧穴定位及主治

穴名	定位	主治	操作
大敦	足大趾末节外侧,距趾甲角旁约0.1寸处	疝气、遗尿、月经不调、崩漏、闭经、睾丸炎、外阴部瘙痒	浅刺0.1寸。可灸
行间	足背第一、二趾间,趾蹼缘后方赤白肉际处	头痛、眩晕、面瘫、面肌痉挛、近视、青光眼、视神经萎缩、癫痫、小儿惊风、消化不良、痛经、月经过多、尿路感染、糖尿病、睾丸炎	直刺或斜刺0.3～0.5寸。可灸
太冲	足背第一、二跖骨间,跖骨底结合部前方凹陷中	头痛、眩晕、面瘫、目赤肿痛、胁痛、遗尿、疝气、崩漏、月经不调、癫痫、小儿惊风、下肢痿痹	直刺0.5～0.8寸。可灸
期门	乳头直下第六肋间隙中	胸胁胀痛、腹胀、呕吐、乳痈	斜刺或平刺0.3～0.5寸。可灸

十三、督脉

督脉起于小腹内,下出于会阴部,向后行于脊柱的内部,上达项后风府,进入脑内,上行巅顶,沿前额下行鼻柱(图3－19)。本经共28穴。主治神志病、热病和腰骶、背、头项局部疾病及相应的内脏疾病。

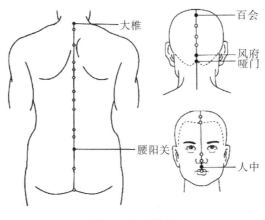

图3－19 督脉

本经常用腧穴定位及主治见表3-16。

表3-16 督脉常用腧穴定位及主治

穴名	定位	主治	操作
长强	俯卧,在尾骨尖端与肛门之间的中点	脱肛、便血、痔核、里急后重、泄泻、便秘、痫证、腰脊疼痛	直刺0.5~1寸。可灸
腰阳关	第四腰椎棘突下凹陷处	腰痛、下肢瘫痪、月经不调、遗精、阳痿	向上斜刺0.5~0.8寸。可灸
命门	第二腰椎棘突下凹陷处	脊强腰痛、遗精、阳痿、早泄、月经不调、带下、泄泻、慢性腹泻、小儿惊风	向上斜刺0.5~0.8寸。可灸
至阳	第七胸椎棘突下凹陷中	肝炎、胆囊炎、疟疾、咳嗽、肋间神经痛	向上斜刺0.5~0.8寸。可灸
大椎	第七颈椎棘突下凹陷中	热证、中暑、癫狂痫证、感冒、咳嗽、哮喘、荨麻疹、头痛项强	向上斜刺0.5~0.8寸。可灸
哑门	后发际正中直上0.5寸,第一颈椎下	中风后遗症、失语、聋哑、精神病、癫痫、呕吐、慢性咽喉炎	低头进针,针尖向下颌骨方向刺入0.5~1寸,以不刺进硬脊膜为度,不宜提插
风府	后发际正中直上1寸	感冒、头痛、项强、眩晕、癫狂、中风、咽喉肿痛、失音	伏案正坐位,头微前倾,项肌放松,向下颌方向缓慢刺入0.5~1寸。针尖不可向上,以免刺入枕骨大孔,伤及延髓。禁灸
百会	后发际正中直上7寸,约当两侧耳尖连线中点的头顶正中	头痛、眩晕、失眠、健忘、癔症、精神病、癫痫、昏厥(灸)、子宫脱垂(灸)	向前或向后横刺0.5~1寸。可灸
素髎	鼻尖正中处	鼻炎、喘息、昏迷、惊厥、新生儿窒息	向上斜刺0.3~0.5寸
水沟(人中)	鼻中隔直下,人中沟的上1/3与下2/3交界处	休克、中暑、昏厥、面瘫、癫狂痫证、癔症、小儿惊风、急性腰扭伤、晕车、晕船	针尖稍向上斜刺0.3~0.5寸

十四、任脉

任脉起于小腹内,下出会阴部,向上行于阴毛部,沿腹内向上经前正中线到达咽喉部,再向上环绕口唇,经面部入目眶下(图3-20)。本经共24穴。主治腹、胸、颈、头面的局部疾病及相应的内脏器官疾病,少数腧穴有强壮作用或可治神志病。

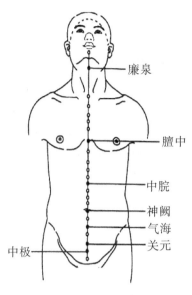

图 3-20 任脉

本经常用腧穴定位及主治见表 3-17。

表 3-17 任脉常用腧穴定位及主治

穴名	定位	主治	操作
中极	前正中线上,当脐下 4 寸	月经不调、痛经、盆腔炎、子宫脱垂、外阴瘙痒、遗尿、尿潴留、尿路感染	直刺 0.5~1 寸。可灸
关元	前正中线上,当脐下 3 寸	遗精、阳痿、早泄、遗尿、尿潴留、腹痛、腹泻、月经不调、痛经、盆腔炎、子宫脱垂、休克、中暑、肾虚气喘、全身衰弱	直刺 0.5~1 寸。可灸
气海	前正中线上,当脐下 1.5 寸	遗精、阳痿、早泄、遗尿、尿潴留、腹胀、腹痛、腹泻、痢疾、急性肠麻痹、脱肛、胃下垂、月经不调、痛经、盆腔炎、子宫脱垂、休克、中暑、肾虚气喘	直刺 0.5~1 寸。可灸
神阙	脐窝正中	肠鸣、腹胀、腹痛、泄泻、虚脱、脱肛、水肿	禁刺。可灸
中脘	前正中线上,当脐上 4 寸	胃痛、呕吐、呃逆、腹泻、食欲不振、便秘、黄疸等	直刺 0.5~1 寸。可灸
膻中	前正中线上,平第四肋间隙,两乳头连线的中点	气喘、胸痛、咳嗽、呃逆、心悸、呕吐、乳少、乳痈	平刺 0.3~0.5 寸。可灸
廉泉	喉结上方,当舌骨上缘凹陷处	舌强、语言不利、失音、吞咽困难、慢性咽喉炎、舌缓流涎	向舌根斜刺 0.5~0.8 寸,不留针。可灸
承浆	颏唇沟正中凹陷处	面瘫、三叉神经痛、流涎、癫狂	斜刺 0.3~0.5 寸。可灸

十五、常用经外奇穴

常用经外奇穴的定位及主治见表3-18、图3-21。

表3-18 常用经外奇穴的定位及主治

穴名	定位	主治	操作
印堂	两眉头连线的中点,鼻尖直上	前额痛、鼻炎、眩晕、面神经麻痹、小儿惊风	斜刺0.3~0.5寸,或点刺出血
太阳	在眉梢和目外眦的中点向后约1寸的凹陷处	头痛、面瘫、三叉神经痛、牙痛、目赤肿痛	直刺或向后斜刺0.3~0.5寸。禁灸
鱼腰	目平视,当瞳孔直上眉毛中点处	眉棱骨痛、面瘫、三叉神经痛	平刺0.3~0.5寸。禁灸
四神聪	在头顶部,当百会穴前、后、左、右各旁开1寸,共4穴	头痛、眩晕、失眠、健忘、癫痫、偏瘫	平刺0.3~0.5寸。禁灸
夹脊	从第一胸椎至第五腰椎棘突下旁开0.5寸,左、右共34穴	上胸部的穴位主要治疗心肺疾患、上肢疾病;下胸部的穴位主要治疗脾胃、肠道疾患;腰部的穴位主要治疗腰、腹、盆腔疾患及下肢疾病	斜刺0.5~1寸,直刺0.3~0.5寸,或用梅花针叩刺。可灸
十宣	在手十指尖端,距指甲游离缘0.1寸,左、右共10穴	昏迷、癫痫、高热、中风、中暑、咽喉肿痛	浅刺0.1~0.2寸,或点刺出血
四缝	第二、三、四、五指掌面,第一、二指关节横纹中点	小儿消化不良、营养不良、百日咳	点刺出血,或挤出少许黄色透明黏液
八邪	手背指缝,左、右共8穴	手背红肿、手指麻木、头项强痛、落枕、毒蛇咬伤(刺出血)	斜刺0.3~0.5寸,或点刺出血
落枕	手背第二、三掌骨间,掌指关节后约0.5寸	落枕、手臂痛、胃痛、咽喉痛	直刺或斜刺0.5~0.8寸
八风	在足背,第一至第五趾间,趾蹼缘后方赤白肉际处,左、右共8穴	足背红肿、脚气、毒蛇咬伤(刺出血)	向上斜刺0.5~0.8寸

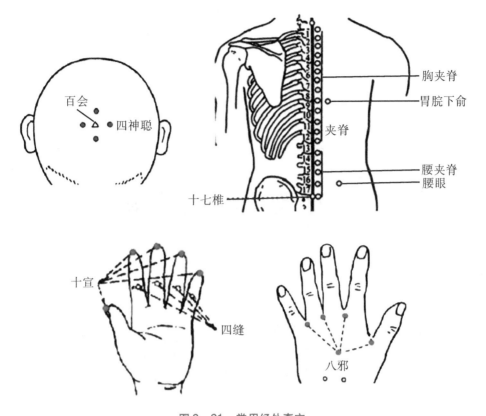

图 3-21 常用经外奇穴

（彭静）

 直通护考

参考答案

1. 以下不属于经络生理功能的是( )。

    A. 沟通表里,联络脏腑　　　　　　　　B. 运行气血,营养周身

    C. 抵御外邪,反映病候　　　　　　　　D. 平衡阴阳,调节虚实

    E. 增强体质,提高疗效

2. 足三里位于犊鼻下( )。

    A. 2 寸　　　　B. 3 寸　　　　C. 4 寸　　　　D. 5 寸　　　　E. 6 寸

第四章　病因病机

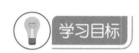

素质目标	知识目标	能力目标
培养整体观念和辨证论治思想	掌握六淫、七情、疠气、痰饮、瘀血的概念及各自的致病特点	能运用中医的观点认识人体的疾病,并且分析人体疾病产生的机制
培养取象比类与抽象联想思维能力;能正确区分中医和西医对疾病认识的不同	熟悉邪正盛衰、阴阳失调、气血津液失常的病理变化	能够运用病因学说对患者进行指导,让患者有意识地避开常见致病因素,从而预防疾病的发生
建立万物普遍联系的唯物主义哲学观点	了解内生"五邪"的病机	能根据病因的致病特征进行辨证施护

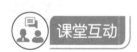

> 人为何会生病? 请列举你所知道的病因。

病因,又称致病因素,是指破坏人体相对平衡状态而引起疾病的原因。

中医学认为,人体是一个有机整体,人体各脏腑组织之间,以及人体与外界环境之间维持着既对立又统一的相对动态平衡状态,以保持人体正常的生命活动,即所谓的"阴平阳秘""阴阳协调"。如果这种平衡状态因某种原因而受到破坏,机体又不能自行调节、及时恢复时,就会导致疾病的发生,即所谓的"阴阳失调"。所以说,一切破坏人体相对平衡状态而引起疾病的原因都是病因。

病机,是指疾病发生、发展和变化的机理。任何疾病的发生、发展和变化,都与人体正气的强弱、致病邪气的性质、感邪的轻重等密切相关。当致病邪气作用于人体后,机体的正气必然要奋起抗邪,形成邪正斗争的局面,正邪相争可导致阴阳失调、脏腑功能失常及气血津液的紊乱,从而产生一系列的病理变化。所以尽管疾病的种类繁多,临床症状错综复杂,每种疾病又都有各自的发病机制,但从总体来说,不外乎邪正斗争、阴阳失调、气血津液失常及"内生五邪"等基本的病机变化。

第一节　病　因

导致疾病发生的原因有很多,概括起来可分为以下几大类:外感病因,包括六淫、疠气;内伤病因,主要指内伤七情、饮食失宜、劳逸过度;病理产物性病因,包括痰饮、瘀血、结石;其他病因,如外伤、寄生虫感染、先天不足和医源因素等。这些因素在一定条件下都可使人发病。

历代医家都很重视病因在疾病发生、发展过程中的作用,认为疾病的发生离不开相应的致病因素。中医临床探求病因可以直接询问患者来获知病因,也可以从整体观念出发,通过分析疾病的症状、体征来推求病因,从而为治疗用药、护理提供根据,这种方法称为"辨证求因"。所以学习各种致病因素的性质和特点,掌握它们所致疾病的临床表现,对临床辨证论治、辨证施护有着重要的指导意义。

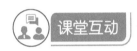
课堂互动

列举你所熟悉的病因,并且描述该病因可能导致何种疾病,有何特点?

一、外感病因

外感病因是指来源于自然界,多从肌表、口鼻侵入机体,引起外感性疾病的致病因素,也称为"外邪"。外感病因主要包括六淫和疠气两大类。

（一）六淫

六气,是指风、寒、暑、湿、燥、火六种不同的自然气候。六气的变化称为六化,六化是万物生长的条件,对于人体是无害的。由于人们在长期的生活实践中逐步认识了它们的特点和变化规律,并且通过自身调节产生了一定的适应能力,从而使人体的生理活动与六气的变化相适应。所以,正常的六气一般不易使人发病。

当气候变化异常,六气发生太过或不及,或非其时而有其气（如春天当温而反寒、秋天当凉而反热）,或气候变化过于急骤（如暴寒暴热）,超过了人体所能调节的范围,人体不能与之适应时,就会导致疾病的发生。这种情况下的六气,则称为"六淫"。淫,有太过、浸淫之意。由于六淫是不正之气,所以又称其为"六邪"（图4-1）。

1.六淫共同的致病特点

（1）外感性:六淫之邪多从肌表或口鼻而入,或同时从这两个途径侵犯人体而发病,故有"外感六淫"之称,其所引起的疾病统称为"外感病"。

（2）季节性：六淫致病常有明显的季节性，如春季多风病、夏季多暑病、长夏多湿病、秋季多燥病、冬季多寒病等，所以六淫所致疾病又称为"时令病"。

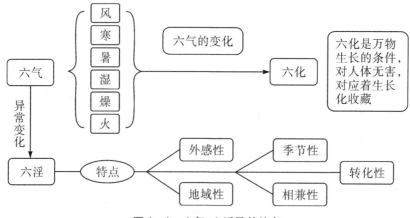

图4-1　六气、六淫及其特点

（3）地域性：六淫致病常与生活地区和居住环境密切相关，所以不同地域有不同发病特点。如西北多燥病，东北多寒病，江南多湿热为病，久居潮湿阴冷环境多寒湿为病，高温环境下工作多易患火热燥病。

（4）相兼性：六淫邪气既可单独侵袭人体发病，又可两种或两种以上同时侵犯人体而致病，如风寒感冒、湿热泄泻、风寒湿痹等。

（5）转化性：六淫致病后，在疾病发展过程中，不仅可以互相影响，而且在一定条件下可发生相互转化，如寒邪可入里化热，暑湿日久可化燥伤阴，六淫皆可化火等。

六淫致病从现代医学角度看，除气候因素外，还包括生物（细菌、病毒等）、物理、化学等多种致病因素作用于机体所引起的病理反应。

2.六淫各自的性质和致病特点

（1）风：自然界中一种无形的流动气流，具有轻扬开泄、喜动多变的特点，为春季的主气，所以风邪引起的疾病以春季居多，但一年四季皆有风，故风邪致病不独见于春季，其他季节亦可发生。风邪侵袭人体多从皮毛而入，是六淫中最常见、最主要的致病因素，故称"六淫之首"。

风邪的性质和致病特点如下。

1）风为阳邪，其性开泄，易袭阳位：风邪具有升发、向上、向外的特性，故属阳邪。风邪伤人，易侵袭人体属阳的部位，如头面、咽喉、肌表等，而出现发热、恶风、汗出、头痛、咳嗽、流涕、脉浮等。故《素问·太阴阳明论》说："伤于风者，上先受之。"

2）风性善行而数变："善行"是指风邪致病具有病位游移、行无定处的特性。如风、寒、湿三气杂至而引起的痹症，若见游走性关节疼痛、痛无定处，则属于风邪偏盛的表现，称为"行痹"或"风痹"。"数变"是指风邪致病具有发病急、变化快、症状变幻无常的特性。如荨麻疹就表现为疹块发无定处，此起彼伏，时隐时现等特征，故又名"风瘾疹"；再如风中于头面，可突发口眼㖞斜；小儿风水证，起病仅有表证，但短时间内即可出现头面一身俱肿、小便短少等，皆属此类。故《素问·风论》说："风者，善行而数变。"

3)风性主动:动,即动摇、抽动之意,是指风邪致病具有动摇不定的特点。临床上常表现为眩晕、震颤、四肢抽搐、颈项强直、角弓反张,或突然晕倒、不省人事、口眼喎斜、半身不遂等。如外感热病中的"热极生风"、内伤杂病中的"肝阳化风"等证候,皆属风的病变。故《素问·阴阳应象大论》说:"风胜则动。"

4)风为百病之长:一指风为外邪致病的先导,凡寒、湿、燥、热诸邪多依附于风而侵犯人体,从而形成外感风寒、风热、风燥、风寒湿、风湿热等证。二指风邪终岁常在,故袭人致病最多。古代医家甚至把风邪作为外感致病因素的总称,故《素问·骨空论》说:"风者,百病之始也"。

(2)寒:以气温较低或气温骤降为特点,为冬季的主气,故冬季多见寒证,但其他季节也可因汗出当风、淋雨涉水、贪凉饮冷等感受寒邪而致病。寒邪致病,有伤寒和中寒之别。寒邪伤于肌表,郁遏卫阳者,称为"伤寒";寒邪直中于里,伤及脏腑阳气者,称为"中寒"或"寒邪直中"。

寒邪的性质和致病特点如下。

1)寒为阴邪,易伤阳气:寒为阴气盛的表现,故称为阴邪。"阴盛则阳病",人体感受寒邪时,阳气奋起抗敌,若寒邪太盛而阳气无力驱邪,则反被寒伤。阳气受损,失其正常的温煦、气化作用,则全身或局部都可出现功能减退的寒证。如寒邪袭表,卫阳被遏,可见恶寒无汗、头身疼痛;寒邪直中于里,损伤脾阳,则见脘腹冷痛、呕吐泄泻等。

2)寒性凝滞,主痛:"凝滞",即凝结、阻滞不通的意思。寒邪入侵机体,阳气受损,失其温煦推动之力,易使经脉气血运行不畅,甚或凝结阻滞不通,不通则痛。所以疼痛是寒邪致病的重要特征之一,其痛具有得温痛减、遇寒加剧的特点。如寒客肌表经络,气血凝滞不通,则见头身、肢体关节疼痛;寒邪直中胃肠,则见脘腹冷痛或绞痛;寒客肝脉,可见少腹或阴部冷痛等。正如《素问·痹论》说:"痛者,寒气多也,有寒故痛也。"

3)寒性收引:"收引"是收缩牵引之意,寒邪侵袭人体,可使气机收敛,腠理闭塞,经络、筋脉收缩而挛急,故寒邪致病具有收引挛急之特性。如寒邪客于肌表,毛窍、腠理闭塞,卫阳郁闭不得宣泄,可见恶寒发热、无汗、脉紧;若寒邪客于经络关节,则筋脉、经络收缩拘急,可见拘挛作痛、肢体屈伸不利等。《素问·举痛论》所说的"寒则气收"就是此意。

4)寒性清澈:指寒邪伤人可出现分泌物、排泄物澄澈清冷的表现。如风寒感冒,可出现鼻流清涕;寒邪束肺,可见咳痰清稀;脾肾阳虚,寒自内生,则见下利清谷或五更泄泻等虚寒证候。故《至真要大论》说:"诸病水液,澄澈清冷,皆属于寒。"

(3)暑:为夏季的主气,乃火热之气所化,故暑邪致病独见于夏令,有明显的季节性。暑邪致病,主要发生在夏至以后、立秋之前,有伤暑和中暑之分。起病缓,病情轻者为"伤暑";起病急、病情重者为"中暑"。暑邪纯属外感,无内暑之说。

暑邪的性质和致病特点如下。

1)暑为阳邪,其性炎热:暑邪为盛夏火热之气所化,火热属阳,故暑为阳邪。暑为炎热之气,热势炽盛,所以暑邪伤人,多出现高热、烦渴、汗出、脉洪大等一派典型的阳热亢盛的表现。

2)暑性升散,易伤津耗气:"升散"是上升、发散之意。暑为阳邪,主升主散,故暑邪伤人,一方面可出现头晕、目眩、面赤、心烦等上部心胸头目的表现;另一方面又见腠理开泄而多汗,汗多伤津而口渴、尿少;气随津泄而又见气短懒言、体倦乏力等气虚证的表现。

3)暑多挟湿:暑季不仅气候炎热,而且多雨潮湿,热蒸湿动,水汽弥漫,使空气中湿度增加,故暑邪致病,多挟湿邪为患。其临床表现除发热、烦渴等暑热症状外,常兼见身热不扬、四肢困倦、胸闷泛恶、大便溏泄不爽、舌苔黄腻等湿阻的表现。

(4)湿:为长夏的主气,长夏即夏至至处暑之季,为一年中湿气最盛的季节,故长夏多湿病。湿邪伤人,除与季节有关外,还与居住、生活环境有关,如居处潮湿、水中劳作、淋雨涉水等亦可感受湿邪为患,故湿病在四季均可发生。

湿邪的性质和致病特点如下。

1)湿为阴邪,易阻遏气机,易损阳气:湿之甚则为水,水湿同类,水性寒而属阴,故湿为阴邪。湿邪侵犯人体,留滞于脏腑经络,最易阻遏气机,使气机升降失常,经络阻滞不畅,常出现胸闷脘痞、小便不利、大便不爽等。湿为阴邪,阴胜则阳病,故湿邪易损伤人体的阳气。脾为阴土,喜燥而恶湿,故外感湿邪,常先困脾,使脾阳不振,运化无权,而使水湿停聚,发为腹泻、尿少、水肿、痰饮等。

2)湿性重浊:重,即沉重、重着之意,指湿邪致病,常出现以沉重感为特征的临床表现。如湿邪外袭肌表,可见头昏沉重如裹、身困重如负重物、四肢酸痛等;湿邪留滞经络、关节,则见肌肤麻木不仁、关节酸痛重着,又称为湿痹或"着痹"。"浊"即秽浊、污浊之意,指湿邪为患,易致分泌物和排泄物秽浊不清。如湿浊在上则面垢、眵多;湿滞大肠,则大便溏泄、下痢脓血;湿浊下注,则小便浑浊、妇女带下过多;湿邪浸淫肌肤,则见疮疡、湿疹破溃流脓、渗水等。

3)湿性黏滞:黏滞,即黏腻、停滞之意。湿邪的这一特性主要表现在两个方面。一是指症状的黏滞性,如大便黏滞不爽、小便涩滞不畅、舌苔黏腻等。二是指病程的缠绵性,因湿性黏滞,易阻气机,气不行则湿不化,胶着难解。故湿邪所致疾病起病缓慢,病程较长,反复发作,或缠绵难愈,如湿疹、湿痹、湿温等。

4)湿性趋下,易袭阴位:"趋下"是指湿类于水,有下行趋势。故湿邪为患,多出现身体下部症状,如水肿多以下肢明显,此外,淋浊、泻痢、妇女带下、下肢溃疡等,均为湿邪下注所致。《素问·太阴阳明论》说:"伤于湿者,下先受之。"

(5)燥:为秋季的主气,故又称"秋燥"。秋季气候干燥,空气中水分缺乏,故多燥病。燥邪为病,有温燥和凉燥之分。初秋有夏热之余气,气候较热,燥与温热相合侵犯人体,多出现燥而偏热的温燥;深秋有近冬之寒气,气候较凉,燥与寒凉相合侵犯人体,多出现燥而偏寒的凉燥。

燥邪的性质和致病特点如下。

1)燥性干涩,易伤津液:干,干燥;涩,涩滞。燥邪为干燥、枯涩之病邪,侵犯人体,最易耗伤人体津液,导致各种津亏失润的病变,如口鼻干燥、咽干口渴、皮肤干燥甚则皲裂、毛发干枯不荣、小便短少、大便干结等。故《素问·阴阳应象大论》说:"燥胜则干。"

2)燥易伤肺:肺为娇脏,喜润而恶燥。肺主气,司呼吸,开窍于鼻,直接与外界大气相通,且外合皮毛。燥邪袭人,多从口鼻而入,故最易伤肺,耗伤肺津,甚则损伤肺络,使肺的宣发肃降功能失常,出现干咳少痰,或痰黏难咳,或痰中带血,甚则喘息胸痛等。

(6)火(热):为阳盛之气所化,旺于夏季,但并不像暑邪具有明显的季节性,当气温骤升,人体不能适时调节,也易感受火邪致病。温、热、火属同一性质的病邪,只是程度上有差别,"温为热之渐,火为热之极",三者常可混称,故常称之为"火热之邪"或"温热之邪"。火热为病习惯上又有内、外之分,如热邪多指外感病邪,属"六淫"之一,如风热、燥热、暑热等;而火邪多指由内而生的病邪,如肝火、心火、胃火等。另外,感受风、寒、暑、湿、燥等各种外邪,或过度的精神刺激,即"五志过极",在一定条件下都可化火,故又有"五气化火""五志化火"的说法。

火(热)邪的性质和致病特点如下。

1)火为阳邪,其性炎上:火为阳热之邪,具有升腾上炎的特性,其伤人多见一派火热征象,如高热、汗出、烦渴、面红目赤、脉洪数等。因火性炎上,所以火热之邪易侵犯人体上部,出现以头面部火热症状为主的表现,如心火上炎则口舌生疮、糜烂;肝火上炎则头痛、目赤肿痛;胃火上炎则牙龈肿痛、口臭等。

2)火易伤津耗气:火邪炽盛,既可直接消灼煎熬,使津液暗耗于内,又可迫津外泄而致津液亏损。故火邪致病,除见热象外,常伴有口渴多饮、唇焦舌燥、小便短赤、大便干结等津伤液耗的表现。另外,热迫津泄的同时又致气随津泄,故火邪致病,轻者可见少气懒言、体倦乏力等气虚征象,重者还可出现气脱亡阳之危象。正如《素问·阴阳应象大论》所说:"壮火食气。"

3)火易生风动血:火热之邪侵袭人体,往往燔灼肝经,耗劫阴液,使筋失濡养,引发"热极生风",临床常表现为高热、神昏谵语、四肢抽搐、两目上视、颈项强直、角弓反张等。火热之邪又可加速血行,甚至灼伤脉络,迫血妄行,导致各种出血证,如吐血、衄血、便血、尿血、皮肤发斑及妇女月经过多、崩漏等。

4)火易致肿疡:火热之邪入于血分,热毒聚于局部,可使气血壅聚不散,进而腐肉败血而发为痈肿疮疡,其临床表现以局部红肿热痛,甚至化脓溃烂为特征。故《灵枢·痈疽》说:"大热不止,热盛则肉腐,肉腐则为脓,故名曰痈。"

5)火易扰心神:火热为阳邪,其性躁动炎上,在五行中与心相应,故火热之邪入于营血,易上扰心神,出现心烦、失眠,甚则狂躁不安、神昏谵语等。故《素问·至真要大论》说:"诸躁狂越,皆属于火。"

(二)疠气

疠气是一类具有强烈传染性和致病性的外感病邪。在中医文献中,疠气又称为"疫气""疫毒""戾气""异气""毒气""乖戾之气"等。疠气引起的疾病称为"疫病""瘟病"或"瘟疫病"。

疠气主要是通过空气传播,从口鼻侵入人体而致病。此外,也可随饮食污染、蚊虫叮咬、虫兽咬伤、皮肤接触、性接触、血液传播等途径感染而发病。疫病的种类很多,如痄腮、麻疹、水痘、百日咳、白喉、疫痢、大头瘟、天花、霍乱、鼠疫等,也包括近些年出现的严重急性呼吸综合征(SARS)等。感染疫病后多具有免疫性,有的可获终生免疫,不再复发。

1. 疠气的致病特点

疠气致病具有发病急骤、病情危重、症状相似、传染性强、死亡率高等特点。

(1)发病急骤,病情危重:疠气多属热毒之邪,且常夹有湿毒等秽浊之气侵犯人体,其致病具有发病较急、来势凶猛、病情危重、变化多端、传变较快的特点。临床多具有高热表现,重者可出现扰神、动血、生风等危重证候,故死亡率较高。

(2)传染性强,易于流行:疠气致病,具有强烈的传染性,可通过空气、饮食、接触等途径在人群中传播,甚至形成疫病流行。如《诸病源候伦》说:"人感乖戾之气而生病,则病气转相染易,乃至灭门。"

(3)一气一病,症状相似:疠气种类繁多,但每一种疠气所导致的疫病,都有区别于其他种类疫病的临床特征和病变规律。因此,一种疠气具有导致相应的一种疫病的特异性,且患者的临床表现基本一致,即所谓的"一气致一病"。如《素问·刺法论》说:"五疫之至,皆相染易,无问大小,病状相似。"

2. 疠气形成和疫病流行的原因

(1)气候反常:自然界气候的反常变化,如久旱、酷热、水涝、湿雾、瘴气等,均可滋生疠气而导致疫病的发生。

(2)环境污染:空气、水源、食物等被污染,也可引起疫病发生和流行。

(3)防治失时:预防隔离是防止疫病发生、控制其流行的有效措施,如果防治失时,就会导致疾病发生与流行。

(4)社会因素:对疫病发生与流行有着重要的影响。如社会动荡不安、战乱不断、天灾、贫困落后、环境污染严重等,均能造成疫病暴发流行。若国家安定,百姓安居乐业,且注意卫生防治工作,疫病就能得到有效控制。

二、内伤病因

内伤病因是指由于人的情志、饮食、劳逸等方面超出正常的范围,导致气血津液失调、脏腑功能失常的一类致病因素。内伤病因是与外感病因相对而言的,因其病自内而外,非外邪所侵,故称内伤。

(一)七情内伤

七情是指喜、怒、忧、思、悲、恐、惊七种不同的情志活动,是人体在内、外环境刺激下所产生的情感反应。《素问·阴阳应象大论》说:"人有五脏化五气,以生喜怒悲忧恐。"人体只有在气血充足、脏腑功能协调的状态下,才能做出相应的、适度的情感反应。因此正常的精神活动是脏腑生理功能的反应,是精、气、血充足的外在表现。

正常的生理活动并不会引起疾病,正如古人云:"喜怒哀乐,乃人之常情"。只有当突然的、强烈的或者持久的不良情志刺激(如暴怒、狂喜、悲哭、大惊、猝恐、过思、忧愁等)超过了人体的正常生理调节范围,使气机紊乱,脏腑气血阴阳失调,从而导致疾病的发生,这时七情才成为致病因素。由于其往往直接影响内脏的生理功能而发病,故而称为"七情内伤"或"内伤七情"。

1.七情内伤形成的原因

七情内伤形成的因素很多,大致可分为社会因素、疾病因素、体质因素、自然因素四大类。

(1)社会因素:常常直接或间接地影响人体的身心健康,包括政治、经济、文化等的变动,如战争、社会角色与地位变化、居住与交通条件恶化、人际关系紧张、婚姻家庭变故、工作与学习的挫折等,均可造成情志的起伏波动。

(2)疾病因素:疾病的发生可以导致脏腑功能失常、阴阳失调和气血津液不足,精神情志活动也会受到不同程度的影响。

(3)体质因素:人体的心理适应能力有很大的差异性,受先天禀赋、后天修养、年龄差别和正气盛衰等因素的影响,每个人对待情志刺激做出的反应都不同。正气充足且心胸豁达的人情志波动并不剧烈。而正气不足、性格内向的人,由于对外界刺激的承受和调节能力较差,则易因情志异常而生病。另外,当人处于某些特殊时期时,身心可能会发生一些变化,常导致情志的异常变化,如月经期、青春发育期、围绝经期。

(4)自然因素:如气候变化、噪声、空气污染、电磁波及自然灾害等,亦可导致心理应激而呈现情志变化。

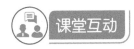

试着从七情内伤的角度去分析范进中举后精神失常的行为。

2.七情内伤的致病特点

中医学认为,人的精神情志活动与内脏有着密切的联系。脏腑气血的变化必然会影响情志的变化,而强烈的精神刺激、剧烈的情志变化也必然会影响脏腑的功能活动,使气血不和、阴阳失调而发病。概括起来,七情致病具有以下特点。

(1)直接伤及脏腑:人的情志活动与内脏关系密切,七情分属五脏,七情反应太过与不及则可损伤相应之脏。如过喜则伤心、过怒则伤肝、过度思虑则伤脾、过度悲忧则伤肺、过度惊恐则伤肾。心主血、藏神;肝藏血、主疏泄且调畅情志;脾乃气血生化之源、气机升降之枢纽,且藏意主思。五脏之中,心、肝、脾与情志活动关系密切,故而情志所伤常常损伤心、肝、脾三脏的功能。其中伤心可见心悸健忘,失眠多梦,甚则精神恍惚,哭笑无常,或狂躁妄动,精神失常等;伤肝可见精神抑郁,烦躁易怒,善太息,头晕目眩,胁肋胀痛,咽中有梗阻感,妇女月经不调或乳房胀痛结块等;伤脾可见食欲不振,脘腹胀满,便溏等。七情内伤影响五脏,可单独发病,也可相兼为病。如忧思过度,伤及肺、脾;大惊猝恐,损伤心、肾等。

(2)影响脏腑气机:七情致病伤及内脏,主要影响脏腑的气机,使气机升降失常,气血运行紊乱,从而导致各种病变的发生。不同的情志变化对人体气机的影响和损害不同,如《素问·举痛论》说："百病生于气也,怒则气上,喜则气缓,悲则气消,恐则气下,惊则气乱,思则气结。"

怒则气上:指过度愤怒可使肝疏泄太过,气机上逆,血随气升,并走于上。临床可见面红目赤,头胀痛,甚则呕血或昏厥猝倒等。

喜则气缓:在正常情况下,喜能缓和紧张情绪,使心情平静、舒畅。暴喜过度可使心气涣散,神不守舍,出现心悸不安、注意力不能集中、精神恍惚,甚则喜笑不休、失神狂乱等。

悲则气消:指过度悲忧耗伤肺气而出现精神萎靡不振、意志消沉、情绪低落、气短乏力等。

恐则气下:指过度恐惧可使肾气不固,气机下陷,出现二便失禁、遗精滑泄等。

惊则气乱:指突然受惊,损伤心肾,使心神散乱,则心无所依,神无所归,虑无所定,出现心悸、惊恐不安,甚则精神错乱;或肾气不固,出现二便失禁等。

思则气结:指思虑过度导致脾气郁结,脾失健运,出现纳呆、脘腹胀满、便溏等。

(3)影响病情的变化:七情内伤不仅可以引起多种疾病的发生,同时对疾病的发展亦有着重要的影响。良好的精神因素有利于疾病的好转或康复,不良的情志改变则能使病情加重、恶化甚至导致患者死亡。如肝失疏泄所致的梅核气、胃脘痛、胸痹等,常因情志波动而病势加重;素有肝阳上亢的患者,若遇事恼怒,可致气血上逆冲脑,引发中风。反之,若病后仍能性情开朗,乐观豁达,可使五脏安和,气机调畅,病情常可减轻。所以,中医十分重视精神情志因素在治疗中的作用,强调对患者的精神安慰和心理疗法,以促使疾病向好的方面转化。

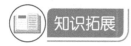

知识拓展

心身医学与心身疾病

心身医学(psychosomatic medicine)发源于20世纪前叶,最早由哈立笛和亚历山大等医学家提倡。1939年,精神病研究专家邓伯首次出版《美国心身医学杂志》,5年后他又领导建立了美国心身医学会。这标志着心身医学作为一门正式学科的诞生。到现在,越来越多的人发现,由心理因素导致的身体疾病是造成现代人死亡率升高的重要原因。心身医学由此也越来越多得到医学界的重视。

心身疾病(psychosomatic diseases)是介于躯体疾病与神经症之间的一类疾病。心身疾病有狭义和广义两种理解。狭义的心身疾病是指心理社会因素在发病、发展过程中起重要作用的躯体器质性疾病,如原发性高血压、溃疡病。至于心理社会因素在发病、发展过程中起重要作用的躯体功能性障碍,则被称为心身障碍(psychosomatic disorders),如神经性呕吐、偏头痛。广义的心身疾病是指心理社会因素在发病、发展过程中起重要作用的躯体器质性疾病和躯体功能性障碍。广义的心身疾病包括了狭义的心身疾病和狭义的心身障碍。

根据美国心理生理障碍学会制订的心身疾病的分类如下。

（1）皮肤系统的心身疾病有神经性皮炎、瘙痒症、斑秃、牛皮癣、慢性荨麻疹、慢性湿疹等。

（2）骨骼肌肉系统的心身疾病有类风湿性关节炎、腰背痛、肌肉疼痛、痉挛性斜颈、书写痉挛等。

（3）呼吸系统的心身疾病有支气管哮喘、过度换气综合征、神经性咳嗽。

（4）心血管系统的心身疾病有冠状动脉硬化性心脏病、阵发性心动过速、心律不齐、原发性高血压或低血压、偏头痛、雷诺病。

（5）消化系统的心身疾病有胃、十二指肠溃疡及神经性呕吐、神经性厌食、溃疡性结肠炎、幽门痉挛、过敏性结肠炎。

（6）泌尿生殖系统的心身疾病有月经紊乱、经前期紧张症、功能失调性子宫出血、性功能障碍、原发性痛经、功能性不孕症。

（7）内分泌系统的心身疾病有甲状腺功能亢进症、糖尿病、低血糖、阿狄森病。

（8）神经系统的心身疾病有痉挛性疾病、紧张性头痛、睡眠障碍、自主神经功能失调症。

（9）耳鼻喉科的心身疾病有梅尼埃病、喉部异物感。

（10）眼科的心身疾病有原发性青光眼、眼睑痉挛、弱视等。

（11）口腔科的心身疾病有特发性舌痛症、口腔溃疡、咀嚼肌痉挛等。

（12）其他与心理因素有关的疾病有癌症和肥胖症等。

以上各类疾病均可在心理应激后起病、情绪影响下恶化，心理治疗有助于病情的康复。心身疾病的治疗应强调综合性治疗原则，即在原发病躯体治疗的同时兼顾心理、行为等方面的治疗。原发病躯体治疗的主要目的是控制或解除症状，如溃疡病的抗酸治疗。要巩固心身疾病的治疗，减少心身疾病的复发，如果结合心理治疗与必要的精神药物治疗，常常可以获得更为全面的疗效。

（二）饮食失宜

饮食是人类赖以生存和维持健康的基本条件，是人体后天生命活动所需精微物质的重要来源。但饮食要有一定的节制，如果饮食失宜，则可成为病因，导致脏腑功能失调或正气损伤而发生疾病。

脾主运化水谷精微，胃主受纳、腐熟水谷，故饮食所伤，首先影响脾胃，导致脾胃功能失常。在病理过程中，还可形成食积，或聚湿，或生痰，或化热，或累及其他脏腑而变生它病。

1.饮食不节

（1）过饥：指摄食量不足。摄食过少，胃腑失于水谷濡养，胃气损伤而致胃部不适或胃脘疼痛。若长期摄食不足，则气血生化乏源，一方面因气血亏虚而脏腑组织失养，功能活动衰退,可见面色无华、心悸气短、消瘦乏力等全身虚弱证候;另一方面又因正气不足,抗病能力下降,易感外邪而继发其他疾病。此外,如果长期有意节食,还可发展成厌食等较为顽固的身心疾病。

(2)过饱:指摄食过量或暴饮暴食,超过了脾胃运化、腐熟能力,则可导致饮食停滞,脾胃损伤,出现脘腹胀满疼痛、嗳腐吞酸、嘈杂厌食、呕吐腹泻等食伤脾胃的证候。小儿因脾胃功能较弱,加之年幼食量不知自控,故最易被饮食所伤而发病。若食滞日久,郁而化热,可酿成小儿疳积,出现手足心热、心烦易哭、面黄肌瘦、脘腹胀满等。故《素问·痹论》说:"饮食自倍,肠胃乃伤。"另外,在大病初愈阶段,若饮食不当,如暴食或过于滋腻,或过早进补等,还可引起疾病复发,此称"食复"。

2. 饮食不洁

饮食不洁指食用不清洁、不卫生,或陈腐变质,或有毒的食物。饮食不清洁,可引起多种胃肠疾病,出现腹痛、吐泻、痢疾等,或引起肠道寄生虫病,如蛔虫病、蛲虫病、绦虫病等。若进食腐败变质有毒的食物,可引起食物中毒,轻则腹痛吐泻,重则可导致昏迷,甚至死亡。

3. 饮食偏嗜

饮食应结构合理,五味调和,寒热适中,无所偏嗜,才能使人体获得所需的各种营养物质。若过分偏爱或排斥某些食物,如饮食偏寒偏热,或饮食五味有所偏嗜,或嗜酒成癖等,均可导致机体阴阳失调或营养缺乏而发生疾病。

(1)过食寒凉生冷:可损伤脾胃阳气,导致寒湿内生,发生腹痛、泄泻等。

(2)过食辛温燥热:可致胃肠积热,出现口渴、口舌生疮、腹满胀痛、便秘、痔疮等。

(3)过食肥甘厚味:可内生痰热,阻滞气血,引起胸痹、肥胖病、痈疽疮疡等。

(4)偏嗜饮酒:酒多为粮食和果品所酿,富有营养和一定的药用价值。适量饮酒,可祛除风寒、宣通血脉、舒筋活络,有益于健康。但若长期过量饮酒,则易损伤脾胃,久易聚湿、生痰、化热而致病,甚至变生癥积。若酒毒攻心,可致神志昏迷,严重者可导致死亡。

(三)劳逸失度

劳逸失度,指过度劳累和过度安逸而言。正常的劳作和锻炼有助于人体气血流畅,体质增强;必要的休息可以解除疲劳,恢复体力和脑力。劳动与休息的合理调节是保证人体健康的必要条件。但若长时间的过度劳累或过度安逸,就会导致脏腑经络及气血津液等功能失常而发病。

1. 过劳

(1)劳力过度:指长时间从事繁重的或超负荷的体力劳动且得不到相应的恢复,久之则积劳成疾。其致病特点有两方面,一是耗伤人体正气,出现少气乏力、四肢困倦、精神疲惫、喘息汗出等气虚证;二是致形体损伤,即劳伤肌肉筋骨。如《素问·宣明五气》所说:"久视伤血,久卧伤气,久坐伤肉,久立伤骨,久行伤筋。"

(2)劳神过度:指长期用脑过度,思虑劳神而积劳成疾。因心藏神,脾主思,血是神志活动的物质基础,故长思久虑,劳神过度,可暗耗心血,损伤脾气,出现心悸健忘、失眠多梦、食少纳呆、腹胀便溏、四肢乏力等心脾两虚的病证。

（3）房劳过度：指性行为不加节制，房事过度。因肾藏精，主封藏，故房劳过度可耗伤肾精，出现腰膝酸软、眩晕耳鸣、精神萎靡，男子遗精、阳痿、早泄，以及女子月经不调、不孕等。

2.过逸

（1）形体过逸：指过度安逸，长期不参加劳动，又不进行体育锻炼。俗话说"流水不腐，户枢不蠹"，如形体过度安逸，易使人体气血运行不畅，脏腑功能活动减弱，出现食少乏力、精神不振、肢体软弱或发胖臃肿，动则汗出、心悸、气喘等，或继发其他疾病。

（2）思维过逸：指长期懒于动脑思考。积极合理的脑力劳动能保持大脑有足够的信息刺激和气血供应，可防止大脑的功能退化。如果长期懒于动脑，过分安逸，就会出现记忆力减退、反应迟钝、精神萎靡不振等，甚则导致脏腑功能失调而出现多种疾病。

三、病理产物性病因

病理产物性病因是指继发于其他病变过程而产生的病理产物。这些病理产物形成之后，如不能及时排出体外而滞留体内，又可作用于人体引起脏腑组织新的病理改变，从而产生新的病证，所以又称为继发性致病因素。其主要包括痰饮、瘀血、结石等。

（一）痰饮

痰饮是人体水液代谢障碍所形成的病理产物。一般较稠浊者称为痰，较清稀者称为饮。两者同出一源，故合称为痰饮。痰又有"有形之痰""无形之痰"之别。所谓有形之痰，不仅是我们能看到的有形之痰液，同时还包体表可触及的瘰疬、痰核、某些肿块。而无形之痰指由于水液代谢障碍所形成的看不到

痰饮的形成及证候

也触不到的病理产物，此类痰虽不可见，但可通过临床症状和体征来确定。饮是指大量滞留于人体脏腑组织间隙或疏松部位的清稀水液，因其所停留的部位不同而表现各异，故有痰饮、悬饮、溢饮、支饮之分。

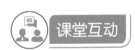

课堂互动

1.何谓瘰疬、痰核、阴疽、流注？
2.痰饮、悬饮、溢饮、支饮的区别是什么？

1.痰饮的形成

痰饮多由外感六淫，或内伤七情，或饮食劳逸等致病因素作用于机体后，导致肺、脾、肾及三焦等脏腑功能失常，气化失司，水液代谢障碍，以致水液停滞凝聚而成。另外，心、肝等脏腑的病变亦能形成痰饮。如肝气郁结，气机阻滞，气不行水，水液停蓄而成痰饮；心阳不振，胸阳痹阻，行血无力，湿浊聚积而成痰饮。

2.痰饮的致病特点

痰饮形成后,可作为致病因素导致更复杂的病理变化。痰可随气流窜,内至脏腑,外至皮肉筋骨,全身上下无处不至,从而形成许多复杂的病证,所以前人有"百病多由痰作祟"的说法。饮多停留于肠胃、胸胁、胸膈、肌肤等处,可引发多种病证。虽然痰饮停滞部位不同,临床表现各异,但是同为水液代谢障碍所致的继发性病因,有着共同的致病特点。

(1)阻碍经脉气血运行:痰饮随气流行,机体内外无所不至。若痰饮流注经络,易使经络阻滞,气血运行不畅,出现肢体麻木、屈伸不利,甚至半身不遂等。若结聚于局部,则形成瘰疬、痰核,或形成阴疽、流注等。

(2)阻滞气机升降出入:痰饮为水湿所聚,停滞于中,易于阻遏气机,使脏腑气机升降失常。如肺以清肃下降为顺,痰饮停肺,使肺失宣肃,可出现胸闷、咳嗽、喘促等。痰结咽喉,气机不利,则见咽中梗阻,如有异物感,吐之不出,吞之不入;痰饮停留于胃,则胃失和降,可出现恶心、呕吐等。

(3)影响水液代谢:痰饮本为水液代谢失常的病理产物,其一旦形成,便作为一种致病因素反过来作用于机体,进一步影响肺、脾、肾的水液代谢功能。如寒饮阻肺,可致宣降失常,水道不通;痰湿困脾,可致水湿不运;饮停于下,影响肾阳的功能,可致蒸化无力,从而影响人体水液的输布和排泄,使水液进一步停聚于体内,导致水液代谢障碍更为严重。

(4)易扰心神:痰浊内扰,影响到心,扰乱神明,可出现一系列神志异常的病证。如痰浊上蒙清窍,可见头晕目眩、精神不振等;痰迷心窍,扰乱神明,可见神昏、痴呆、痫证等;痰火扰心,可见神昏谵语,甚则发狂等。

(5)症状复杂,变幻多端:从发病部位看,痰之为病,全身无处不到,临床表现也十分复杂,故有"怪病多痰"之说。一般来说,痰之为病,多表现为胸部痞闷、咳嗽、痰多、恶心、呕吐、腹泻、心悸、眩晕、癫狂、皮肤麻木、关节疼痛或肿胀、皮下肿块或溃破流脓久而不愈。饮之为害,多表现为咳喘、水肿、疼痛、泄泻等。总之,痰饮在不同的部位表现出不同的症状,变化多端,其临床可归纳为咳、喘、悸、眩、呕、满、肿、痛八大表现。

(6)病势缠绵,病程较长:痰饮与湿邪类似,具有黏滞的特性,致病缠绵,病程较长,难以速愈。如咳喘、眩晕、癫痫、痰核、瘰疬、阴疽等,多反复发作,缠绵难愈。

(二)瘀血

瘀血,泛指体内有血液停滞,既指溢于脉外的"离经之血",未能及时消散或排出而停滞于体内;又指因血液运行不畅,停滞于经脉或脏腑组织内的血液。因瘀血已失去正常生理功能,故又称其为"恶血""败血""蓄血"。瘀血既是疾病过程中形成的病理产物,又是某些疾病的致病因素。

1.瘀血的形成

血液的正常运行需要完整通利的脉道和充盈的气血,在心、肺、肝、脾等脏正常运行下,依靠气的推动与固摄作用相辅相成、协调制约而完成。同时也与寒热等内、外环境因素密切相关。任何原因(如外伤、六淫、饮食、劳逸、痰饮、结石等)引起五脏功能失常、气血功能失调、经络涩滞不畅,都可导致血液运行不畅而形成瘀血。气血运行失调是形成瘀血的病理基础,主要包括气滞血瘀、气虚血瘀、血寒致瘀、血热成瘀、出血成瘀。

(1)气滞血瘀:气为血之帅,气行则血行,气滞则血液循行艰涩不畅而成瘀血。

(2)气虚血瘀:因气为血之帅,气能生血、行血、摄血,所以血液的正常循行有赖于气的推动、温煦和固摄。若气虚运血无力,则血行迟滞而成瘀血;或气虚不能统摄血液,血溢脉外而为瘀血;另外,气虚血少,血脉不充,也可致脉道涩滞、血行不畅而形成瘀血。

(3)血寒致瘀:血得温则行,得寒则凝。若寒邪客入血脉,使血液凝滞,经脉挛缩,致血液运行不畅可成瘀血。《医林改错》云:"血受寒则凝结成块。"

(4)血热成瘀:热入营血,血热互结,煎灼津液,使血液黏稠运行不畅而成瘀;或热灼脉络而迫血妄行,血溢脉外,留于体内,也可形成瘀血。如《医林改错》所云:"血受热则煎熬成块。"

(5)出血成瘀:各种外伤使血离经脉,成为离经之血;或血热妄行、气不摄血等各种原因而致出血;以及妇女经行不畅、流产等,如果出血未能排出体外,亦未能及时消散,留积于体内均可成为瘀血。

2.瘀血的致病特点

瘀血形成之后,不仅失去了血液正常的滋润、濡养作用,而且阻滞了气机,使血液运行更加不畅,形成恶性循环,终致脉道瘀塞,气血不通,从而引发多种新的疾病。瘀血致病相当广泛,其临床表现常随其瘀阻部位不同而症状各异。

(1)瘀血致病的病机特征:如下。

1)易于阻滞气机:血为气之母,血能载气,因而瘀血一旦形成,必然影响和加重气机郁滞,所谓"血瘀必兼气滞"。而气为血之帅,气机郁滞,又可引起局部或全身的血液运行不畅。因而导致血瘀气滞、气滞血瘀的恶性循环。如局部外伤破损血脉,血出致瘀,可致受伤部位气机郁滞,出现局部青紫、肿胀、疼痛等。

2)瘀塞经脉:瘀血阻于经脉之中,可致血运不畅,受阻部位得不到血液的濡养,局部可出现疼痛、肿块;经脉瘀塞不通,血不归经而外溢,可致出血等。

3)伤及脏腑:瘀血形成之后,无论其瘀滞于脉内,还是留积于脉外,均可影响脏腑的功能,出现各种临床表现(表4-1)。

表4-1 瘀血阻滞不同部位引起的临床表现

瘀阻部位	临床表现
心	心悸气短、心胸憋闷、心前区疼痛,甚则口唇青紫、汗出肢冷
肺	呼吸困难、胸闷胸痛、气喘咳嗽、咳血
肝	胁肋部刺痛、胁下有痞块或腹满青筋暴露
脑	头痛、头晕、语言障碍或肢体活动障碍
胃肠	胃脘刺痛拒按、呕血或便血
胞宫	月经不调、痛经、闭经、经血紫暗有块或崩漏下血
肢体	局部青紫、肿痛拒按,或皮下有瘀斑、瘀点,或指(趾)青紫

4）影响新血生成：瘀血乃病理性产物，已失去对机体的濡养滋润作用。瘀血阻滞体内，尤其是瘀血日久不散，会严重影响气血的运行，脏腑失于濡养，功能失常，势必影响新血的生成。因而有"瘀血不去，新血不生"的说法。故久瘀之人，常可表现出肌肤甲错、毛发不荣等失濡失养的临床特征。《血证论·男女异同论》说："瘀血不行，则新血断无生理……盖瘀血去则新血易生，新血生而瘀血自去。"

（2）瘀血致病的病证特点：瘀血致病，虽然症状错综繁多，但其主要特点可大致归纳如下。

1）疼痛：瘀血致痛的特点为刺痛，痛处固定不移、拒按，夜间痛甚，往往经久不愈。多是因为经脉阻滞所致的"不通则痛"，但也可能是局部失养所致的"不荣则痛"。

2）肿块：瘀血内阻，凝聚不散，可形成肿块。在体表可见局部青紫、肿胀，在体内则可形成癥积，按之有形，质地较硬，固定不移。

3）出血：血色多紫暗或夹有瘀块，出血量少而不畅。多因经脉瘀塞不通，血不归经而溢出脉外所致。

4）望诊：面色、口唇、爪甲青紫；舌质紫暗，或有瘀点、瘀斑，或舌下络脉青紫曲张等。此外，也可兼见面色黧黑、肌肤甲错、皮肤紫癜等。

5）脉象：常见脉细涩、沉弦，或结或代。

（三）结石

结石是指体内湿热浊邪蕴结不散，或久经煎熬形成的砂石样病理产物，其形状各异，大小不一，可发生于机体的很多部位，以肝、胆、肾、膀胱和胃多见。

1. 结石的形成

（1）饮食不当：偏嗜肥甘厚味，影响脾胃运化，蕴生湿热，内结于胆，久则形成胆结石；肝胆疏泄失常，胆汁排泄不利，郁积日久则可形成肝胆结石；若湿热下注，蕴结于下焦，日久可形成肾结石或膀胱结石。若空腹过量吃柿子或黑枣，又可形成胃结石。此外，某些地域的水中含有过量或异常的矿物及杂质等，也可能促使结石的形成。

（2）情志内伤：情志不遂，肝气郁结，疏泄失职，胆汁排泄受阻，日久可煎熬而成结石。

（3）寄生虫感染：机体被蛔虫、血吸虫、肝吸虫等寄生虫感染后，其虫体或虫卵参与了结石的形成过程。

（4）服药不当：长期过量服用某些药物，致使脏腑功能失调或药物潴留残存体内，可诱使结石形成。

（5）其他因素：外感六淫、过度安逸等，也可导致气机不利，湿热内生，形成结石。此外，结石的发生还与年龄、性别、体质和生活习惯有关。

2. 结石的致病特点

（1）阻滞气机，损伤脉络：结石为有形实邪，停留体内，势必阻滞气机，影响气血津液运行，可见局部胀闷、酸痛等，程度不一，时轻时重，甚则结石损伤脉络而出血。

（2）阻塞通道，多发疼痛：结石停留体内，气血运行受阻，不通则痛。结石引起的疼痛以阵发性为多，亦呈持续性，或为隐痛、胀痛，甚或绞痛。疼痛部位常固定不移，亦可随结石的移动而有所变化。结石性疼痛具有间歇性的特点,发作时剧痛难忍,而缓解时一如常人。

（3）病程较长,轻重不一:结石多为湿热内蕴、日久煎熬而成,故大多数结石的形成过程缓慢而漫长。结石的大小不等,停留部位不一,其临床表现各异。

四、其他病因

疾病发生的原因,除外感、内伤和病理性产物之外,还有外伤、寄生虫感染、医源因素和先天因素等。

（一）外伤

外伤是指因受外力导致的损伤,包括跌打损伤、枪弹伤、利器损伤、意外事故、电击伤、烧烫伤、冻伤、虫兽咬伤等,主要伤及皮肤、肌肉、筋骨和脏腑。

（二）寄生虫感染

寄生虫感染主要是通过进食被寄生虫虫卵污染的水和食物,或皮肤接触寄生虫而发病。寄生虫寄居于人体内,不仅消耗人的气、血、津液等营养物质,而且会损伤脏腑的生理功能,导致疾病的发生。由于感染寄生虫的种类和寄生的部位不同,临床表现也不一样。如蛔虫寄生于肠中,常扰乱胃肠气机,导致腹部疼痛,严重者可出现恶心、呕吐、吐蛔、四肢厥冷;蛲虫一般寄生于人体的小肠下端、大肠内,主要表现为肛门瘙痒、睡眠不安;血吸虫寄生于人体的静脉系统,初期可见恶寒发热、咳嗽胸痛,中期可见腹胀、胁下有癥块,晚期可见腹水、消瘦、出血;钩虫寄生于人体小肠,主要表现为贫血、营养不良、胃肠功能失调。

（三）医过

医过是指由于医生的过失而贻误和加重病情,或致生它病的致病因素。医过的形成主要与医生缺乏职业道德或医术不高有关,比如医生语言粗鲁、态度生硬、行为不端,则会对患者产生不良刺激,增加患者的思想负担,从而加重病情甚至产生新的病证。医生处方草率,对治疗也会产生不利影响,轻者使患者在疑惑不信任状态下服用,不利于治疗;重者可贻误治疗,甚至错发药物而致医疗事故的发生。

（四）药邪

药邪是指用药不当而导致疾病发生的一类致病因素。药物有四气五味,可以治病,但有大毒、常毒、小毒、无毒之分,如果医生不熟悉药物的性味、功效、常用剂量、毒副作用、配伍禁忌而不合理地使用药物,或患者不遵照医生指导而盲目用药,非但不能治病,反而会导致其他疾病的发生,甚至出现药物中毒现象。药邪的形成与用药过量、炮制不当、配伍不当、滥用补药有关。

（五）先天因素

先天因素是指人未出生前因父母体质或胎儿发育过程中已经潜伏着的可以致病的

因素,包括遗传因素和胎传因素。遗传因素是指亲代和子代之间,通过遗传信息传递所形成的致病因素。胎传因素是指胚胎发育过程中,各种因素通过母体作用于胎儿所形成的致病因素。遗传因素和胎传因素都会导致胎儿或胎儿出生后的机体发生结构和功能异常的疾病。

第二节　病　机

病机是指疾病发生、发展和变化的机理。尽管疾病的种类繁多,临床症状错综复杂,且各自的发病机制不一,但就其共性而言,不外乎邪正盛衰、阴阳失调、气血津液失常以及内生五邪等病机变化。疾病的发生和变化,主要与人体的正气与致病邪气两方面相关,但影响发病的因素很多,除正气、邪气外,还与生活环境、工作环境、体质特点、精神状态等有密切的关系。

一、邪正盛衰

邪正盛衰是指致病邪气侵入人体以后,机体正气与之斗争所发生的盛衰变化。邪正盛衰的变化,不仅关系到疾病的发生,而且影响着疾病的发展和转归,同时也影响着病证的虚实变化。所以,从一定意义上来说,疾病的过程也就是邪正斗争及其盛衰变化的过程。

(一)邪正盛衰与发病

疾病的发生主要由"正""邪"两方面的因素来决定。

正,即正气,是人体正常功能活动的统称,指人体正常的生命物质及脏腑经络等生理功能,以及由此基础上所产生的各种维护健康的能力,包括自我调节能力、适应环境能力、抗邪防病能力和康复自愈能力。

邪,即邪气,与正气相对而言,是各种致病因素的总称,包括存在于外界环境之中和人体内部所产生的各种具有致病和损伤正气的因素,如六淫、疠气、七情内伤、痰饮、瘀血等。

1. 正气不足是发病的内在依据

中医学十分强调正气在发病中的重要地位,正气旺盛,气血充足,卫外固密,病邪难以侵犯人体,疾病就不会发生,或虽有邪气侵入,正气亦能驱邪外出而免于发病。正如《素问·刺法论》说:"正气存内,邪不可干。"只有在人体正气相对虚弱,卫外不固,不足以抵抗外邪时,邪气才能乘虚侵入,导致阴阳失调、脏腑功能失常、气血紊乱而发生疾病。故《素问·评热病论》说:"邪之所凑,其气必虚。"所以说,正气不足是疾病发生的内在依据。

2. 邪气是发病的重要条件

中医学强调正气在发病中的主导作用,同时也重视邪气在发病中的重要作用。因为邪气是疾病发生的重要条件,在某些特殊情况下,甚至可能起主导作用。如各种外伤、烧烫伤、冻伤、虫兽伤、食物中毒等,即使正气强盛,机体也难免被伤害而发病。又如疫疠之邪,往往成为疾病发生和流行的决定因素,所以对于疠气致病,中医也强调防止传染的重要性。

3.正邪斗争的胜负决定是否发病

(1)正胜邪退则不发病:人生活在自然环境之中,无时无刻不受到各种致病邪气的干扰,但并非所有接触的人都会发病。因为邪气侵袭人体时,正气即奋起抗邪,若正气充足,抗邪有力,则邪气不能侵入,即使有邪气侵入,亦能及时被正气消除,不出现临床症状和体征,所以机体不会发病,此即正能胜邪的结果。

(2)邪胜正负则发病:若邪气侵袭人体后,在正邪斗争过程中,邪气偏盛,正气相对不足,邪盛正负,便可导致疾病的发生。由于正气不足的程度、病邪的性质、感邪的轻重以及邪气所中部位的深浅不同,所产生的疾病亦有不同。如感邪较重,邪中较深,则发病较急,病情较重;反之,感邪较轻,邪中较浅,则发病较缓,病情较轻;感受阳邪,易出现热证;感受阴邪,易出现寒证。

(二)邪正盛衰与虚实变化

在疾病的发展变化过程中,正气和邪气的力量对比不是固定不变的,而是在正邪斗争的过程中不断地发生着消长盛衰的变化。一般来说,正气增长而旺盛,则邪气必然消退而衰减;邪气增长而亢盛,则正气必然虚损而衰弱。而且随着体内邪正的消长盛衰,形成了疾病虚实的病机变化。故《素问·通评虚实论》说:"邪气盛则实,精气夺则虚。"

1.虚实病机

所谓实,主要指邪气盛而正气未衰,是以邪气亢盛为矛盾主要方面的一种病理反应。发病后邪气虽盛而机体正气未衰,尚能积极与邪气抗争,故正邪相搏,斗争剧烈,反应明显,在临床上可出现一系列亢盛有余的证候,即称为实证。多见于外感六淫致病的初期和中期,或见于由瘀血、痰饮、水湿、饮食等滞留于体内所引起的病证。临床可见壮热、狂躁、声高气粗、腹痛拒按、二便不通、脉实有力等表现,或者痰涎壅盛、食积不化、水湿泛滥、瘀血内阻等病证。

所谓虚,主要指正气不足,是以正气虚损为矛盾主要方面的一种病理反应。也就是说,此时人体正气虚弱,虽能与邪气抗争,但难以出现较剧烈的病理反应,在临床上常见一系列虚弱不足或衰退的证候,即称为虚证。一般多见于素体虚弱的患者,或疾病后期以及多种慢性疾病的过程中。临床可见神疲体倦、面容憔悴、心悸气短、自汗、盗汗、五心烦热、畏寒肢冷、脉细弱无力等。

2.虚实变化

邪正的消长盛衰不仅可以产生单纯的或虚或实的病理变化,而且在某些长期的、复杂的疾病中,往往出现虚实转化、虚实错杂、虚实真假的病理反应。

若邪气过盛而损及正气,或正气本虚而致实邪内伤或复感邪气者,可致"虚实错杂"。其中以邪实为主,兼有正气不足者,为"实中夹虚"。以正虚为主,兼有食积、痰饮、水湿、瘀血、结石停留,或复感邪气者,为"虚中夹实"。

在疾病的发展变化过程中,邪气久留而大伤正气,或正气不足而变生实邪等,还可以导致"虚实转化"的病理变化。其中先有实邪为病,继而耗伤正气,邪气虽去而正气大伤,病变可转化为以正虚为主的虚性病理,为"由实转虚"。若先有正气不足,因推动、气化无力,而后内生痰饮、水湿、瘀血等病理产物积聚于体内,则可转化为以实邪为主的实性病理,为"因虚致实"。因虚致实并不是意味着正气来复,病情好转,而是在原来正虚的基础上又产生了新的邪实,病情变得更加严重和复杂。

此外,临床上某些疾病在特殊情况下还会出现一些与疾病本质不符的表象的病理状态,即前人所说的"至虚有盛候""大实有赢状"。如实邪结聚于内,阻滞经络,致使气血不能畅达于外,反而出现一些类似"虚"的假象,此即"真实假虚";相反,正气虚弱,脏腑气血不足,功能减退,运化无力,有时反而出现一些类似于"实"的表现,如脾气虚弱,运化无力,可见脘腹胀满、疼痛等假实的征象,此即"真虚假实"。所以,临证时一定要透过现象看本质,切不可被假象所迷惑,这样才能真正把握住疾病的虚实病机变化。

(三)邪正盛衰与疾病转归

疾病过程中,邪正的消长盛衰不仅决定着病变的虚实,而且直接影响疾病的发展变化与转归。

1. 正胜邪退

在邪正斗争中,若正气充盛,抵抗力强,则邪气就弱而难于发展,其疾病的反应也就轻浅,病程向好转的方向发展;若正气完全战胜了邪气,脏腑经络的功能迅速得到恢复,气血津液的亏耗逐渐得以补充,则疾病告愈。

2. 邪胜正衰

在邪正斗争中,若邪气亢盛而正气虚弱,正气不仅不能驱邪,反而日益亏损,脏腑气血的功能更加减弱,邪气的危害不断增加,以致病势日趋恶化或加剧;若正气难复,邪气独盛,脏腑功能衰竭,则人体的生命活动也将停止而致死亡。

3. 正虚邪恋

在疾病后期,正气已虚而邪气未尽,正气一时无力祛邪,邪气留恋不去,导致病势缠绵。正虚邪恋常常是许多疾病由急性转为慢性,日久不愈,反复发作,或留下某些后遗症的主要原因之一。

4. 邪正相持

邪正相持指疾病过程中,机体正气不甚虚弱,而邪气亦不亢盛,则邪正双方势均力敌,相持不下,病势处于迁延状态的病机变化。此时,由于正气不能完全驱邪外出,邪气可以稽留于一定的部位,病邪既不能消散,亦不能深入,又称为"邪留"或"邪结"。一般来说,邪气留结之处即是邪正相搏表现明显之所。疾病则随邪留部位的不同而有不同的临床表现。

5. 邪去正虚

在疾病后期,病邪已经祛除,但正气耗伤,有待逐渐恢复。这种转归多见于急病、重病的后期。由于正气损伤的程度不同,其恢复的时间也不定,在恢复期应该注意调养,避免复感病邪再次发病。

二、阴阳失调

阴阳失调是机体阴阳消长失去平衡协调的简称。在疾病的发生、发展过程中,由于各种致病因素的影响,导致机体阴阳双方失去相对的协调与平衡,表现为以寒、热为主要特征的病理变化。各种致病因素作用于人体,都必将影响到机体内部的阴阳平衡,导致阴阳失调才能形成疾病,因此,阴阳失调是对各种病理改变的高度概括,是疾病发生、发展、变化的内在根据,也是各种病机变化的总纲。

阴阳失调的病机变化虽然复杂,但概括起来,不外乎阴阳偏胜、阴阳偏衰、阴阳互损、阴阳格拒、阴阳转化以及阴阳亡失几方面。

(一)阴阳偏盛

阴阳偏盛主要指阴邪或阳邪侵袭机体所导致的以邪气盛为主的病理变化,主要见于"邪气盛则实"的实证。《素问·阴阳应象大论》中所说"阳胜则热,阴胜则寒""阴胜则阳病,阳胜则阴病",指出了阴阳偏胜的病理特征及病势趋向。

1. 阳偏盛

阳偏盛指在疾病过程中所出现的阳气偏盛,脏腑功能活动亢进,热量过剩的病理状态。多由感受温热之邪,或感受阴邪而从阳化热,或七情内伤、五志过极而化火,或因气滞、血瘀、痰浊、食积等郁而化热化火所致。其病机特点多表现为阳盛而阴未虚的实热证。临床可见壮热、烦渴、面红、目赤、尿赤、便干、苔黄、脉数等,即所谓的"阳盛则热"。

此外,若阳热亢盛日久,则势必耗伤阴液,导致人体津液不足,阴精亏损,从而转化为实热兼阴亏病证,即所谓的"阳胜则阴病"。

2. 阴偏盛

阴偏盛指在疾病过程中所出现的一种阴气偏盛,脏腑功能活动障碍或减退,产热不足,以及病理性代谢产物积聚的病理状态。多由感受寒湿之邪,或过食生冷,寒湿中阻,阳不制阴,而致阴寒内盛。其病机特点多表现为阴盛而阳未衰的实寒证。临床可见面色苍白、畏寒肢冷、身体蜷缩、脘腹冷痛、小便清长、大便稀溏、水肿、舌淡苔白、脉迟等,即所谓的"阴盛则寒"。

此外,阴寒内盛,久则必损阳气,故阴盛的实寒证常可伴有机体生理功能活动减退、热量不足等阳虚征象,即所谓的"阴胜则阳病"。

(二)阴阳偏衰

阴阳偏衰指人体阴精或阳气不足所引起的以正气亏虚为主的病理变化,主要见于"精气夺则虚"的虚证。正常情况下阴阳双方存在着相互制约、互根互用的关系,但是当阳或阴一方衰少不足时,必然不能制约另外一方而导致对方相对偏盛,从而形成"阳虚则寒""阳虚则阴盛"或"阴虚则热""阴虚则阳亢"的病理变化。

1. 阳偏衰

阳偏衰指机体在疾病过程中,阳气虚损,功能活动减退或衰弱,温煦功能减退的病理状态。其病机特点多表现为阳气不足,阳不制阴,阴相对偏盛的虚寒性病理变化。阳偏衰的形成多由久病耗伤阳气,或先天禀赋不足,或后天失于调养,或饮食劳倦损伤等所致。

阳气不足以心、脾、肾三脏较为多见,尤其是肾,因为肾阳为人身诸阳之本,肾阳虚衰在阳偏衰的病机中占有极其重要的地位。阳气偏衰时多表现为温煦、推动、振奋等作用减退。其温煦作用减弱,人体热能不足,故有寒的表现,如畏寒喜暖、四肢不温等;其推动无力,脏腑、经络等的生理活动减弱,血、津液等运行迟缓,加之失于温通气化,则易致血液凝滞、水液停蓄等;其振奋作用低下,则表现为精神不振、喜静喜卧等。

阳虚则寒与阴胜则寒的病机不同,其临床表现也有所区别。前者是以阳虚为主的虚寒,且发病较缓,无明显感寒史;后者则是以阴胜为主的实寒,发病较急,多有明显受寒史。

2. 阴偏衰

阴偏衰指机体在疾病过程中,精、血、津液等物质亏损,阴不制阳,导致阳气相对偏旺,功能活动虚性亢奋的病理状态。其病机特点多表现为阴液不足,宁静、滋养作用减退,阴不制阳,阳气相对有余的虚热性病理变化。阴偏衰的形成多由外感阳热病邪、热病后期,邪虽退却,但阴液亏损,或五志过极、化火伤阴,或久病耗伤阴液,或津血流失过多,或过食燥热之品、日久伤阴等所致。

阴液不足以肺、肝、肾三脏为多见,尤其是肾,因为肾阴为人身诸脏阴液之本。肾阴不足在阴偏衰的病机中占有相当重要的地位。阴液不足时主要表现为阴的制阳、滋润、宁静等作用减退。其制阳作用低下,则使阳气相对亢奋,而见热的表现,因其属于虚热,故多表现为低热、五心烦热或骨蒸潮热等;其滋润作用减退,脏腑官窍、形体组织失于润养,则见干燥征象,如口燥咽干、尿短少、大便燥结等;宁静功能不足,阳气偏亢,可致虚性兴奋现象,如心烦、失眠等。

阴虚则热与阳胜则热的病机不同,其临床表现也有所区别。前者是以阴虚为主的虚热,后者则是以阳胜为主的实热。

(三) 阴阳互损

阴阳互损指在阴或阳任何一方虚损到一定程度时,病变发展影响到相对的一方,从而形成阴阳两虚的病理状态。在阴虚的基础上,继而导致阳虚,称为阴损及阳;在阳虚的基础上,继而导致阴虚,称为阳损及阴。由于肾藏精气,内寓真阴、真阳,为全身阳气、阴液之根本,因此,一般说来,无论阴虚或阳虚,多在损及肾的阴阳或肾本身阴阳失调的情况下,才易于产生"阴损及阳"或"阳损及阴"的阴阳互损病理变化。

1. 阴损及阳

阴损及阳指阴液(精、血、津液)亏损较重,累及阳气生化不足或阳气无所依附而耗散,从而在阴虚的基础上又导致了阳气亏虚,形成了以阴虚为主的阴阳两虚的病理状态。

其多由于阴液亏耗,或遗精、盗汗、失血等慢性消耗性病证发展而成。例如肝阳上亢,其病机本为肝肾阴虚,水不涵木,阴虚无力制阳的阴虚阳亢,随着病情的发展,亦可进一步耗损肝肾阳气,继而出现畏寒肢冷、面色㿠白等阳虚表现,病变发展为阴损及阳的阴阳两虚。阴损及阳的病机变化以阴液不足为前提,故明代汪绮石《理虚元鉴·治虚二统》说:"阴虚之久者阳亦虚,终是阴虚为本"。

2.阳损及阴

阳损及阴指阳气虚损较重,累及阴精化生不足,从而在阳虚的基础上又导致了阴虚,形成了以阳虚为主的阴阳两虚的病理状态。其多由于肾阳虚,精关不固,失精耗液,或气虚血亏,或阳虚自汗,伤津耗液等所致。如脾肾两虚之水肿,其病机本为阳气不足,阳虚气化失职,津液代谢障碍,水液停聚而泛溢肌肤,但是随着病情的发展亦可进一步因阴液久无阳气以助而生成减少,或通阳利水过久,以致阴液日渐亏耗,出现形体日益消瘦、烦躁不安、筋脉拘急、肌肉𥆧动等阴虚表现,病变发展为阳损及阴引起的阴阳两虚。阳损及阴的病机变化是以阳气亏损为前提,正如明代汪绮石《理虚元鉴·治虚二统》所言:"阳虚之久者阴亦虚,终是阳虚为本"。

(四)阴阳格拒

阴阳格拒是阴阳失调中比较特殊的一类病机,包括阴盛格阳和阳盛格阴两方面。形成阴阳相互格拒的机理,主要是由于某些原因使阴或阳的一方偏盛至极,或阴和阳的一方极端虚弱,双方盛衰悬殊,盛者壅遏于内,将另一方排斥、格拒于外,迫使阴阳之间不相维系,从而出现真寒假热或真热假寒等复杂的病理现象。一般来说,阴阳格拒多见于疾病发展的极盛阶段,病情多较危重。

1.阴盛格阳(真寒假热)

阴盛格阳(真寒假热)指阳气极虚,导致阴寒邪气过盛,壅阻于内,逼迫阳气浮越于外,阴阳之气不相顺接交通,相互格拒,出现内真寒、外假热的病理状态。由于其病理本质是阴寒内盛,故常见面色苍白、四肢厥冷、精神萎靡、畏寒蜷卧、溲清便溏、舌淡苔白、脉微欲绝等;逼迫阳气浮越于体表,可在原有寒盛于内表现的基础上,反见身热、烦躁、口渴等假热之象,称为"格阳";若盛于下,虚阳浮越,可见面赤,称为"戴阳"。虽病机复杂,但究其本质就是程度极为严重的虚寒性病变,仔细观察,身虽热却反喜盖衣被;口虽渴却饮水不多,且喜热水或漱水而不欲饮;手足躁动却神态清楚;面红如妆,游移不定,可进行鉴别。

2.阳盛格阴(真热假寒)

阳盛格阴是指邪热过盛,深伏于里,阳气被遏,郁闭于内,不能外透布达于肢体,而格阴于外的一种病理状态。其病变本质是很重的热证,但由于格阴于外(实为阳气被遏,不能外达),却可出现某些假寒之象,故又称真热假寒证。多见于外感热病、病情发展的极期阶段。如外感热病,邪热炽盛,本来表现为壮热烦躁、面红目赤、呼吸气粗、舌红、脉洪大有力等,但在病势越来越重的情况下,可在原有基础上出现四肢厥冷的假寒之象。仔细观察虽有四肢不温,但身热不恶寒,且胸腹灼热;脉象沉伏,但沉数有力,可进行鉴别。

（五）阴阳转化

阴阳转化指阴阳之间在"极"或"重"的条件下，证候性质向相反方面转化的病机过程，包括由阳转阴和由阴转阳两方面。

1. 由阳转阴

由阳转阴指原本属阳的病变性质，在一定的条件下，向属阴的性质转化的病理过程。其多因正气耗伤太过，机体功能代谢活动急剧下降所致。如某些急性温热病，由于热毒极重，耗伤元气，在持续高热情况下，阳气骤虚，可突然出现面色苍白、四肢厥冷等阳气暴脱之危象。此时疾病的本质即由阳转化为阴，疾病性质则由热转化为寒。故《素问·阴阳应象大论》有"重阳必阴""重热则寒"之说。

2. 由阴转阳

由阴转阳指原本属阴的病变性质，在一定的条件下，向属阳的性质转化的病理过程。此种转化多见于偏于阳盛之体，感寒或中寒，寒郁而从阳化热；或失治误治，病从温热药性而化，从而由阴转阳。如寒饮内停而见头身困重、痰白清稀、咳喘、舌淡、苔白滑等，其病机本质为阴盛。但因失治、误治，或寒饮郁久而从阳化热，则见口干、痰黄、舌红、脉数等阳热之证。其病变即由阴而转阳，由寒而转热。此即《素问·阴阳应象大论》所说的"重阴必阳""重寒则热"。

（六）阴阳亡失

阴阳亡失指机体内的阴液或阳气突然大量亡失而导致全身功能严重衰竭、生命垂危的一种病理状态，包括亡阴、亡阳两类，是阴阳失调中较为严重的病机变化。

1. 亡阳

亡阳指在疾病发展过程中，机体的阳气发生突然性脱失，而致全身功能突然出现严重衰竭、生命垂危的一种病理状态。亡阳多由于邪气过盛，正不敌邪，阳气突然脱失；或大量汗出，或吐泻过剧，或失血过多，或过用汗、吐、下法等，导致阳随津泄，骤然外脱；或素体阳虚，正气不足，又因疲劳过度等多种原因而诱发；慢性消耗性疾病的亡阳，多由阳气的严重耗散、虚阳外越所致。临床多表现为冷汗淋漓、手足逆冷、精神疲惫、神情淡漠，甚则昏迷、脉微欲绝等危重证候。

2. 亡阴

亡阴指在疾病发展过程中，机体阴液突然发生大量消耗或丢失，而致全身功能严重衰竭、生命垂危的一种病理状态。亡阴多由热邪炽盛或邪热久留，大量煎灼阴液；或大汗、大吐、大泻、大失血，导致体内阴液瞬时大量丢失；或久病长期消耗阴液，日久耗竭等，均可形成亡阴。临床多表现为汗出不止、汗热而黏、烦躁不安、昏迷谵妄、脉细数无力等危重证候。

亡阴和亡阳在病机与临床表现等方面虽有所不同，但由于机体的阴阳存在着互根互用的关系，因而病机上两者也会相互影响。阴亡，则阳无所依附而散越；阳亡，则阴无以化生而耗竭。故亡阴可以迅速导致亡阳，亡阳也会很快引起亡阴，最终导致"阴阳离决，精气乃绝",生命活动终止而死亡。

综上所述,阴阳失调的病机是以阴阳的属性,即阴阳的对立制约、互根互用、消长平衡、相互转化的理论来分析、阐释机体在疾病过程中,因邪正斗争,导致阴阳平衡失调,出现疾病寒热虚实变化的一切机理。因此,在阴阳的偏胜和偏衰之间、亡阴和亡阳之间等,都存在着内在的密切联系。所以,阴阳失调的各种病机并不是固定不变的,而是随着病情的进退和邪正的盛衰等情况的变化而变化的。如阴阳偏盛病变的发展可导致阴阳格拒;阴阳偏衰病变的发展可导致阴阳互损;阴阳偏盛至极,正不敌邪,或阴阳偏衰至极,正气大伤,可致阴阳亡失等。因此,必须注意观察,以便随时掌握阴阳失调病机的不同变化,这样才能把握住疾病发生、发展变化的本质。

三、气、血、津液失常

气、血、津液失常指在疾病过程中,由于邪正斗争的盛衰,或脏腑功能的失调,导致气、血、津液的不足、运行失常,以及关系失调的病理变化。

人体气、血、津液充足且运行协调,是脏腑、经络、官窍等一切组织器官进行生理活动的物质基础。如果因某些致病因素的影响,导致气、血、津液的失常或关系失调,必然会影响机体的各种生理功能,导致疾病的发生。同时气、血、津液又必须依赖脏腑功能活动而不断化生和维持其正常运行,因此,脏腑生理功能异常也会影响气、血、津液代谢失调而导致一系列病理变化。所以,气、血、津液失常的病机不仅是脏腑、经络等组织器官各种病理变化的基础,也是分析多种临床疾病病机的基础。

(一)气的失常

气的失常主要包括两个方面:一是气的不足、功能减退,称为气虚;二是气的运动失常,如气滞、气逆、气陷、气闭、气脱等,统称为气机失调。

1.气虚

气虚指在疾病过程中,气的生化不足或耗散太过而致气的亏损,从而使脏腑组织功能活动减退、抗病能力下降的病理状态。气虚的形成多因先天禀赋不足,元气衰少;或后天失养,生化不足;或久病劳损,耗气过多;或脾、肺、肾等脏腑功能失调,以致气的生成减少。由于气具有推动、固摄、气化等作用,所以气虚的病变常表现为推动无力、固摄失职、气化不足等异常改变,如精神疲乏、全身乏力、自汗、易于感冒等。气虚进一步发展,还可导致精、血、津液的生成不足、运行迟缓,或失于固摄而流失等。气不足的病变可出现在任何脏腑组织,由于各脏腑组织的生理功能和特性不同,其气虚的病理表现也各有区别。如脾气虚则运化无力,可见食少便溏、全身消瘦、四肢无力等;肺气虚则呼吸功能减退,无力宣降,可见声低息短、动则气喘等。

2.气机失调

气机失调指在疾病过程中,由于致病邪气的干扰,或脏腑功能失调,导致气的升降出入运动失常所引起的病理变化。气在人体内不断运动,升降出入是气运动的基本形式。人体各脏腑组织的功能活动,以及精、气、血、津液之间的相互关系,无不依赖于气的升降出入运动以维持相对的平衡。同时气的运动又是在脏腑组织的共同配合下进行的,如脾胃的升清与降浊、肺的宣发与肃降、肝的升发与疏泄,以及心肾的阴阳相交、水火既济等,都是气的升降出入运动的具体体现。所以气的运动正常与否,不但影响着精、血、津液的运行,而且影响着脏腑、经络等组织器官的功能活动;反之,精、血、津液的运行是否协调,脏腑、经络等组织器官的功能正常与否,亦能影响气的运动。气机失调可以概括为气滞、气逆、气陷、气闭、气脱五个方面。

(1)气滞:指气运行不畅而郁滞的病理状态。其主要是由于情志郁结不舒,或痰饮、食积、瘀血等有形实邪阻滞,或外邪困阻气机,或脏腑功能障碍,影响气的正常流通,引起局部或全身气机不畅或阻滞。气滞病变最常见的临床表现是闷、胀、痛。由于气能推动血和津液的运行,所以气滞不畅可导致血瘀,也可进一步引起津液代谢障碍,形成痰饮、水肿。此外,气滞日久,还可郁而化火等。

(2)气逆:指气的升降运动失常,当降者降之不及,当升者升之太过,以致气逆于上的病理状态。其多由情志所伤,或饮食寒温不适,或外邪侵犯,或痰浊壅滞所致。气逆病变以肺、胃、肝最为多见。如外邪犯肺,或痰浊阻肺,可致肺失肃降而致肺气上逆,出现咳嗽、气喘等;饮食寒温不适或饮食积滞不化,可致胃失和降而胃气上逆,出现恶心、呕吐、嗳气、呃逆等;情志所伤,怒则气上,或肝郁化火,可致肝气升动太过,气血冲逆于上,出现面红目赤、头胀头痛、急躁易怒,甚至吐血、昏厥等。

(3)气陷:在气虚的基础上表现出的以气的升举无力为主要特征的病理状态。由于脾胃居于中焦,为气血生化之源,脾气主升,胃气主降,为全身气机升降之枢纽,所以气陷病变与脾胃气虚关系密切,通常称气陷为“中气下陷”,主要是因久病体虚、年老体衰、泄泻日久或妇女产育过多等,气虚较甚,升举无力所致。气陷的病理改变主要表现为“上气不足”和“中气下陷”。上气不足时,头目失养,常表现为头晕眼花、耳鸣耳聋等。中气下陷时,气机趋下,陷而不举,甚至引起内脏下垂,常表现为小腹坠胀、便意频频,或见脱肛、子宫下垂、胃下垂等病变。

(4)气闭:气机郁闭、外出受阻的病理变化,主要指气机郁闭,气不外达,出现突然闭厥的病理状态。其多因情志过极,肝失疏泄,阳气内郁,不得外达,气郁心胸;或外邪困郁,痰浊壅滞,肺气闭塞,气道不通等所致。所以气闭病变大多病情较急,常表现为突然昏厥、不省人事、四肢欠温、呼吸困难、面唇青紫等。

(5)气脱:气虚之极而有脱失消亡之危的病理变化,主要指正不敌邪,或正气持续衰弱,气虚至极,气不内守而外脱,出现全身性功能衰竭的病理状态。气脱是各种虚脱性病变的主要病机。其多因疾病过程中邪气过盛,正不敌邪;或慢性疾病,长期消耗,气虚至极;或大汗出、大出血、频繁吐泻,气随津血脱失所致。由于气向外大量流失,全身严重气虚,功能活动衰竭,所以气脱病变多表现为呼吸衰微、面色苍白、汗出不止、口开手撒、全身瘫软、二便失禁等危重征象。

(二)血的失常

血的失常主要包括两个方面:一是血液不足,濡养作用减退,称为血虚;二是血液运行失常而出现的血瘀和出血的病机变化。

1. 血虚

血虚指血液不足,血的濡养功能减退的病理变化。由于心主血脉,肝主藏血,故血虚的病变以心、肝两脏最为多见。形成血虚病变的原因甚多,常见的有三个方面:一是大出血等导致失血过多,新血未能及时生成补充;二是化源不足,如脾胃虚弱,运化无力,血液生化减少,或肾精亏损,精髓不充,精不化血等;三是久病不愈,日渐消耗营血等。由于全身各脏腑组织都依赖于血液的濡养,而且血能载气,血少则血中之气亦虚,血液又是神志活动的重要物质基础。因此在血虚时,血脉空虚,濡养作用减退,就会出现全身或局部失荣失养、功能活动逐渐衰退、神志活动衰惫等一派虚弱表现,如面色、唇舌、爪甲淡白无华,头晕健忘,神疲乏力,形体消瘦,心悸,失眠,手足麻木,两目干涩,视物昏花等。

2. 血液运行失常

血液运行失常指在疾病过程中,由于某些致病邪气的影响或脏腑功能失调,导致血液运行瘀滞不畅;或血液运行加速,甚至血液妄行,溢出脉外而出血的病理变化。人体血液的正常运行,依赖于心、肝、脾、肺等脏腑,以及气的推动、温煦和固摄作用的共同配合。因此,在某些致病因素的影响下,上述脏腑及气的功能失调均可引起血液的运行失常。

(三)津液的失常

津液的代谢过程离不开气的升降出入运动和气化功能,以及脾、肺、肾、膀胱、三焦等脏腑功能活动的有机配合。如果气的升降出入运动失去平衡,气化功能失常,或是肺、脾、肾等脏腑的功能异常,均可导致津液的生成、输布与排泄障碍,从而形成津液不足或蓄积于体内,产生痰饮、水湿等病变。

1. 津液不足

津液不足指津液的亏少导致脏腑、组织、官窍失于濡润滋养而干燥枯涩的病理状态。其多由外感阳热病邪或五志化火,消灼津液,或剧烈吐泻、多汗、多尿、失血,或过用辛燥之物等引起津液耗伤所致。津较稀薄,流动性较大,内则充润血脉、濡养脏腑,外则润泽皮毛和孔窍,易于耗散,也易于补充。伤津可见咽干口燥、皮肤干燥等。液较稠厚,流动性较小,可濡润脏腑,充养骨髓、脑髓、脊髓和滑利关节,一般不易耗损,而一旦亏损则不易迅速补充。脱液可见形瘦肉脱、舌光红无苔、肌肉眴动、手足震颤等。

2. 津液输布、排泄障碍

津液的输布和排泄是津液代谢过程中的两个重要环节。这两个环节的功能障碍虽然各有不同,但其结果可致津液在体内不正常停留,成为内生水湿、痰饮的根本原因。津液的输布和排泄障碍,主要与脾、肺、肾、膀胱、三焦的功能失常有关,并受肝失疏泄的影响。津液的输布和排泄障碍是相互影响、互为因果的,最终都会导致津液在体内停滞。一旦体内津液停留,内生痰饮、水湿,不但加重肺、脾、肾等脏腑的功能失调,还可进一步影响气血的运行,从而形成综合性的病理改变。

（四）气、血、津液关系失常

气、血、津液之间存在着相互资生、相互依存和相互为用的关系,因此其中任何一方失常,都可能对其他二者产生影响,导致关系失调。临床常见以下几种病理。

1. 气与血的关系失常

（1）气滞血瘀:指气滞和血瘀同时存在的病理状态。气的运行阻滞可以导致血行障碍,而血液瘀滞又必将进一步加重气滞。所以说,气滞则血瘀,血瘀则气亦滞。两者可同时形成,亦可因气滞病变进一步发展所导致。

（2）气血两虚:指气虚与血虚同时存在的病理状态。其多因久病消耗,渐致气血两伤,或先有失血,气随血脱,或先因气虚,血液生化无源而日渐衰少等所致。由于气虚而推动、固摄、温煦作用低下,加之血液亏虚,失于充养,故气血两虚常见表现有面色淡白无华、少气懒言、疲乏无力、自汗、形体消瘦等。

（3）气虚血瘀:指因气虚无力推动血行,而致血行不畅,甚至瘀阻不行的病理状态。如心气不足,行血无力而致血行瘀滞,常见表现有神疲乏力、惊悸怔忡、心胸疼痛、面色紫暗、口唇青紫等。气虚、血瘀常与气滞并存,三者常相互影响。

（4）气不摄血:指因气虚不能固摄血液,血不循经,溢出脉外,导致各种出血的病理状态,是出血的病机之一。由于脾主统血,若脾气亏虚,统血无力,则易致血不循常道而外溢,甚至中气不举,血随气陷于下。气不摄血而出血,往往因出血而气亦随之耗伤,气愈虚而血亦虚,病情进一步发展可形成气血两虚。

（5）气随血脱:指在大量出血的同时,气也随着血液的流失而耗脱的病理状态。气随血脱是以大量出血为前提的,如外伤出血、妇女崩漏、产后大失血等。由于血为气之母,血能载气,大量出血则气无所依附,随之耗散而亡失。气随血脱病变的发展,轻则气血两虚,重则气血并脱。

（6）血随气逆:指气机上逆的同时,血亦随之冲逆于上的病理状态。血随气逆以气机上逆为前提,而且大都是气逆较甚者。由于肝为藏血之脏,肝气主升、主动而为刚脏,若肝阳亢盛,气机上逆,则易导致血随气逆而涌盛于上,出现吐血、昏厥等。因此血随气逆的病变,以肝病最为多见。

2. 气与津液的关系失常

（1）津停气阻:指水液停蓄与气机阻滞同时存在的病理状态。其主要是由于津液代谢障碍,水湿、痰饮内停,导致气机运行阻滞;或因气的升降出入失调,气机不行,影响津液代谢;或水停而加重气机阻滞所形成的病理变化。其表现因其阻滞部位不同而异,如痰饮阻肺,则肺气壅滞,宣降不利,可见胸满咳嗽、痰多、喘促不能平卧等;水湿停留中焦,则阻遏脾胃气机,导致清气不升,浊气不降,可见脘腹胀满、嗳气食少等;水饮泛溢四肢,则可阻滞经脉气机,而见肢体沉重、胀痛不适等。

（2）气随津脱:指因津液丢失太多,气无所附,随津液外泄而耗伤,乃至亡失的病理状态。其多由高热伤津,或大汗,或严重吐泻、多尿等,耗伤津液,气随津脱所致。如暑热邪气致病,迫使律液外泄而大汗出,不仅表现出口渴欲饮、尿少而黄、大便干结等津伤症状,而且常伴有疲乏无力、少气懒言等耗气的表现。清代尤在泾《金匮要略心典·痰饮篇》说:"吐下之余,定无完气。"由于津能载气,所以吐、下等在大量丢失津液的同时,必然导致气的不同程度损伤,轻者津气两虚,重者津气两脱。

3. 血与津液的关系失常

(1)津血两伤:指津液和血同时出现亏损不足的病理状态。由于津血同源,津液是血液的重要组成部分,所以津伤可致血亏,失血可致津少。如高热大汗、大吐、大泻等在大量耗伤津液的同时,可导致不同程度的血液亏少,形成津枯血燥的病变,常表现为心烦、皮肤瘙痒、肌肤甲错等。若大量出血,更可导致津液严重脱失。正如《灵枢·营卫生会》所说:"夺血者无汗,夺汗者无血。"

(2)津亏血瘀:指因津液亏损而导致血液运行瘀滞不畅的病理状态。由于津液是血液的重要组成部分,津液充足则血行滑利。如因高热、大面积烧烫伤,或大吐、大泻、大汗等,引起津液大量耗伤,则可致血量减少,血液浓稠而运行涩滞不畅,发生血瘀病变。其临床除津液不足的表现外,还可见面唇紫暗、皮肤紫斑、舌体紫暗或有瘀点、瘀斑等血瘀的表现。

(3)血瘀水停:指血液瘀滞与津液停蓄同时并见的病理状态。由于气、血、水三者的运行密切相关,其病理变化不仅有气滞血瘀、津停气阻,而且血液运行与津液输布的失常在病理上亦相互影响。如血瘀日久,气机不行,可致津液输布代谢障碍,水液停蓄;反之,若水液代谢严重受阻,痰湿内生,水饮停滞,则气机不畅,亦可影响血液运行而致血瘀。无论是血瘀导致水停,还是水停导致血瘀,大多同时存在不同程度的气机阻滞。而且气滞、血瘀、水停三者之间互为因果,可以形成病理上的恶性循环。

总而言之,无论是外感疾病还是内伤杂病,都是在不同的致病因素作用下邪正之间的相互斗争,邪正的消长盛衰影响了某些脏腑组织的生理功能,破坏了脏腑组织之间的平衡协调关系,导致气、血、津液的不足、运行失常,以及关系失调,形成各种不同的病理变化。气、血、津液失常的病机是临床多种疾病过程中所表现出的基本病机。

四、内生五邪

内生五邪指在疾病的发展过程中,由于脏腑阴阳失调,气、血、津液代谢异常所产生的类似风、寒、湿、燥、热(火)五种外邪致病特征的病理变化。由于病起于内,所以分别称为"内风""内寒""内湿""内燥""内热"或"内火"。"内生五邪"不是致病邪气,而是脏腑阴阳失调及气、血、津液失常所形成的综合性病机变化。

(一)风气内动

风气内动与肝、心、脾等脏阴阳气血失调有关,其中关系最密切的是肝,所以风气内动又称"肝风内动"。故《素问·至真要大论》说:"诸风掉眩,皆属于肝。"

1. 肝阳化风

肝阳化风多是情志所伤、操劳太过等耗伤肝肾之阴,筋脉失养,阴虚阳亢,水不涵木,以致肝阳亢而化风,形成风气内动。肝阳化风是以肝肾阴虚为本、肝阳亢盛为标所形成的病理状态。由于筋脉失养,加之水不涵木,浮阳不潜,久则阴不制阳,而出现肝阳化风。其临床表现,轻则筋惕肉瞤、肢体麻木震颤、眩晕欲仆,重则口眼㖞斜、半身不遂,甚则血随气逆,出现猝然昏倒、不省人事等。

2. 热极生风

热极生风,又称热甚动风,多见于热性病的热盛阶段,是因邪热炽盛,煎灼津液,伤及营血,燔灼肝经,使筋脉失养,阳热亢盛而化风的病理状态。热极生风的主要病机是邪热亢盛,属实性病变。其临床表现以四肢抽搐、目睛上吊、牙关紧闭、角弓反张等为主,并伴有高热、神昏谵语等。

3. 阴虚动风

阴虚动风属于虚风内动,是指机体阴液枯竭,无以濡养筋脉,筋脉失养而变生内风的病理状态。其多由热性病后期阴津亏损或慢性久病阴液耗伤所致。由于其病变本质属虚,所以动风之状多较轻、较缓,常表现为筋惕肉瞤、手足蠕动等。

4. 血虚生风

血虚生风亦属虚风内动,指血液亏虚,筋脉失养,或血不荣络而变生内风的病理状态。其多是由于失血过多,或血液化生减少,或久病耗伤阴血,或年老精血亏少,以致肝血不足所引起。病变本质属虚,其动风之状亦较轻、较缓。血虚生风多表现为肢体麻木、筋肉跳动、手足拘挛等。另外,若血虚津亏,失润化燥,肌肤失于濡养而生风,可表现为皮肤干燥或肌肤甲错,或伴有皮肤瘙痒、落屑等。

(二)寒从中生

寒从中生,即"内寒",指机体阳气虚衰,温煦、气化功能减退,阳不制阴,虚寒内生的病理状态。内寒病机的形成多与脾、肾等阳气虚衰有关。脾为后天之本,气血生化之源,脾阳布达四肢肌肉而起温煦作用;肾阳为人体阳气之根本,能温煦全身各脏腑组织。故《素问·至真要大论》说:"诸寒收引,皆属于肾。"

内寒病机主要体现在温煦失常和气化失司两个方面,阳虚不能温煦全身脏腑形体,故容易出现虚寒之象,临床常见面色㿠白、畏寒喜冷、形寒肢冷、手足不温。阳虚不能温煦筋脉,则会出现筋脉拘挛、肢体痹痛。阳虚气化失常,蒸化水液功能减退,津液代谢障碍,则会形成水湿、痰饮,临床多见小便清长、泄泻、水肿等。

(三)湿浊内生

湿浊内生,即"内湿",指因体内津液输布、排泄障碍,水湿、痰饮内生并蓄积停滞的病理状态。内湿病机的形成多与脾有关。脾主运化水液,喜燥而恶湿,所以脾的运化失职是湿浊内生的关键。故《素问·至真要大论》说:"诸湿肿满,皆属于脾。"此外,湿浊内生与肺、肾也有关系。因肺主通调水道而行水,若肺气失于宣降,亦可致水道不通、津液不布,内生水湿。脾的运化有赖于肾阳的温煦作用,且肾主水,肾阳为全身阳气之本,在肾阳虚衰时,不仅肾阳不化水液,且易影响脾的运化功能而导致湿浊内生。

湿浊内生的病理变化主要表现在两个方面:一是由于湿性重浊黏滞,易阻滞气机,出现胸闷、腹胀、大便不爽等;二是湿为阴浊之物,湿邪内阻,可进一步影响脾、肺、肾等脏腑的功能活动。如湿阻于肺,则肺失宣降,可见胸闷、咳嗽、咯痰等;若湿浊内困日久,进一步损伤脾肾阳气,则可致阳虚湿盛的病理改变。湿浊虽可阻滞于机体上、中、下三焦的任何部位,但以湿阻中焦、脾虚湿困最为常见。

(四)津伤化燥

津伤化燥,即"内燥",指体内津液不足,导致人体各组织器官失于濡润而出现一系列干燥枯涩症状的病理状态。内燥病变的形成多由久病耗伤津液,或大汗、大吐、大下,或亡血、失精等导致阴液亏少,或某些热性病过程中热盛伤津等所致。由于津液亏少,内不足以灌溉脏腑,外不足以润泽肌肤孔窍,因而出现一系列干燥失润的临床表现,如肌肤干燥、口燥咽干、大便燥结等。

内燥的本质是体内津液亏损,故内燥病变可发生于各脏腑组织,但以肺、胃、大肠最为多见。肺为娇脏,性喜柔润,若肺燥则宣降失职,常见干咳无痰或咯血等;胃喜润而恶燥,若胃燥则失于通降,常见不思饮食、食后腹胀等;大肠主传导食物糟粕,若大肠失润则传导失职,常见大便燥结等。

(五)火热内生

火热内生,即"内热",又称"内火",指由于阳盛有余、阴虚阳亢或五志化火等导致的火热内扰,脏腑功能亢奋的病理状态。火热内生有虚、实之别,其病机主要有如下几个方面。

1.阳气过盛化火

人体的阳气在正常情况下有温煦脏腑组织、促进功能活动的作用,称为"少火"。但在病理状态下,若脏腑阳气过于亢盛,则化为亢烈之火,可使功能活动异常兴奋,这种病理性的阳亢则称为"壮火",即"气有余便是火",多属于实火。

2.邪郁化火

邪郁化火包括两个方面:一是外感风、寒、湿、燥等病邪在病理过程中郁久而化热化火,如寒邪化热、湿郁化火等;二是体内的病理性产物,如食积、痰饮、瘀血等,郁久而化火。邪郁化火的主要机理实质上就是这些病理因素导致机体阳气郁滞不达,郁久而从阳化火生热。因此,邪郁化火的病变亦多为实火。

3.五志过极化火

五志过极化火,又称"五志之火",是指由于精神情志刺激,影响脏腑气血阴阳,导致脏腑阳盛,或气机郁结,气郁日久而从阳化火所形成的病理状态。此类化火多属实火。如过度愤怒,引起肝阳亢旺,升腾于上,发为肝火等。

4.阴虚火旺

此火属虚火,是指阴液大伤,阴不制阳,阴虚阳亢,虚热内生的病理状态。多见于慢病、久病之人,如阴虚引起的牙龈肿痛、咽喉疼痛、骨蒸颧红等均为虚火上炎所致。

综上所述,内生五邪的病机是在疾病过程中,以脏腑、阴阳、气血、津液失调为主所形成的病理变化。结合基本病机所阐述的内容,内风、内寒、内湿、内燥、内热(火)病变都是阴阳失调、气血失常、津液代谢失常病机的具体体现。

（阮凤）

直通护考

参考答案

1. 易于蒙蔽心神的病邪是(　　)。

    A. 瘀血　　　　　　　　B. 痰饮　　　　　　　　C. 结石

    D. 积食　　　　　　　　E. 火邪

2. 其性干涩,易伤津液的病邪是(　　)。

    A. 风邪　　　　　　　　B. 燥邪　　　　　　　　C. 火(热)邪

    D. 暑邪　　　　　　　　E. 疠气

3. 寒性凝滞,从而出现各种疼痛症状,其机制是(　　)。

    A. 气机收敛,腠理闭塞　　B. 经脉气血凝结阻滞　　C. 损伤人体阳气

    D. 耗气伤津,不能濡养　　E. 为有形之邪,阻滞气机

4. 风邪伤人,病变部位不固定是由于(　　)。

    A. 风性数变　　　　　　B. 风性善行　　　　　　C. 风性主动

    D. 风性轻扬　　　　　　E. 风性开泄

5. 暑邪为病,症见汗多、气短、乏力,是因为(　　)。

    A. 暑性炎热　　　　　　B. 暑多挟湿　　　　　　C. 暑性升散

    D. 暑扰心神　　　　　　E. 暑为阳邪

6. 易袭阴位的邪气是(　　)。

    A. 风邪　　　　　　　　B. 燥邪　　　　　　　　C. 火(热)邪

    D. 湿邪　　　　　　　　E. 寒邪

7. "实"的病机最根本的是(　　)。

    A. 邪气亢盛,正气未衰　　B. 脏腑功能紊乱　　　　C. 正气不足,感受外邪

    D. 气机失调　　　　　　E. 阳盛阴衰

8. 七情致病影响脏腑气机,错误的是(　　)。

    A. 怒则气乱　　　　　　B. 喜则气缓　　　　　　C. 悲则气消

    D. 思则气结　　　　　　E. 恐则气下

9. "至虚有盛候"是指(　　)。

    A. 虚中夹实　　　　　　B. 实中夹虚　　　　　　C. 真虚假实

    D. 真实假虚　　　　　　E. 虚实并见

10. 瘀血引起疼痛是以(　　)为主。

    A. 刺痛　　　　　　　　B. 胀痛　　　　　　　　C. 隐痛

    D. 灼痛　　　　　　　　E. 钝痛

第五章　中医护理的诊法技能

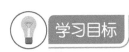

素质目标	知识目标	能力目标
树立实事求是、对工作认真负责的态度	掌握五色主病的临床意义	能运用望神、望色、望舌、闻诊、问诊、切诊的基本方法收集临床表现
锻炼护患沟通技巧和语言表达能力；养成中医辨证思维	熟悉舌诊和脉诊的注意事项	能说出望神、异常舌象、异常脉象的临床意义
培养运用中医方法解决实际问题的能力	了解主诉的概念，并掌握问现病史的内容	能根据小儿指纹异常推测病情

诊法是以中医理论为指导，运用望、闻、问、切的方法诊察疾病，探求病因、病位、病性及病势，辨别证候，对疾病做出诊断，为治疗提供依据，又称为"四诊"。

中医学认为人体是一个有机整体。局部的病变可以影响全身，内脏的病变可以从五官、四肢、体表等各方面反映出来。所以通过目睹、耳闻、口问、鼻嗅和触摸按压等"以外测内"的诊察方法，就可以求得对疾病的原因、性质、部位及其内在联系的认识，为辨证提供依据。

望、闻、问、切四种诊法，各有其独特作用，但又是相互联系、相互补充、不可分割的。在临床运用时，必须将它们有机地结合起来，即"四诊合参"，才能全面、系统、真实地了解病情，做出正确判断。

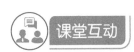

请对比中医四诊与西医查体的区别？

第一节　望　诊

望诊是医生运用视觉直接观察患者形体的整体和局部外在情况及其排出物,借以了解健康或疾病状况的一种常用诊断手段。望诊的内容包括神、色、形、态、舌象、头面、皮肤、排泄物、分泌物及小儿指纹等。舌诊是望诊的重点,其次是望神和望色。

望诊的注意事项:光线充足,以自然光线为佳,避免干扰;诊室温度要适宜,保证患者不受冷热的影响;患者体位要放松自然,保证望诊准确无误;充分暴露受检部位,确保检查全面完整,避免观察遗漏。

一、望全身情况

(一)望神

神有广义和狭义之分。广义的神是对人体生命活动各种外在表现的高度抽象与概括,可以说神就是生机,即神气;狭义的神仅指人的精神、意识、思维活动,即神志。中医的望神是神气和神志的综合表现。

神是以先、后天之精气作为物质基础,通过脏腑组织的功能活动表现出来的。精气充盛则神旺,精气虚衰则神疲。对神的判断,主要是观察目光、面色、表情、体态、言语、意识等方面,其中观察眼神的变化更为重要。通过诊察神的表现,可以评估患者精气的盛衰,分析病情的轻重,推测病情的发展、转归和预后。神的临床表现主要有以下几种。

1.得神

得神(有神)表现为两眼灵活,目光明亮,神志清楚,语言清晰,表情自然,面色荣润,反应灵敏,体态自如,呼吸调匀,肌肉不削,肢体活动自如等。这表明正气未伤,精气充足,脏腑功能良好,为健康人的表现。即便为患者,其病也轻浅易治,预后良好。

2.少神

少神表现为精神不振,声低懒言,疲倦无力,动作迟缓,或健忘嗜睡,两目乏神。此反映人体精气不足,正气虚损,常介于有神和无神之间,多见于素体正虚或病后恢复期。

3.失神(无神)

(1)正虚神亏而失神:表现为精神萎靡、呼吸气微或喘、面色晦暗、大肉已脱、动作失灵等,表明脏腑精气衰竭,病情深重,预后不良,多见于久病、重病。

(2)邪盛神乱而失神:表现为壮热、神昏谵语、循衣摸床、撮空理线,或猝倒目闭、双手握固、四肢抽搐等,表明邪气亢盛、内陷心包,或肝风挟痰、蒙蔽清窍等,多见于急危重症。

4.假神

假神指垂危阶段患者突然出现精神暂时好转的假象。如原神志昏迷不清、目无光彩、不欲语言者,突然清醒,精神转佳,目光明亮,语言增多,想见亲人或想做某些事情;或原目无光彩、面色晦暗者,突然面赤如妆;或原不欲饮食者,突然食欲增强。此均提示病情恶化,危在旦夕,为脏腑精气衰竭、阴不敛阳以至阴阳即将离决的危候。古人将其喻为"回光返照""残灯复明"。

5.神志异常(神乱)

神志异常也是失神的一种表现,但与精气衰竭的失神有本质上的不同。一般包括烦躁不安,以及癫、狂、痫等。

(1)烦躁不安:指心中烦热不安、手足躁扰不宁的表现。烦与躁不同,烦为自觉症状,如烦恼;躁为他觉症状,如躁狂、躁动等,多与心经有火有关。其可见于邪热内郁、痰火扰心、阴虚火旺等证。

(2)癫:表现为淡漠寡言、闷闷不乐、精神痴呆、喃喃自语或哭笑无常。其多由痰气郁结、阻蔽神明所致,亦有神不守舍、心脾两虚者。

(3)狂:多表现为疯狂怒骂、打人毁物、妄行不休、少卧不饥,甚则登高而歌、弃衣而走。其多因肝郁化火、痰火上扰神明所致。

(4)痫:表现为突然昏倒、口吐涎沫、四肢抽搐、醒后如常。其多由肝风挟痰、上窜蒙蔽清窍,或属痰火扰心、引动肝风所致。

望神应注意假神与重病好转的区别。重病好转时,其精神好转是逐渐的,并与整体状况的好转相一致;假神是精神突然好转,与整体病情的恶化不相符合。

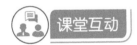
课堂互动

请列表对比得神、少神、失神、假神的临床表现及意义。

(二)望色

望色是医生观察患者面部及身体皮肤的颜色和光泽的一种诊察疾病的方法,也称色诊。色指皮肤的颜色和色调变化;泽指皮肤的光泽、润燥变化。

望色应注意区别"常色"和"病色"。健康人面部的色泽称为常色,其特点是明润、含蓄。明润指面部皮肤光明润泽,提示脏腑功能正常;含蓄指面色红黄隐隐,是胃气充足、精气内含而不外泄的表现。

常色又分为主色和客色。①主色是生来就有、基本不变的色泽。②客色指受季节、环境、饮食、运动等因素影响而致面部色泽出现的正常变化,属于生理范围。

病色是指人体在疾病状态时面部的色泽表现,其特点是晦暗、暴露。晦暗指面部皮肤枯槁无光泽,反映脏腑精气已衰,胃气不能上荣。暴露指某种面色非常明显地显露于外,是病色外观、真脏色露。不同的颜色反映不同的病证,而光泽则反映机体精气的盛衰。如患者面色鲜明、润泽,说明其病情轻浅、气血未衰、其病易治、预后较好;如面色枯槁、晦暗,说明病情深重、精气已衰、其病难治、预后较差(表5-1)。

表5-1 常色、病色鉴别表

面色	含义	特点	分类	
常色	健康人面部皮肤色泽	明润、含蓄（黄种人：红黄隐隐）	主色	生来所有、基本不变的肤色
			客色	受季节、环境、饮食、运动等因素影响而致面部色泽出现的正常变化
病色	疾病状态时面部的色泽	晦暗、暴露	善色	面色异常，但仍鲜明、润泽
			恶色	面色异常，且晦暗、枯槁

需要注意的是，由于体质禀赋不同或生理活动的变化，有人可能偏红、偏白、偏黑等。现将五色主病分述如下。

1. 青色

青色主寒证、痛证、瘀血、小儿惊风。色青多由寒凝气滞、经脉瘀阻、气血不通而成。面色淡青或青黑，多属寒盛、痛剧所致；面色青，喜热饮，小便清长，多为腹中寒盛；面色青灰，口唇青紫，伴心胸闷痛或刺痛，为心阳不振、血行不畅，见于真心痛；小儿眉间、鼻梁及口唇青紫，常见于惊风或惊风先兆。

2. 赤色

赤色主热证，也见于戴阳证。气血得热则运行加速，脉络充盈，故面色发红。满面通红，口渴便秘，为里实热证；两颧潮红，伴午后低热，为虚热证；久病、重病患者，面色苍白，时红时消，游移不定，为戴阳证，属病重。

3. 黄色

黄色主虚证、湿证。黄为脾虚湿蕴的征象。脾失健运，化源不足，或水湿不化，湿邪浸淫，故面色发黄。面目一身尽黄，称为黄疸。若黄色鲜明如橘色，为湿热熏蒸的阳黄；黄色晦暗如烟熏，为寒湿郁阻的阴黄；面色淡黄，晦暗无泽，为脾胃虚弱、气血不足的萎黄证；面色黄而虚浮，称为黄胖，属脾虚湿阻证。新生儿出生后2~3天，面目一身尽黄为胎黄。若7~14天黄色自然消退为生理性黄疸；出生后24小时内出现黄疸，黄色持续加深，连续2周以上不退者为病理性黄疸。

4. 白色

白色主寒证、虚证、失血证。白为气血不荣的表现。面白而浮肿多为虚寒证；面色淡白，消瘦，口唇四周色淡，为血虚证；面色淡白而无光泽，多属气虚证；面色突然苍白，伴冷汗淋漓，四肢厥冷，多为阳气暴脱的亡阳证或失血过多的脱血证；面白，伴见腹痛剧烈或寒厥，为阴寒凝滞、经脉拘急所致。

5. 黑色

黑色主肾虚证、寒证、瘀血证、水饮证。黑为阴寒水盛或气血凝滞的病色。面色黧黑暗淡，无论病之新久，多为肾阳虚衰、阴寒凝滞的虚寒证；面黑而干焦，为肾阴亏虚，虚火上蒸；黑色浅淡，仅见于眼眶周围者，多为肾虚水泛的水饮证或寒湿下注的带下病；面色鬣黑而肌肤甲错,多为瘀血日久所致;此外,剧烈疼痛也可见面色青黑;唇、舌、面色皆紫暗青肿,可见于中毒。

（三）望形体

望形体主要是观察患者形体的强弱、胖瘦、体型等情况。

1. 形体强弱

（1）强壮:骨骼粗大,胸廓宽厚,肌肉充实,皮肤润泽,精力充沛,食欲旺盛,为形盛有余、身体强壮之象。其说明脏腑精气充盛,抗病力强,即使有病也易治,预后较好。

（2）体弱:骨骼细小,胸廓狭窄,肌肉瘦削,筋弱无力,皮肤枯槁,精神不振,食少乏力,为形气不足、内脏衰弱之象。其说明脏腑精气亏虚,抗病力弱,有病多迁延难愈,预后较差。

2. 形体胖瘦

观察形体的胖瘦,应注意与精神状态、食欲、食量结合综合判断。形体胖瘦有常态与病态之分。形体肥胖,肌肉结实,食欲旺盛,神旺有力,多为形健气充;形体肥胖,皮松肉缓,食少懒动,动则气喘乏力,多为形盛气虚,脾虚有痰,易患痰饮、中风。形瘦,精力充沛,神旺有力,是健康之征;形瘦乏力,气短懒言,多属气血亏虚;形瘦多食,多属阴虚火旺;形瘦颧红,皮肤干枯,多属阴血不足。故朱丹溪有"肥人湿多,瘦人火多"之说。若久病卧床不起,骨瘦如柴,大肉已脱,是脏腑精气衰竭之征,属病危。至于"鸡胸""龟背"等畸形,多属先天禀赋不足或后天失养,是肾中精气亏损或脾胃虚弱所致。

3. 体型

（1）阴脏人:体型矮胖,头圆颈粗,肩宽胸厚,体态多后仰,喜热恶凉,大便多溏,其特点是偏寒、抑郁、多静,患病易从阴化寒,寒湿停滞。

（2）阳脏人:体型瘦长,头长颈细,肩窄胸平,体态多前屈,喜凉恶热,大便多燥,其特点是偏热、亢奋、多动,患病易从阳化热,耗伤阴津。

（3）平脏人:介于两者之间,形体适中,反映阴阳平衡,气血调和,自身调节功能强,不易感受外邪,有病易治,一般多长寿,多数人属此型。

（四）望姿态

望姿态是观察患者的动静姿态及行为动作的变化,以测知脏腑内在病变。

阳主动,阴主静。患者喜动、多言者属阳证,喜静、少言者属阴证。如卧时身轻,自由转侧,面常向外,躁动不安,多为阳证、热证、实证;反之,患者卧时身重,难于转侧,面常朝里,喜静懒动,多属阴证、寒证、虚证。如患者卧时仰面伸足,掀去衣被,不欲近火者,多属热证;反之,卧时蜷卧缩足,喜加衣被,向火取暖者,多属寒证。若坐而喜仰,喘促痰多,多属肺实气逆;坐而喜俯,少气懒言,多属肺虚体弱;但坐不得卧,卧则气逆,多属咳喘肺胀或水饮停于胸腹;但卧不得坐,坐则昏眩,多属气血大虚或夺气脱血。如手足软弱无力,行动不灵,为痿证。关节拘挛,屈伸不利,多属痹症。半身不遂,口眼㖞斜,或麻木不仁,多为风痰阻络所致的中风偏瘫。若患者睑、唇、指、趾颤动,为动风先兆,或气血不足,筋脉失养。四肢抽搐,两目上翻,颈项强直,角弓反张,则是肝风内动之象。若夏季猝倒,面红汗出,或四肢厥冷者,多为中暑。

二、望局部情况

望局部情况是在全身望诊的基础上,根据病情及诊断需要,对患者某些局部异常变化进行深入、重点、细致地观察,以测知相应脏腑的病变情况。

望局部情况的内容包括望头面、五官、皮肤等。

(一)望头与发

望头与发主要是观察头的外形、动态及头发的色泽变化,以了解心、肾及气血的盛衰。

1. 望头

(1)望头形:无论头形偏大或偏小,凡智力发育正常者,一般无病理意义。小儿头形过大或过小,并伴有智力低下者,多为先天禀赋不足,肾精亏虚;头形过大,可因脑积水引起;囟门迟闭,称为解颅,是肾气不足、发育不良的表现;如小儿囟门凹陷,称囟陷,多属虚证;囟门高突,称囟填,多属实热证。

(2)望头动态:头摇不能自主,不论成人或小儿,为肝风内动之兆,或气血虚衰,脑神失养。

2. 望头发

发黄枯槁,稀疏易落,多为精血不足证,多见于大病后和慢性虚损的患者;突见片状落发,称为斑秃,多属血虚受风;青壮年落发、头皮发痒、多屑或多脂者,多为血热化燥或挟湿;少年白发,伴失眠健忘、腰膝酸软者,多属肾虚或劳神伤血;小儿头发稀疏黄软、生长迟缓、甚至久不生发者,多为先天不足,肾精亏损;小儿发结如穗,多为疳积之病。

(二)望目、齿、龈、咽喉

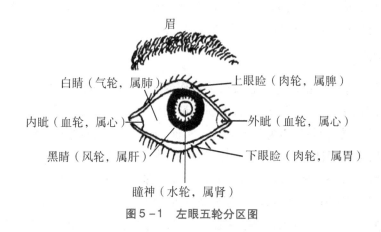

图5-1 左眼五轮分区图

1. 望目

望目主要望眼的神、色、形、态变化。目部分候五脏,瞳仁属肾,称为水轮;黑睛属肝,称为风轮;白睛属肺,称为气轮;两眦血络属心,称为血轮;胞睑属脾,称为肉轮(图5-1)。

(1)目神:人之两目有无神气,是望神的重点。眼睛黑白分明、视物清晰、两目有光彩是眼有神,为无病或病轻,易治;若白睛暗浊、黑睛晦滞、浮光外露、两目无精彩、视物模糊是眼无神,多为久病或病重,难治。

(2)目色:目眦赤而肿痛为心火,淡白为血虚;白睛赤为肺热,黄为湿热证或寒湿证;白睛出现红络为阴虚火旺;眼胞皮红而湿烂为脾火;全目红肿,迎风流泪,为肝经风热;目胞晦暗为肾虚;眼眶周围色暗为脾肾亏虚或水湿内停。

(3)目形:目窠浮肿、眼皮光亮为水肿病;目窠内陷为脏腑精气衰竭;眼球突起,伴颈前微肿、急躁易怒,多为瘿病;眼球突起,伴有喘满气逆,属肺胀;眼窝凹陷,是阴液耗损或精气衰竭。

(4)目态:目睛上视、瞪、目直视不能转动,多见于精脱神衰、脏腑经气将绝,属病危;两目直视、上视、斜视,为肝风内动;单睑下垂,多因脾气虚或外伤所致;双睑下垂,多因先天不足、脾肾两亏;瞳仁扩大是肾精耗竭,见于濒死危象;瞳仁缩小,多属肝胆火旺、虚火上扰或为中毒;小儿睡眠露睛,属脾虚气血不足。

2. 望齿、龈

(1)望齿:重点观察齿的色泽及有无松动或脱落等情况,以了解肾的病变。如牙齿洁白润泽,是津液未伤、肾气充足的表现;齿黄而干,为热盛伤津的表现;牙齿光燥如石,为阳明热甚、津液大伤的表现;牙齿燥如枯骨,属肾阴枯竭、精不上荣的表现。

(2)望龈:主要观察龈的色泽、形态、润燥的变化,以了解胃的病变。淡白为血虚的表现;牙龈萎缩而色淡,多是胃阴不足或肾气虚的表现;齿龈红肿疼痛或兼出血,为胃火上炎的表现;不红不肿或微肿,多为气虚或虚火伤络的表现;牙齿松动稀疏,齿龈外露,甚则脱落,多是肾虚或虚火上炎的表现;睡中咬牙,多为胃热或虫积的表现。

3. 望咽喉

望咽喉主要观察咽喉色泽、形态的变化,以及有无脓点和假膜等。咽喉是呼吸、进食的要道,与肺、胃有关。正常人咽喉色泽淡红、润滑,畅通无阻。咽喉红肿而痛,多属肺胃有热;红肿化脓,溃烂如豆腐渣,为脾胃热毒深极所致;若鲜红娇嫩,肿痛不甚,为阴虚火旺所致;色淡红不肿,微痛反复发作,或喉痒干咳,多属气阴两虚或虚火上浮。咽喉如有灰白膜,不易剥离,重剥则出血,随即复生者,是白喉,属重证,因其有传染性,故又称为疫喉。

(三)望皮肤

皮肤居一身之表,为机体卫外屏障。内脏的病变可通过经络反映于肌表。望皮肤主要观察其色泽、外形的变化及有无斑疹。

1. 色泽变化

一般来说,肤色润泽则脏腑精气尚盛,虽病但易治;若肤色干枯、晦暗而无光泽,则为脏腑精气虚衰,病情较重。

(1)皮肤发赤:皮肤呈片状红肿,赤如丹色,名"丹毒",多由风热、湿热、肝火所致,可发于全身任何部位,初起呈云片状红色,游行无定或浮肿疼痛,甚至遍身皆是。

(2)皮肤发黄:肌肤、面、目一身俱黄,多为黄疸,可分为阳黄和阴黄两类。另外,如皮肤黄中显黑,色黑晦暗,称为黑疸,因瘀血或肾虚所致。

2. 形态变化

(1)一般情况:皮肤虚浮肿胀,按之有压痕,为水肿,多属水湿泛滥。皮肤粗糙如鱼鳞,摸之涩手,为肌肤甲错,属于瘀血阻滞、肌肤失养所致。皮肤干瘪枯槁,为津液耗伤或精血亏损。小儿骨软肌瘦,皮肤松弛,多为疳积证。

(2)斑疹:斑和疹都是全身性疾病反映于皮肤的一类病变。斑,即皮下出血,其特点是色深红或青紫,不高出皮肤,摸之不碍手,压之不褪色,分为阳斑与阴斑两种。疹,指粟粒大小的疹点,高出皮肤,摸之碍手,其色红或紫红,压之褪色,其特征以点状丘疹为主,见于麻疹、风疹等病。一般来说,斑疹以分布均匀而稀疏、色红润为顺证,病轻;布点稠密或根部紧束、色深,则为逆证,病重。疹轻斑重、斑疹同见则更重。

(3)水疱:见于水痘、湿疹等。水痘的特点是皮薄透明,为椭圆形的小水疱,是发于小儿的传染病。湿疹是一种常见的皮肤病,其特点是先出现红斑,后形成丘疹、水疱、渗出、糜烂等。

(4)疮疡:主要有痈、疽、疔、疖。这些病证都是外科疾病,除疽属阴寒凝滞外,其余三种都因火热毒邪而致。痈发生于体表皮肉之间,局部红肿热痛,根盘紧束,范围较大,预后较好,为湿热火毒内蕴之阳证、实证。疽漫肿无头,肤色不变或偏萎黄,无热少痛,为气血两虚、寒痰凝滞之阴证、虚证。疔,又称疔疮,初起如粟如米,根脚坚硬较深,顶白而痛,为毒郁皮肤、气血凝结之阳证、实证。疖发生于人体浅表部位,红肿热痛不甚,根脚浅显,出脓即愈,为暑湿或体内湿热壅滞气血、外发肌肤的湿热证。

三、望舌

望舌,又称舌诊,是中医诊法的特色之一。舌为心之苗,又为脾之外候,通过经络与脏腑联系,舌象又是体内变化的重要外在表现,因此,脏腑的病变可通过舌象反映出来,通过舌诊可以反映脏腑的虚实、病邪的性质和深浅,以及病情的进退。

望舌,主要是观察舌质和舌苔两个方面的变化。舌质,又称舌体,是舌的肌肉脉络组织;舌苔,是由胃气所生,是附着于舌面上的一层苔状物。其中,舌质的变化主要反映脏腑的虚实和气血的盛衰;而舌苔的变化主要用来判断感受外邪的深浅、轻重,以及胃气的盛衰。

舌与脏腑的关系(图5-2):以五脏划分,舌尖属于心、肺,舌中属于脾、胃,舌根属于肾,舌边属于肝、胆,以这种方法来诊断脏腑病变,在临床上有着重要的参考价值。正常舌象的舌体柔软、活动自如、颜色淡红润泽,舌面上铺有薄薄的、颗粒均匀的、干湿适中的白苔,一般称为淡红舌、薄白苔。此提示脏腑功能正常,气血津液充盈,胃气旺盛。但也有正常人出现舌象异常者。

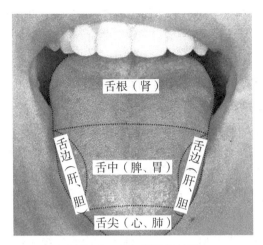

图5-2 舌与脏腑的关系

望舌的方法及注意事项:望舌应在充足自然光线下进行,患者取坐位或仰卧位,要求患者张口,自然地将舌伸出口外,充分暴露舌体,舌尖略向下,舌面舒展,避免舌体卷曲、紧张。望舌时,先舌苔,后舌体,然后依次观察舌尖、舌中、舌根及舌边,力求迅速敏捷。望舌时还应注意"染苔"和其他假象。如黄柏、黄连等中药和B族维生素可将舌苔染黄;橄榄、乌梅等可将舌苔染黑;长期吸烟也可将舌苔染黑;过热食品可使舌质变红;刮舌可使舌苔由厚变薄,等等。因此,在望舌时,只有注意以上因素的影响,才能获得正确的观察结果。

(一)望舌质

望舌质主要是观察舌质的颜色、形状、动态的异常变化。

1. 望舌色

(1)淡白舌:舌色较正常色浅淡,甚至全无血色,称为淡白舌,主寒证、虚证,为气血两亏、阳气虚衰之象。如舌色淡白,舌体瘦薄,多属气血亏虚;舌淡白、胖嫩,多属虚寒。

(2)红舌:舌色较正常色深,甚至呈鲜红色,称为红舌,主热证。虚热证时舌色鲜红,苔少或无苔,或有裂纹;实热证时舌色鲜红而干,或起芒刺,舌苔黄厚。

(3)绛舌:舌色深红为绛色,主内热深重。主病有外感和内伤之分。外感病多为热入营血;内伤杂病多为阴虚火旺。舌色红绛,舌面光滑如镜,为胃阴大伤之象;舌绛干枯,为肾阴已涸之象。

(4)青紫舌:舌色发青或青紫,或舌上有青紫色瘀点、瘀斑,主瘀血、寒证、热证。舌色紫暗或见瘀斑,多为气滞血瘀之象;舌色淡紫色或青紫润滑,多为里寒证或寒凝血瘀之象;舌色紫而干,多为热盛伤津、气血壅滞之象。

2. 望舌形

(1)老嫩:老指舌质纹理粗糙,形色坚敛而不柔软,多属实证、热证;嫩指舌质纹理细腻,形色娇嫩,多见于虚证。

(2)胖大:指舌体较正常者大,伸舌满口者,称胖大舌,多为水湿、痰饮阻滞所致。胖大而嫩,舌淡,苔白滑,为脾肾阳虚、水湿内停之象。舌淡红或红而胖大,苔黄腻,为脾胃湿热、痰浊上溢之象。

此外,舌体肿大满口,甚至不能闭口,不能缩回,称为肿胀舌。主病有三:一是心脾有热,舌多鲜红肿胀,甚至疼痛;二是因中毒而致血液凝滞,舌体肿胀而青紫晦暗;三是素日饮酒,有病温热,邪热挟酒毒上壅,见舌紫而肿胀。

(3)瘦薄:舌体瘦小而薄者,称瘦薄舌,是气血阴液不足所致。瘦薄而色淡,多属心脾两虚、气血不足;瘦薄红绛而干,多属阴虚火旺、津液耗伤,病情较重。

(4)裂纹:舌面上有明显的裂沟,称裂纹舌。主病有三:一是血虚不润,可见舌淡白而有裂纹;二是热盛伤阴或阴虚液涸,可见舌红绛而有裂纹;三是脾虚湿浸,可见舌淡白胖嫩、边有齿痕而有裂纹。

(5)齿痕:舌边缘见牙齿的痕迹,多因舌体胖大而受齿缘压迫所致,常与胖大舌同见,多属脾虚。若舌质淡白而湿润,为脾虚湿盛之象。

(6)芒刺:舌乳头增生、肥大,高起如刺,摸之棘手,多为热盛。芒刺干燥,属邪热盛;舌尖芒刺属心火亢盛;舌中芒刺属胃肠热盛;舌边芒刺多属肝胆火盛。

3. 望舌态

(1)强硬:舌体失其柔和,屈伸不便,甚或不能转动,言语謇涩,为强硬舌,或称舌强。舌强而舌质红,伴有神志不清者,属热扰心神;舌强而舌质红干,为热盛伤津;突然舌强不语、口眼㖞斜、言语謇涩,为中风先兆或中风;舌强而舌胖、苔厚腻者,为痰湿内阻。

(2)痿软:舌体柔软、屈伸无力者,称痿软舌。其多因气血虚极,阴液亏损,筋脉失养所致。久病舌痿而色淡,是气血两虚所致;舌痿而色绛,多阴亏至极所致。新病舌干红而痿,是热灼津伤所致。

(3)颤动:舌体不自主地颤抖不定,多因动风所致。舌质淡白而颤动者,属血虚生风;舌红绛而颤动者,属热极生风。

(4)歪斜:伸舌时舌体偏向一侧者为歪斜舌,多因风邪中络或风痰阻络所致,见于中风或中风先兆。

(5)吐弄:舌伸出口外,久不回缩者为吐舌;舌微露出口又立即收回,或不时舐口唇上下,伸缩不停者,称为弄舌。舌红吐弄,属心脾有热;舌绛紫而吐舌,属疫毒攻心,或心气已绝;弄舌多属动风先兆,或热伤津液,也见于小儿智力发育不全。

(6)卷缩:不能伸出口外者,称卷缩舌。无论因虚因实,多为病情危重之象。

(二)望舌苔

望舌苔主要是观察苔色与苔质两方面的异常变化。

1. 望苔色

(1)白苔:主表证、寒证。苔薄白而湿润,多属风寒表证;薄白而干,舌尖微红,多属风热表证,或外感燥邪,或肺津耗伤;苔白而湿润,多属里寒证或寒湿证;苔白厚滑腻,多属痰湿内停或食积;白厚干燥如积粉,多为外感秽浊邪气、热毒内盛所致,多见于瘟疫病。

(2)黄苔:主里证、热证。一般而言,黄苔的颜色越深,热邪越重,淡黄为热轻,深黄为热重,焦黄为热结。苔薄黄而润,为邪初入里、热未伤津之象;苔薄黄而干,为邪热不甚、津液已伤之象;苔老黄燥裂,为热盛津液大伤之象;苔黄而厚腻,为内蕴湿热或痰湿停滞之象;苔厚黄、干燥,为高热伤津之象。舌苔由白转黄,为邪已化热入里;舌苔由黄转白,为热邪渐退。

(3)灰黑苔:苔色浅黑为灰苔,较灰苔色深者为黑苔。两者有深浅程度的差异,但主病性质相同,前者程度轻,后者程度重,故常并称为灰黑苔。灰黑苔主里热证或热极,也见于寒湿证或寒盛。如灰黑而润,为里寒重症;灰黑而干,为里热盛极。

2.望苔质

(1)厚薄:苔质的厚薄以"见底"和"不见底"为标准,即透过舌苔能隐隐看到舌体的为薄苔,不能见到舌体的为厚苔。舌苔薄是正常舌苔,或为病情初起、病邪在表,或内伤轻病;舌苔厚是胃气挟湿邪、浊气熏蒸所致,主邪盛入里,或有痰饮食积,常病情较重。

舌苔由薄增厚,表示邪气渐盛而病进;由厚变薄,表示正气胜邪而病退。若由无苔逐渐生苔,为胃气复生;如病中舌苔突然消失,为胃气已伤。

(2)润燥:正常舌苔是干湿适中,不滑不燥,称为润苔,是津液上承之象。舌面望之干燥少津,扪之无津,称为燥苔。其多为热盛伤津或阴液亏耗,以及阳虚气不化津所致。水分过多,扪之湿而滑利,甚则伸舌流涎欲滴,称为滑苔。其主寒、主湿,多由阳虚痰饮、水湿内停所引起。

舌苔由燥转润,往往是热邪渐退或津液渐复而病退之象;舌苔由润变燥,则表明津液已伤,热势加重,或邪从热化而病进。

(3)腐腻:苔质颗粒疏松而厚,如豆腐渣堆积舌面,刮之易去,称为腐苔。苔质颗粒细腻致密,揩之不去,刮之难脱,似一层油腻状黏液涂于舌面,称为腻苔。腐苔多由体内阳热有余,蒸腾胃中腐浊邪气上升而成,常见于食积或痰浊。腻苔多由湿热内盛、阳气被遏所致,多见于湿浊、痰饮、食积等。苔白腻者为寒湿,黄腻者为湿热。

(4)剥脱:指舌苔部分或全部剥落。剥落处舌面光滑无苔者,一般为正气亏虚、阴液耗损所致。舌苔剥脱不全,剥脱处与残存苔界限明显,为花剥苔,属胃之气阴不足之证;舌苔全部剥脱,不再复生,舌面光洁如镜,为光剥舌或镜面舌,是胃气大伤、胃阴枯竭的表现。小儿食滞、消化不良也可见花剥苔。

先天性的剥苔是生来就有的,其部位常在舌面中央"人"字沟之前,呈菱形,多属发育不良。

(5)真假:以有根、无根作为判断舌苔真假的标准。真苔是指舌苔中厚边薄,紧贴舌面,似从里长出者,刮之难去,又名有根苔;假苔是指舌苔边、中均厚,似物浮于舌,刮之即去,又名无根苔。辨舌苔的真假可判断疾病的轻重和预后。疾病初、中期,多为有根苔;后期,有根苔者好于无根苔者,说明胃气尚存。

3.常见舌象

(1)正常舌:舌质淡红,胖瘦适中,舌苔薄白而干润适度。

(2)淡白舌:舌质淡白,舌体胖嫩,舌苔白色稀薄。其多为胃气虚弱或气 舌象图血不足所致。

(3)苍老舌、糙苔:舌质淡红、苍老,白苔满布、微黄、粗糙如砂石。其多为湿阻脉络、津不上承,或暴热伤津所致。

(4)淡白舌、白苔:舌质淡白,白苔满布,中部厚如积粉。其多为阳虚热浮,可见于阳虚而外感湿热证。

(5)淡白舌、黑燥苔:舌质淡白,舌体胖,舌苔灰黑、燥裂。其多为脾失健运、湿浊不化、痰湿上蒙清窍所致。

(6)淡红镜面舌:舌质淡红而嫩,边有裂纹,舌面光莹无苔、平滑如镜。其多为胃阴不足或气阴两虚证。

(7)瘀斑舌:舌质淡红偏暗,边有瘀点、瘀斑,舌苔薄白。其多为瘀血阻络、气血壅滞证。

(8)淡红花剥舌(地图舌):舌质淡红,舌体歪,舌苔白腻有剥脱,呈地图状。其多为胃气阴两虚、痰湿阻络证。

(9)红舌、花剥苔:舌质红而嫩,舌苔白腻花剥,剥脱处光莹无苔或罩白色透明苔。其多为湿热伤阴,湿浊未化,已伤阴液。

(10)红肿胀舌:舌质红,舌体肿胀、胖大、不能缩入口内,舌尖与中部为黄苔,舌边与根部为白苔。其多为湿热熏蒸,血热上壅所致。

(11)淡红紫斑舌:舌质淡红,舌尖、边多处青紫成片,舌苔白腻不均匀,中间苔少。其多为气滞血瘀或久病气血不续所致。

(12)淡红舌、白厚腻苔:舌质淡红,舌苔白厚腻。其多为气虚血瘀,痰饮停聚所致。

(13)淡红舌、厚腐腻苔:舌质淡红,舌体略胖,白厚腐腻苔如积粉满布舌面,表面微有淡黄色。其多为湿热阻滞三焦所致。

(14)淡红舌、黄糙苔:舌质淡红,舌苔黄燥,粗糙如砂石。其多为胃肠热结夹湿,湿热化燥所致。

(15)红舌、黑腻苔:舌质红,苔厚腻,边白黄,中间黑。其多为虚阳上浮,湿热内蕴所致。

(16)红舌、无苔:舌质红而嫩、中有裂纹,除舌边有少许残存苔外,余光莹无苔。其多为胃肾气阴两伤所致。

(17)齿痕舌:舌质略红,舌体胖大而有齿痕,中间有纵裂,苔薄白而颗粒粗松。其多为脾虚湿滞,兼有内热证。

(18)裂纹舌:舌质略细,多数纵裂如刀割,舌苔薄白。其多为素有阴虚,真阴不足,虚火上炎所致。

(19)裂纹舌、白腻苔:舌质淡白透青紫,舌体胖大,中有深裂纹,舌边裂纹如刀割,舌苔白腻而不匀。其多为气血俱衰,肾阴不足所致。

(20)红舌、白腐苔:舌质红,舌苔白厚,颗粒粗松,如豆腐渣堆于舌面。其多为痰食内聚,湿热蒸腾所致。

(21)红舌、黄腐苔:舌质红,有红点,舌体苍老,舌苔由白转灰黄,厚腐堆起,上有横直裂纹。其多为湿热秽浊蕴结于里所致。

(22)暗红舌、焦黄苔:舌质红而偏暗,苔焦黄如锅巴,厚而有裂。其多为胃肠热结,腑气不通所致。

(23)红舌、黄白苔:舌质红,有红点,苔黄白色,厚积满布,如米粉状。其多为邪热湿毒蕴结于里所致。

(24)暗红舌、黄燥苔:舌质绛红晦暗,舌体薄瘦,舌苔厚而焦黄燥裂。其多为实热燥结于胃肠所致。

(25)红绛舌、黄黑苔:舌质绛红、苍老,尖有红点,苔薄白转灰黄,根部灰黑垢腻。其多为风痰上扰,痰热腑实所致。

(26)红绛舌、黑糙苔:舌质红绛,有红点,黑色糙裂苔满布,厚积成块。其多为热毒内实,痰热腑实所致。

(27)红色点刺舌:舌质红,有红色点刺状突起,舌苔白腻,表面微黄。其多为营分郁热所致。

(28)青紫瘦小舌:舌瘦小,舌面青紫晦暗,舌苔白厚腐。其多为寒湿凝滞,气血壅滞所致。

(29)绛紫舌、光剥苔:舌质绛紫而暗,舌面光剥无苔。其多为热及营血,伤阴阻络所致。

(30)淡白舌、水滑苔:舌淡而胖,舌边、尖满布白滑苔,中根部为黄苔、厚腻黏滑。其多为肾阳不足,湿浊化热所致。

(31)红绛瘦舌:舌质红绛,舌体瘦长,两条黄色垢苔厚积,燥裂成块,余处光剥无苔。其多为胃肠热结伤阴而兼阴虚火旺所致。

(32)红胖瘀斑舌:舌质红绛有瘀斑,舌体肿胀,舌面有破损,苔白滑兼有酱色。其多为湿毒内盛所致。

(三)舌诊的注意事项

(1)患者将舌自然伸出口外,充分暴露,要呈扁平形,使舌体放松,不要卷缩,也不要过分用力,以免引起颜色的改变。

(2)望舌时尽量迅速、敏捷地看清舌质、舌体、舌苔,避免患者伸舌过久,必要时可稍休息后再重复观察。

(3)患者面对光线,使光线直射入口,光线要充足,否则舌质及舌苔的颜色不易分辨。

(4)注意饮食对舌诊的影响,如因食物的摩擦使舌苔变薄;饮水后使舌苔变润;食温热或刺激性食物后,舌质变红或绛。所以,一般不宜在患者进食或漱口后立即进行舌诊。

(5)注意染苔,如饮用牛奶后苔呈白色,食用乌梅、杨梅、橄榄等可将舌苔染为黑色或褐色,食用蚕豆、橘子、柿子及黄连、核黄素等使舌苔染成黄色。这些暂时的外物沾染,不可误认为病理的舌苔。

第二节　闻　诊

闻诊是医生通过听声音和嗅气味两个方面以诊察病情的方法。

闻诊的注意事项:①保持诊室的环境安静,随时注意患者发出的各种声音。特别要善于从不同患者的声音中区分出病理性异常声音。②保持诊室的空气清新,防止因过多患者拥挤在诊室而致空气污浊。避免在诊室内点燃或放置有碍于嗅气味的香料或消毒药物。③在问诊过程中完成对闻诊资料的收集。④不得害怕脏臭和歧视患者。⑤注意病室中的异常气味。⑥注意区分患者以外的异常气味的干扰。

一、听声音

听声音指通过听辨患者发出的异常声响,来判断疾病的寒、热、虚、实性质的诊病方法。听声音不仅能诊察发音器官的病变,而且可根据患者声音的变化,进一步诊察体内各脏腑的病变。值得注意的是,临证时要对与病无关的,如生理上的缺陷和感情上的变动,以及方言、习惯等发出的声音加以识别。

(一) 语声

1. 语声强弱

患者语声的强弱,一方面反映正气的盛衰,同时也与邪气的性质有关。

(1)声音清浊高低:一般声音重浊而粗,高亢洪亮,多言而躁动,多属实证、热证;声音轻清,细小低弱,少言而沉静,属虚证、寒证。

(2)音哑与失音:语声重浊、嘶哑,常见于外感风寒或湿浊阻肺而致肺气不宣,多属实证;久病而声音嘶哑或失音,多属肺肾阴虚,或气阴不足,津不上承。

2. 语言错乱

语言错乱多属心的病变。静默懒言,多属虚证、寒证;烦躁多言,多属热证、实证。

(1)谵语:神志不清,胡言乱语,声音粗壮,是热扰心神的实证。

(2)郑声:精神疲惫,语多重复,时断时续,声音细微,多属心气大伤的虚证。

(3)独语和错语:独语为喃喃自语,遇人则止;错语为语无伦次、对答错乱,自知说错,不能自主。独语与错语均属心气不足、神失所养的虚证。

(4)狂言:言语粗鲁,狂妄叫骂,登高而歌,弃衣而走,多属痰火扰心。

(5)语言謇涩:舌体强硬,说话不流利,含糊不清,多为中风先兆或中风后遗症。

(二) 呼吸

呼吸气粗而促,声高有力,多属外感热证、实证,多见于外感邪气或痰热犯肺;呼吸声低、气微而慢,气少不足以息,称少气,多见于正气不足、肺肾气虚,属虚证、寒证;呼吸短促、上气不接下气,称为短气;呼吸困难,短促急迫,甚则鼻翼翕动,张口抬肩,难以平卧,称为喘,实者为病邪蕴塞肺气、肺气失宣,虚者是肺肾虚损、气失摄纳所致;喘时喉中有哮鸣声,多为痰饮内伏、外感风寒的哮证。喘不兼哮,但是哮多兼喘。

(三)咳嗽

中医称有声无痰为咳,有痰无声为嗽,有痰有声为咳嗽。咳嗽是肺失肃降,肺气上逆的表现。一般来说,凡暴咳,咳声高亢,多属肺实;久咳少气,咳声低微,甚至无力作咳,多属肺虚。干咳,咳声清脆,多是燥热;咳声重浊有力,多属实证;咳声不扬,痰稠色黄,多属热证;咳声紧闷,痰白清稀,多属寒证;小儿咳声阵发,咳时气急,连声不断,终止时有鸡鸣样回声,称"顿咳",也称"百日咳";咳声如犬吠,伴语声嘶哑、吸气困难,见于白喉。

(四)呃逆

呃逆,俗称"打呃",古代曾称"哕",指胃气上逆于咽喉而出,发出一种不由自主的冲击声,声短而频,其声呃呃。一般呃声频发,高亢而短,响而有力,多属实热;呃声低沉而长,气弱无力,多属虚寒;新病呃逆,声响有力,多属邪客于胃,胃气上逆;久病呃逆,声低无力,为胃气衰败的征兆,属危症。偶然进食仓促,吞咽较急,突发呃逆者,不作病论。

二、嗅气味

嗅气味,主要是嗅与疾病有关的气味,包括患者的口气、排泄物与分泌物的气味和病室气味。通过闻气味可测知病证的寒热虚实,判断病情的轻重预后。一般说来,气味酸腐臭秽者,多为实证、热证;无臭或微有腥味者,多为虚证、寒证。

(一)口气

一般正常人呼吸或讲话时不会发出异常气味。口气臭秽,多为消化不良、龋齿、胃热、口腔不洁;酸臭或酸馊气味,多为胃有宿食;口气腐臭,多为内有溃腐、疮疡或牙疳;口中有蒜臭味,多见于有机磷中毒;口中有金属气味,多见于铅、砷、汞等金属中毒。

(二)排泄物与分泌物

排泄物与分泌物主要包括痰、涕、二便、经、带等。凡恶臭者,多属实热证;略带腥味者,多为虚寒证。咳吐浊痰脓血,腥臭异常,多为热毒瘀结成脓的肺痈;鼻流浊涕,黄稠而腥臭者,多为鼻渊;大便臭秽难闻,为热结肠道;大便溏而腥,多为虚寒;矢气酸臭,多为宿食停滞、消化不良;尿臊或混浊,多为湿热;尿甜并散发烂苹果气味,为消渴;妇女经带臭秽为热,有腥气为寒。

第三节 问 诊

问诊是医生通过询问患者或其陪诊者,了解与疾病有关的情况,以确定病情的一种诊察方法。问诊在四诊中占有相当重要的地位,获取的病情资料最广泛、最全面。故《景岳全书》说问诊为"诊病之要领,临证之首务"。

问诊的内容包括一般项目、主诉、现病史、既往史、个人史、月经史、婚育史、家族史等。其中,现病史是临床辨证的主要依据,应着重询问与中医辨证有关的内容,前人把它总结为"十问歌",即"一问寒热二问汗,三问头身四问便,五问饮食六胸腹,七聋八渴俱当辨,九问旧病十问因,再兼服药参机变,妇女尤必问经期,迟速闭崩皆可见,再添片语告儿科,天花麻疹全占验"。"十问歌"的内容简单明了,重点突出,可作为问诊参考,但临证应用时,必须根据实际情况灵活而有重点地进行询问,不可机械套用。

问诊的方法及注意事项:①态度和蔼,耐心倾听;②选择安静适宜的环境,避免干扰;③围绕主诉,全面细致;④语言通俗易懂,忌用暗示语和医学专用术语;⑤边问边辨,问辨结合;⑥以整体观念为指导思想;⑦对危重患者,应抢救为先,即对危重患者应抓住主症扼要询问,不必面面俱到,以防延误抢救时机。

一、问寒热

寒热,即恶寒与发热,是临床常见症状。寒是机体阴盛或阳虚的表现;热是机体阳盛或阴虚的表现。寒,细辨之又有恶寒和畏寒之分,凡患者主观感觉怕冷,多加盖衣被,近火取暖,仍感寒冷者,称恶寒,见于表证;患者身寒怕冷,加衣被或近火取暖而寒冷能缓解的,称畏寒,多属阳虚。热,除指体温升高外,还包括自觉发热而体温不高者。

问寒热,主要询问有无发热或恶寒,寒热的轻重、特点,出现的时间、持续时间及其有无兼证。

(一)恶寒发热

疾病初起自觉怕冷并且体温升高,多为外感表证。有一分恶寒,必有一分表证。恶寒重,发热轻,伴有无汗身痛,多属表寒证;恶寒轻,发热重,伴有口干咽痛,多为表热证;发热轻而恶风,汗出,脉浮缓,为表虚证。另外,根据寒热的程度可推测邪正盛衰,邪轻正衰者,恶寒、发热均较轻;邪正俱盛者,恶寒、发热均较重;邪盛正虚者,多发热轻而恶寒重。

(二)寒热往来

患者恶寒与发热交替出现,称为寒热往来,是邪正相争于半表半里、互为进退的病理反应。临床上常见两种类型:一是寒热往来,发无定时,常兼有口苦、咽干、胸胁满闷、脉弦等,是邪在半表半里的特征,又称"少阳病";二是寒热往来,发作有定时,伴有头痛剧烈、口渴汗出者,多见于疟疾。

(三)但热不寒

患者只有发热而不恶寒或反而恶热,称为但热不寒,可见于里热证。根据发热轻重、特点、时间不同,又有壮热、潮热、微热之分。

1. 壮热

壮热指患者高热(体温39℃以上)持续不退,不恶寒,反恶热,称为壮热。其常兼面赤、大汗、烦渴饮冷、脉洪大等,为邪热入里,里热炽盛,蒸达于外的里实热证。

2. 潮热

发热如潮有定时,即按时发热或定时热甚(一般多在下午),称为潮热。其常有以下三种情况。

(1)阳明潮热(日晡潮热):热势较高,每于日晡(申时,即下午 3 ~ 5 时)热甚,兼腹满硬痛拒按、大便燥结、口渴、舌苔黄燥等阳明腑实证。因日晡为阳明经气当旺之时,邪热结于阳明,故日晡热甚。

(2)湿温潮热:身热不扬(肌肤初扪不觉热,扪之稍久即感灼手),午后热甚,兼头身困重、胸闷泛恶、便溏、苔黄腻等,多见于湿温病。

(3)阴虚潮热:午后或入夜低热,体温不高(体温多在 38℃ 以下),感觉热自骨内向外透发,兼有颧红、盗汗、五心烦热、舌红少津等,见于阴虚证。

3. 微热

发热时间长,热势不高(体温不超过 38℃),多为内伤因素所致。临床上有阴虚发热、气虚发热、气郁发热。阴虚发热多表现为潮热,兼有颧红、盗汗、五心烦热、舌红少津,为阴虚所致;气虚发热一般热势不高,劳则加剧,常伴有腹胀、便溏、神疲乏力、脉虚等,多因脾气虚弱所致;气郁发热为持续低热,情志不舒,常伴有急躁易怒、胸闷胀痛、脉弦,多因肝郁化火所致。

(四)但寒不热

患者自觉寒冷而不发热,称为但寒不热,见于里寒证。新病恶寒,多因感受寒邪,困遏阳气,属里实寒证;久病畏寒,多因阳气虚衰,失于温煦,属里虚寒证。根据患者怕冷感觉的不同特点,临床又有恶风、恶寒、寒战、畏寒之分。

此外,夏季气候炎热时,小儿长期发热伴有多尿无汗、倦怠消瘦、烦躁口渴,每至秋凉,则不治自愈,称为小儿夏季热。

二、问汗

汗液是人体阳气蒸化津液出于体表而成,其形成与阳气盛衰、津液盈亏有关。问汗即询问汗的有无,汗量多少,出汗时间、部位及伴见症状等,以辨疾病的表里、寒热、虚实和转归。

(一)表证辨汗

表证无汗而恶寒,多属表实证;表证有汗而恶风,多属表虚证;表证有汗而不恶风寒,多为外感表热证。

(二)里证辨汗

里证无汗,多为久病虚证。里证汗出异常,有寒热、虚实之分,根据出汗的不同特点,又有自汗、盗汗、大汗、战汗、局部汗出等病理性汗出。对里证患者询问出汗情况,可了解疾病的性质、阴阳盛衰和阴津的亏少。

1. 自汗

经常白天汗出不止,活动尤甚,兼神疲乏力、畏寒气短等,属气虚、阳虚证。

2. 盗汗

夜间入睡后汗出,醒后汗止,兼颧红潮热、心烦、失眠多梦、口燥咽干,多见于阴虚证。

3. 大汗

大汗指汗出量多,有虚、实之分。若患者身大热、汗大出、口大渴、脉洪大,属实热证,是里热炽盛、蒸津外泄所致。若患者大汗淋漓,汗出如油如珠,称为脱汗、绝汗,多见于亡阴证、亡阳证。如冷汗淋漓,兼面白肢冷、脉微欲绝,属亡阳之汗;如汗热而黏,烦躁口渴,脉细数,属亡阴之汗。

4. 战汗

战汗是指患者全身战栗抖动,表情痛苦,几经挣扎而后汗出,多见于温病或伤寒邪正相争时,是疾病发展的转折点。若汗出热退,身凉脉静,提示邪去正安,疾病向愈;若汗出而热不退,烦躁不安,脉来急,提示邪盛正衰的危候。

5. 局部汗出

问局部汗出情况,可了解相关脏腑的功能及疾病的寒热虚实。根据汗出部位,有头汗、胸汗、半身汗、手足心汗等。

(1)头汗:头面部汗出较多,称为头汗。伴面赤烦渴、胸闷心烦、舌尖红、脉数,多因上焦邪热上蒸,迫津外泄;伴头身困重、身热不扬、脘痞苔腻,多因中焦湿热郁蒸,逼津上越;重病后期,突然额汗大出,兼四肢厥冷、脉微欲绝,为久病精气衰竭,阴阳离决,虚阳上浮,津随阳泄的危重表现;进食辛辣、热汤、饮酒时,阳气旺盛,热蒸于上,素体阳气偏盛者多见。

(2)胸汗:汗出仅见于心胸部,多为虚证。伴心悸、失眠、纳呆、腹胀、便溏、脉弱者,属心脾两虚;伴虚烦不寐、腰膝酸软、潮热遗精者,属心肾不交。

(3)半身汗:汗出见于身体一侧,或左或右,或上或下,属经络闭阻、气血运行不周所致,可见于中风病、痿证、截瘫等患者。

(4)手足心汗:汗出不多为生理现象;汗出过多,多与脾胃病变有关。兼口干咽燥、五心烦热、脉细数,多为阴虚内热;兼身热、腹胀、便秘、脉洪数,为阳明腑实证。

三、问痛

疼痛是临床上最常见的症状,可发生于各个部位,常见的有头痛、身痛、胸腹痛。问疼痛主要询问疼痛的部位、性质、程度、时间、喜恶等。导致疼痛的病因病机十分复杂,大致可分为虚、实两大类:属虚者,多因气血不足、阴精亏损所致,其病机为"不荣则痛";属实者,多因感受外邪、气滞血瘀、痰浊凝滞、食滞、虫积所致,其病机为"不通则痛"。

(一)问头痛

头痛指整个头部或头的某一部分疼痛。头为诸阳之会,脑为髓海,五脏六腑的精气皆上注于头,故外感邪气、脏腑功能失调都可发生头痛。一般外感邪气、痰瘀内阻等所致的头痛属实证;肾精亏虚、气血不足、脑髓失充所致的头痛属虚证。临床上常将头痛分为外感头痛和内伤头痛两大类。

1.外感头痛

外感头痛的特点是起病急骤,痛势较剧,发无休止。临床上根据病因不同,分为如下常见证型。①风寒头痛:突然头痛,连及项背,兼有发热、恶风寒、苔薄白、脉浮紧等;②风热头痛:头胀痛,甚则头痛如裂,兼有发热、微恶风寒、面红目赤、口渴欲饮、尿黄赤、舌边尖红、苔薄黄、脉浮数;③风湿头痛:头痛如裹,兼肢体困重、胸闷纳呆、舌淡白、苔白腻、脉濡等。

2.内伤头痛

内伤头痛的特点是起病较慢,痛势较缓,时作时止。临床上根据病因病机的不同,分为如下常见证型。①气虚头痛:头痛头晕,绵绵作痛,劳累后加重,兼气短、神疲乏力、自汗、脉弱等;②血虚头痛:隐隐作痛,绵绵不休,时轻时重,兼心悸失眠、面淡无华、舌淡、苔白、脉细无力;③肝阳头痛:头晕胀痛,兼面红目赤、心烦易怒、夜寐不安、舌红、苔黄、脉弦或细数;④痰浊头痛:头痛且胀,有沉重感,兼恶心、呕吐痰涎、胸脘满闷、苔白腻、脉滑;⑤瘀血头痛:头痛如刺,痛处不移,夜间加重,经久不愈,舌有瘀斑,脉细涩。

另外,根据头痛的部位,可确定病变所在的经脉。如痛在后脑,下连于项,多是太阳头痛,属外感;痛在前额、眉棱骨,是阳明头痛,多属火热上攻或气血不足;痛在头的两侧,是少阳头痛,多属肝胆火盛;痛在巅顶,或连于目系,是厥阴头痛,多属阴寒内盛。

(二)问身痛

身痛包括周身疼痛、四肢关节疼痛、腰痛、背痛、胁痛等。

1.周身疼痛

周身疼痛指头身、腰背、四肢等部位均觉疼痛。病因有三种:①寒湿凝滞经络,经气不舒,气血不和,见于外感风寒、风湿之证;②气血虚衰,经脉、肌肉失于濡养,见于久病体弱者;③感受湿邪,患者表现为头身困重,兼纳呆便溏、脘闷、苔腻。

2.四肢关节疼痛

四肢关节疼痛指四肢的肌肉、筋脉、关节等部位疼痛,为外感风、寒、湿邪所致,多见于痹症。应注意询问疼痛的性质及兼证,进行综合分析。①行痹(风痹):关节呈游走性疼痛,以感风邪为主;②痛痹(寒痹):关节疼痛剧烈,得温则减,得寒则剧,以感寒邪为主;③着痹(湿痹):关节沉重,绵绵作痛,以感湿邪为主;④热痹:关节红肿热痛,或小腿兼见红斑,多为风湿郁久化热所致。

3. 腰痛

腰痛指腰部正中或两侧疼痛。腰为肾之府,故腰痛多属肾病。①肾虚腰痛:患者腰部酸软无力、疼痛,多因肾精亏损所致;②寒湿腰痛:腰部冷痛沉重,遇寒冷、阴雨天加剧,多因寒湿阻滞经络,气血运行不畅引起;③血瘀腰痛:腰痛如针刺,痛处固定不移,难于转侧,夜间加剧,多因跌仆闪挫、瘀血阻滞经络所致。

4. 背痛

背痛指后背脊骨或两侧疼痛。背部是足太阳膀胱经、督脉循行的部位,背部疼痛常与膀胱经、督脉相关。如脊背部疼痛不可俯仰,多因督脉损伤;背痛连项者,多为风寒之邪客于太阳经脉;背痛连肩,多属风湿阻滞、经气不利。

5. 胁痛

胁痛指胁的一侧或两侧疼痛,胁部是肝、胆所居,故胁痛常与肝、胆病变有关。如胁胀痛,伴太息、易怒者,多为肝郁气滞;伴身目发黄者,多为肝胆湿热;胁刺痛、固定不移者,多因外伤、挫闪、瘀血阻滞局部脉络所致;胁灼痛,兼面红目赤、急躁易怒,多属肝火炽盛。

(三)问胸腹痛

胸腹为五脏六腑所居之处,故脏腑的病变常从胸腹反映出来。

1. 胸痛

胸痛指胸部的疼痛。由于胸部为心、肺所居,故胸痛多为心、肺的病变。若胸闷咳喘,痰白量多,为寒湿犯肺;胸闷气短,咳嗽无力,属肺气虚;胸前"虚里"部位憋闷,痛如针刺者,多为心脉瘀阻;胸胁作痛,痛如针刺,固定不移,入夜更甚,多因瘀血停滞、络脉不通所致;胸痛喘促,兼发热、咳嗽、鼻煽,多属肺热;胸胀痛走窜,善太息,易怒,多为肝气郁结所致;胸痛,咳吐脓血腥臭痰,身热,脉数,为肺痈;胸痛咯血,潮热盗汗,多为肺痨;胸痛憋闷,痛引肩背内臂,是胸阳不振、痰瘀阻滞的胸痹;胸前闷痛,胸背彻痛剧烈,伴面色青灰、心悸气短,甚则喘不得卧、冷汗淋漓、四肢厥逆,为胸痹重症,又称真心痛。

2. 腹痛

问腹痛除询问确切部位外,还应结合腹痛性质以确定其病性的寒热虚实和病因病机。腹部包括大腹、小腹、少腹。脐上至心下为大腹,有脾、胃、肝、胆;脐下至耻骨毛际为小腹,有肾、膀胱、大肠、小肠、胞宫;小腹两旁为少腹,系肝经循行部位。若大腹隐痛,喜温喜按,多为脾胃虚寒或寒邪直中;小腹胀痛,小便不利,为癃闭,是膀胱气滞;妇女小腹胀痛或刺痛,随月经周期而发,多为胞宫气滞血瘀;少腹冷痛,牵引阴部,多为寒滞肝脉;已婚妇女,停经月余,一侧少腹突然绞痛拒按,伴有尿频、肛门坠胀和排便感,应考虑宫外孕破裂。总之,凡腹痛喜温喜按,属虚证;拒按,属实证;得热痛减,属寒证;灼热疼痛,属热证;腹部胀痛,嗳腐吞酸,属食滞;脐周疼痛,时作时止,多为虫积。

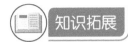

疼 痛

　　在身体器官没有任何器质性病变的情况下,疼痛可能是一种由生活、工作过度紧张或精神创伤等心理、社会因素所引起的躯体症状,它也是解决心理矛盾和缓和恐惧、焦虑的一种心理防御机制。这种情况常发生在患有癔症性精神病、抑郁症的患者身上。一个对病痛顾虑重重、精神高度紧张的患者,往往会加重疼痛;而一个面对疾病充满治愈信心的人,往往可减轻疼痛,使病情向好的方向转变。此外,亲人的安慰、顾虑、抚摸等行为,也可使患者得到慰藉,降低对疼痛的感受,从而减轻疼痛。

四、问睡眠

　　问睡眠主要询问睡眠时间的长短、入睡难易、有无多梦以及有无其他兼症。睡眠异常包括不寐和嗜睡两种。

(一)不寐

　　不寐,又称失眠,指入睡困难,或睡后惊醒、多梦,或彻夜不眠,是阴血不足、心神失常,或邪气干扰、心神不宁的表现,临床有虚、实之分。虚烦不眠、潮热盗汗、舌红少津、脉细数等,多属阴虚内热;兼多梦易醒、心悸健忘、食欲减退、倦怠乏力等,属心脾两虚;兼心烦、头晕耳鸣、心悸健忘或腰酸梦遗等,属心肾不交;兼水肿、心悸、喘促、卧则加剧,多属心肾阳衰;兼脘闷嗳气或脘腹胀闷、大便不爽,多属脾胃不和,故有"胃不和则卧不安"之说;兼惊悸不安、胆怯心烦、口苦恶心等,多属胆郁痰扰;兼心烦不宁、多梦易醒、口舌生疮,多属心火亢盛。

(二)嗜睡

　　嗜睡指患者不论昼夜皆睡意很浓,经常不自主地入睡,又称为多寐。其特征是不论昼夜,时时欲睡,呼之即醒,醒后复睡。临床上常见以下五种证型。①脾胃虚弱:饭后易睡,食少纳呆,神疲乏力,少气懒言,多因脾失健运、中气不足、清阳不升所致。②心肾阳虚:似睡非睡,似醒非醒,精神萎靡,蜷卧欲寐,多因阴寒内盛、功能衰退所致,多见于重症患者。③阳虚阴盛:畏寒肢冷,倦怠喜卧,为久病气虚所致。④脾虚湿盛:嗜睡而头目昏沉,身重肢倦,胸闷纳少,苔白腻,脉滑,多因脾湿不运、浊阴不降所致,多见于肥胖之人。⑤热入心包:昏睡谵语,身热夜甚,或发斑疹,舌绛,脉数,多是温病热入营血、邪陷心包所致。

五、问饮食口味

　　问饮食口味主要询问有无口渴及其程度、饮水多少、喜冷饮或喜热饮、有无食欲、食量多少、食物喜恶,以及口中的异常味觉和气味等。

（一）口渴与饮水

口渴与否,饮水多少,常与体内津液的盈亏和输布、脏腑气化功能及疾病的寒热虚实关系密切。

（1）口不渴:提示津液未伤,多属寒证、湿证,或无明显燥热病证。

（2）口渴多饮:提示津液已伤,或因津液内停不能上承所致。其多见于外感温热病、实热证、阴虚证、痰饮内停证。如口干微渴,鼻唇干燥,伴有发热、咽喉肿痛、脉浮数,见于外感温热病初起;大渴喜冷饮,兼壮热面赤、烦躁多汗、脉洪大而数,属实热证,多见于温病极期;口渴多饮,伴尿多、消谷善饥、机体渐瘦,属消渴。此外,汗、吐、下太过,也可见口渴多饮。

（3）渴不多饮或不欲饮:提示津伤不重,或为津液输布障碍之象。其多见于阴虚、瘀血内阻、痰饮内停、湿热证。如口燥咽干而不欲饮,兼颧红潮热、五心烦热、舌红少津,为阴虚证;口干,欲漱而不欲咽,伴肌肤甲错、面色黧黑,多属瘀血内阻;口渴喜热饮不多,或饮入即吐,兼头痛、目眩,多为痰饮内停证;口不多饮,兼身热不扬、脘闷、苔黄腻,多为湿热证。

（二）食欲与食量

食欲指进食的要求和快感,食量指进食的多少。询问患者的食欲、食量,可判断脾胃功能的强弱,以及疾病的轻重和预后。

（1）食欲减退:指患者食欲减退,食量减少,又称为纳呆、纳少、不欲食,常见于脾胃病变。如食欲减退,兼面黄肌瘦、倦怠乏力、腹胀便溏,为脾胃气虚证;食欲减退,伴有头身困重、胸闷、腹胀便溏、舌苔厚腻,多为湿盛困脾证;伴脘腹胀满、嗳腐吞酸,多为食滞胃脘证。

（2）厌食:又称恶食,指厌恶食物,甚至恶闻食味。兼脘腹胀满、嗳气酸腐、舌苔厚腻,多为饮食内停证;厌食油腻,兼呕恶便溏、肢体困重,为脾胃湿热证;厌食油腻,兼两胁灼热胀痛、身目发黄、口苦、身热不扬,为肝胆湿热证;孕妇厌食,食入即吐,属妊娠恶阻;小儿厌食消瘦,无明显症状,多属过食零食之胃肠功能紊乱症。

（3）饥不欲食:指虽有饥饿感,但不欲食或进食不多,多属胃阴不足、虚火内扰。

（4）消谷善饥:又称多食易饥,指食欲过于旺盛,食量增加,食后善于饥饿,多属胃火亢盛、腐熟太过,见于中消证;伴多饮多尿、形体消瘦,常为消渴;兼大便溏泄,多属胃强脾弱。

（5）偏嗜食物或异物:指嗜食某种食物或生米,以及泥土等非食物。由于地域与生活习惯不同,也可有饮食的偏嗜,但一般不会引起疾病。如偏嗜太过,可导致疾病。偏嗜生冷,易伤脾胃;偏嗜肥甘,易生痰湿;偏嗜辛辣,易病燥热。但孕妇偏食酸辣等食物,属生理现象。偏嗜生米及泥土等非食物,常提示小儿虫积。

此外,在疾病过程中,食欲与食量的变化还可测知脾胃功能的盛衰及病情的轻重与预后。患者食欲渐复,食量渐加,提示胃气渐复,病情减轻;反之,提示胃气衰退,病情加重;重病患者,原不欲饮食,突然欲食、暴食,称为除中,是脾胃之气将绝的危象。

(三)口味

口味,指患者口中有异常的味觉或气味。口味异常主要反映脾胃功能失常或其他脏腑病变。如口淡,多属脾胃气虚;口苦,多为各种热证,如肝胆火旺、心火上炎等;口甜,属脾胃湿热或脾气亏虚;口酸,多属肝胃不和或伤食;口咸,多为肾病及寒水上泛;口涩,多属燥热伤津或脏腑阳热偏盛;口黏腻,多因痰饮、湿浊、食积所致。

六、问二便

问二便可了解脾胃消化功能和水液代谢,以及病性的寒热虚实。询问时应着重了解大小便的性状、颜色、气味、便量、时间、次数及排便时的感觉等。

(一)大便

正常情况下,大便每日一次或两日一次,排便通畅,大便成形不燥,色黄,内无脓血、黏液及未消化食物。大便的异常主要反映脾胃和肠的病变,与肝、肾疾病也有一定关系。

1.便次异常

(1)便秘:便次减少,大便燥结,排出困难,排便间隔时间过长;或排便次数正常,但便质干燥而排出困难;或便质并不坚硬而难以排出,多属肠道津亏、大肠传导失司。临床上常见于以下三种情况。①热秘:口渴便秘,腹满尿赤,舌红,苔黄燥,脉数,多因热邪炽盛、肠燥津亏所致。②冷秘:便秘,喜暖怕冷,面色苍白,舌淡,苔白,脉迟,为阴寒内结、腑气不通所致。③虚秘:便秘,面色淡白,头晕眼花;或口燥咽干,形体消瘦,五心烦热,舌红少津;或便后倦怠乏力,气短汗出,多见于妇女产后血虚,或老人血燥津枯,或气虚所致。

(2)泄泻:指便次增多,便质稀薄不成形或呈水样,多由脾失健运、传导失司所致。临床上常见于以下五种情况。①脾虚泻:纳呆,腹胀,泄泻,或先干后溏。②五更泻:黎明前腹痛、腹泻,泻后则安,伴有完谷不化、腰膝酸软。③伤食泻:脘闷嗳腐,腹痛腹泻,泻后痛减。④痛泻:肠鸣腹痛,痛则必泻,泻后痛减,与情绪有关,属肝郁乘脾证。⑤寒湿泻:泻下清稀,腹部冷痛,苔白腻。总之,腹泻暴作多属实证,久泻多属虚证或虚实夹杂证。

2.便质异常

除便秘、泄泻外,常见的便质异常有以下几种。

(1)完谷不化:大便中含有较多未消化的食物,多是脾阳虚、脾肾阳虚、伤食引起。

(2)溏结不调:大便时干时稀,属肝郁乘脾;大便先硬后溏,属脾虚。

(3)脓血便:大便中脓血混杂,多属痢疾。

(4)便血:大便带血,甚至全是血液。大便血呈柏油样,是远血,多见于上消化道出血(胃出血);大便血色鲜红,是近血,多见于痔疮、直肠息肉等。

3.排便感异常

(1)肛门灼热:多因大肠湿热下注,或大肠郁热,下迫直肠所致。

(2)排便不爽:排便不通畅,有滞涩难尽之感,多属肝郁乘脾或湿热蕴结大肠,肠道气滞,或伤食。

(3)里急后重:便前腹痛、急迫欲便,便时窘迫不畅、肛门重坠,见于痢疾。

(4)滑泄失禁:久泻不愈,大便不能控制、滑出不禁,甚至大便泻出而不自知,多因脾肾阳虚、肛门失约所致。

(5)肛门气坠:肛门有下坠感,甚至脱肛,多因脾虚、中气下陷所致。

(二)小便

询问小便,可了解津液的盈亏和脏腑气化功能是否正常。

1.尿次异常

(1)小便频数:伴尿急、尿痛,多为湿热淋证;尿频而清、夜尿增多,多属肾阳虚或肾气不固。

(2)癃闭:小便不畅,点滴而出,为癃;小便不通,点滴不出,为闭。由湿热下注、瘀血、结石瘀积阻塞,压迫尿道所致,是实证;由肾阳虚、气化无力,或中气虚、清阳不升、浊阴不降所致,是虚证。

2.尿量异常

(1)尿量增多:小便清长、量多,畏寒喜暖,属虚寒证;口渴、多饮、多尿、消瘦,属消渴,是肾阴亏虚所致。

(2)尿量减少:小便短赤、量少,为热盛伤津,或汗、吐、下后伤津所致;小便短少、浮肿,多属气化不利、水湿内停所致。

3.排尿感异常

(1)小便涩痛:多因湿热蕴结膀胱、心热下移小肠所致。

(2)余沥不尽:排尿后尿液点滴不尽,多因肾气不固、膀胱失约所致。

(3)小便失禁:神清者,多属肾气不固、膀胱失约所致;神昏者,多因邪气阻闭心神、神失其所引起。

(4)遗尿:3岁以上儿童睡中经常不自主地排尿,多因肾气不固、膀胱失约所致。

七、问经带

妇女应注意询问月经、带下和胎产情况。

(一)月经

询问月经要注意月经的周期、量、色、质,以及有无闭经或腹痛情况。除妊娠、哺乳期外,正常月经每月一次,有规律地按期而行,是一种生理现象。但是也有某些生理上的特殊现象,如身体无病,而两月一行的称"并月";三月一行的称"居经";一年一行的称"避年";终身不行经而能受孕的称"暗经";受孕后仍按月行经而无损于胎儿的称"激经"。

1.经期异常

在正常情况下,月经周期一般为28天左右,持续时间为3～5天。

(1)月经先期:月经周期提前8～9天及以上者。①血热型,量多,色红,质稠;②气虚型,量多,色淡,质清稀。

(2)月经后期:月经周期延后 8~9 天及以上者。①血虚型,量少,色淡,质稀,小腹空痛;②气滞型,经色正常而量少,小腹胀痛;③血瘀型,经色暗红而量少,紫暗有块,小腹绞痛;④虚寒型,经色淡而量少,质清稀,腹痛绵绵。

(3)月经先后不定期:月经或提前或推后 8~9 天及以上者,称为月经先后不定期或月经愆期。①肝郁型,经色紫红有块,经量少,兼乳房胀痛、小腹胀痛连及胸胁;②脾肾两虚型,经色淡红,质稀,经量多少不定,小腹空痛,腰部酸痛。

2.经量异常

(1)月经量多:月经周期基本正常而量明显多于既往。①气虚型,量多而色淡,兼神疲乏力、气短等;②血热型,量多而色鲜红,兼身热饮冷;③血瘀型,量多而色紫暗有块,腹痛如刺。

(2)月经量少:月经量明显少于既往,甚至点滴即净。①血虚型,量少而色淡;②阴虚型,量少而色鲜红,伴潮热盗汗、五心烦热;③血瘀型,量少而色紫暗、有块,腹痛如刺。

(3)经闭:指女子发育成熟后,月经未潮,或已行经但不因妊娠、哺乳期、更年期而月经中止 3 个月以上者,称经闭。其多由气虚血少,或血瘀不通,或寒凝血滞所致。

(4)崩漏:指不在行经期间,阴道内大量出血,或持续下血,淋漓不止者。如色紫有块、质稠、腹痛,多为热证或血瘀;色淡、质稀、无痛、无块,多为冲任虚损,或中气不足,脾不统血。

3.经色异常

色淡、质稀为气血虚;色深、质稠为血热;色紫暗、有血块为血瘀。

4.痛经

痛经是指在经期或行经前后,周期性出现小腹疼痛,痛引腰腹,甚则剧痛。经前或经期小腹胀痛,刺痛拒按,属气滞血瘀的实证;经期或经后小腹隐痛,喜揉喜按,腰酸者,属气血不足或肾虚证;经行小腹冷痛,得热痛减,属寒凝或阳虚证。

(二)带下

妇女阴道内有少量乳白色、无臭的分泌物,有濡润阴道的作用,属生理性带下。带下量多,淋漓不断,或色、质、味改变,为病理性带下,临床上常见以下三种。①白带:带下色白,量多,质清稀,无臭或有腥味,属脾肾阳虚、寒湿下注;②黄带:带下色黄,量多,质黏稠,臭秽,伴外阴瘙痒者,属湿热下注;③赤白带:带下色红,质黏稠,或赤白相间,微臭,属肝经郁热所致。

此外,绝经后出现带下灰白、恶臭,或有血,或五色带,应考虑为癌症的可能。

第四节 切 诊

切诊是医者用手在患者体表的一定部位,进行触、摸、按、压,从而获得病情资料的一种诊断方法。其包括脉诊和按诊两部分。

一、脉诊

脉诊,又称切脉,是医生用手指切按患者桡动脉脉搏,以探查脉搏的深浅、频率、强弱及其他特征,了解病情、判断病证的一种方法。

(一)脉诊的部位

脉诊常用寸口脉,即两侧腕部桡动脉搏动明显的部位,分为寸、关、尺三部,又称气口或脉口,以掌后高骨(即桡骨茎突)为关部,关前(腕端)为寸部,关后(肘端)为尺部。寸、关、尺分候脏腑:左寸候心,右寸候肺;左关候肝、胆,右关候脾、胃;左尺候肾,右尺候命门(图5-3)。

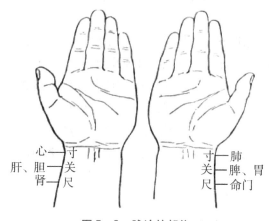

图5-3 脉诊的部位

(二)脉诊的方法

1. 时间

(1)以清晨(平旦)未起床、未进食时最佳,但不必拘泥,只要患者和医生尽可能保持平静,诊室内、外环境安静均可切脉。

(2)诊脉的操作时间,每手应不少于1分钟,以3分钟左右为宜。对某些难以辨认的脉象,应再延长时间,以便正确识别脉象。

2. 体位

正坐或仰卧,手臂平放,掌心向上,心脏与寸口同水平,手腕放在脉枕上。

3. 指法

(1)定位:诊脉布指时,首先用中指定关,然后用食指定关前的寸部,无名指按其关后的尺部,三指弯曲呈弓形,指端平齐,以指腹按脉。

(2)布指:布指的疏密与患者身高相适应,身高臂长者,布指宜疏;身矮臂短者,布指宜密。三指平布同时切脉,称为总按法;单用一指切脉,称为单按法;3岁以内的小儿寸口部位甚短,可用拇指定三关法。

(3)指力:诊脉时,运用三种不同的指力以体察脉象。轻轻用力按在皮肤上为"举",

也称浮取;用不轻不重的力按到肌肉为"寻",也称中取;用重力按在筋骨间为"按",也称沉取。每部均有浮、中、沉三候,故称为"三部九候"。

4.平息

一呼一吸称为一息。平息:①诊脉时呼吸平静、调匀,便于以息或钟表计数;②利于医生思想集中,专注指下,细辨脉象。一息脉动四五至为正常。

5.五十动

诊脉时间不少于脉跳 50 次,两手以 3 分钟左右为宜。

(三)正常脉象

1.正常脉象的特点

正常脉象,又称为平脉或常脉。其形态是三部有脉,一息四五至(相当于 60~90 次/分),不浮不沉,不大不小,来去从容,节律均匀,和缓有力。

2.脉象的生理变异

正常脉与内、外环境关系密切,常因年龄、性别、体质、气候差异而不相同。如老年人脉搏较弱,青壮年脉搏有力,小儿脉搏偏快;瘦人脉搏稍浮,胖人脉搏稍沉;女性比男性脉搏细弱而略数;春季脉稍弦,夏季脉稍洪,秋季脉稍浮,冬季脉稍沉;酒后饭饱、运动或精神刺激等因素也会影响脉象,但其改变是暂时性的。此外,反关脉(脉出现于寸口的背侧)和斜飞脉(从尺部斜向手背)均属正常的脉象。

(四)常见病脉与主病

因疾病而反映于脉象的变化,称为病脉。病脉种类很多,本书介绍浮、沉、迟、数、虚、实、滑、涩、洪、细、濡、弦、紧、代、结、促 16 种病脉。

1.浮脉

【脉象特点】轻按即得,重按稍减而不空,如水上漂木。

【理解】脉位较浅。

【主病】有力为表实,无力为表虚。

2.沉脉

【脉象特点】轻取不应,重按始得,如石沉水底。

【理解】脉位较深。

【主病】有力为里实,无力为里虚。

3.迟脉

【脉象特点】脉来迟缓,一息不足四至。

【理解】脉搏 60 次/分以下。

【主病】主寒证,迟而有力为实寒,迟而无力为虚寒。也见于经常锻炼者。

4.数脉

【脉象特点】一息脉来五至以上。

【理解】脉搏 90 次/分以上。

【主病】有力为实热,无力为虚热。

5. 虚脉

【脉象特点】三部脉举之无力,按之空虚,为无力脉的总称。

【理解】脉力较弱,可分为两类:宽大无力和细小无力。

【主病】主虚证。

6. 实脉

【脉象特点】三部脉举按均有力,是有力脉的总称。

【理解】脉管宽大,搏动有力。

【主病】主实证。

7. 滑脉

【脉象特点】往来流利,应指圆滑,如珠走盘。

【理解】应指圆滑,起落较快,充实有力。

【主病】痰饮、食滞、实热。亦是青壮年的常脉、妇女的孕脉。

8. 涩脉

【脉象特点】形细而行迟,脉来艰涩不畅,如轻刀刮竹。

【理解】形细,流畅度低,脉形、脉律、脉力不匀。

【主病】气滞血瘀,挟食挟痰,精亏血少。

9. 洪脉

【脉象特点】脉体洪大,充实有力,来盛去衰。

【理解】脉位偏浮,脉形宽大,脉力较强。

【主病】热盛。

10. 细脉

【脉象特点】脉细如线,应指明显。

【理解】感觉脉管细,指感清晰明显,按之不绝。

【主病】气血两虚,诸虚劳损,湿证。

11. 濡脉

【脉象特点】浮细无力而软,如棉在水中。

【理解】位浮,形细,张力低,脉力弱。

【主病】虚证,湿证。

12. 弦脉

【脉象特点】端直以长,如按琴弦。

【理解】脉体紧张度增高,端直而长,直起直落,如按在琴弦上。

【主病】肝胆病,诸痛证,痰饮,疟疾。

13. 紧脉

【脉象特点】脉来绷急有力,状如牵绳转索,按之左右弹指。

【理解】感觉脉管紧张度高、脉宽较大,如按在绷直的绳上。

【主病】寒证,痛证,宿食。

14. 代脉

【脉象特点】脉有歇止,止有定数,歇止时间较长。

【理解】歇止有规律,时间长,伴有脉形、脉力不匀。

【主病】脏气衰微,风证,痛证,惊恐,跌打损伤等。

15. 结脉

【脉象特点】脉来缓慢,时有中止,止无定数。

【理解】脉搏少于 90 次/分,存在无规律的间隙。

【主病】阴盛气结,寒痰血瘀,癥瘕积聚,气血虚衰。

16. 促脉

【脉象特点】脉来急数,时有中止,止无定数。

【理解】脉搏快或快慢不定,存在无规律的间隙。

【主病】阳盛实热,气血、痰饮、宿食停滞,肿痛,虚脱。

二、按诊

按诊是医生用手直接触摸或按压患者的某些部位,以了解局部润燥、冷热、软硬、压痛、肿块等异常变化,从而推断疾病部位和性质的一种诊察方法。

（一）按肌肤

按肌肤,主要是审查全身肌肤的寒热、润燥、肿胀、疼痛等。

肌肤寒冷者,多为阴证、寒证;肌肤灼热者,多为阳证、热证。凡初按皮肤灼手,久按则热减,为热在表;久按皮肤,热反甚,为热在里。肌肤濡软而喜按者,属虚证;患处硬痛拒按者,属实证。轻按即痛者,病在表浅;重按方痛者,病在深部。皮肤枯涩和甲错,为阴血已伤,或有瘀血。肌肤肿胀,按之凹陷,不能即起者,是水肿;按之举手即起,无凹陷者,是气肿。

（二）按手足

按手足主要诊察手足的温凉,以测知机体阳气的盛衰。手足俱冷,畏寒,多属阳虚寒盛;手足俱热,口渴,多属阳热炽盛;手足心热,潮热盗汗,多属阴虚发热;小儿手心热,多为食滞;手背热盛,多属外感风寒。

（三）按脘腹

按脘腹主要检查脘腹疼痛与否、软硬及有无痞块积聚等情况。脘腹疼痛拒按,为实证;痛而喜按,按之痛减,为虚证。腹胀满,叩之如鼓,小便自利者,为气胀;按之如囊裹水,推之辘辘有声,小便不利者,是水鼓。腹内有肿块,按之柔软,时聚时散,痛无定处,属瘕属聚,多为气滞所致;按之坚硬,推之不移,痛有定处,称为癥积,多为血瘀所致。腹痛绕脐,左下腹按之有块状,兼便秘者,为燥屎内结;右少腹作痛,有放射性疼痛者,属肠痈;按之腹内有条状物,腹壁凸凹不平,按之起伏聚散,多属虫积。

（曾晓霞　顾三元）

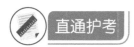 直通护考

参考答案

1. 在病情观察中,中医的"四诊"方法是(　　)。
　　A. 望、触、叩、听　　　　　B. 望、触、问、切　　　　C. 望、闻、问、切
　　D. 触、摸、按、压　　　　　E. 触、摸、叩、听

2. 邪在半表半里的特征性表现是(　　)。
　　A. 胸胁苦满　　　　　　　　B. 口苦咽干　　　　　　　C. 寒热往来
　　D. 脉弦　　　　　　　　　　E. 目眩

3. 颧部潮红主(　　)。
　　A. 心火亢盛　　　　　　　　B. 阴虚内热　　　　　　　C. 阳明实热
　　D. 虚阳浮越　　　　　　　　E. 气虚发热

4. 辨别是否为表证,最具有诊断价值的是(　　)。
　　A. 发热　　　　　　　　　　B. 恶寒　　　　　　　　　C. 苔薄
　　D. 身热　　　　　　　　　　E. 脉浮

5. 身热不扬,午后热甚者,属于(　　)。
　　A. 湿温潮热　　　　　　　　B. 阴虚潮热　　　　　　　C. 阳明潮热
　　D. 骨蒸潮热　　　　　　　　E. 气虚发热

6. 神在全身皆有表现,却突出地表现于(　　)。
　　A. 语言　　　　　　　　　　B. 动态　　　　　　　　　C. 目光
　　D. 表情　　　　　　　　　　E. 应答反应

7. 舌体瘦薄,舌色淡白,说明(　　)。
　　A. 阴亏　　　　　　　　　　B. 伤津　　　　　　　　　C. 气血两虚
　　D. 阳虚　　　　　　　　　　E. 寒湿

第六章　中医辨证施护的技能

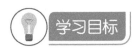 学习目标

素质目标	知识目标	能力目标
树立实事求是的工作作风,培养认真负责的工作态度	掌握辨证的概念及八纲辨证、脏腑辨证的临床应用	能独立对患者进行辨证分型
形成对具体问题具体分析的良好习惯	掌握表证与里证、寒证与热证、虚证与实证的鉴别要点	能根据不同证型为患者制订适合的中医调护方案
培养救死扶伤的职业道德,建立正确的生命观	掌握常见脏腑病的辨证要点	具备运用八纲辨证、脏腑辨证分析疾病发生及转归的意识

　　辨证是一种思维方法,是根据临床资料,辨别患者当前所处阶段的病因、病位、病性及邪正盛衰而做出的概括性命名的思维过程。辨证是中医护理诊断的特色。根据护理评估做出护理诊断是护理程序的第二步。中医护理诊断是在中医护理评估的基础上,对四诊收集的临床资料进行综合分析,辨别病证,提出护理诊断的过程。正确的护理诊断为护理实施提供可靠的依据。辨证施护是根据中医辨证的结果,确立和采取相应的护理措施,是在中医辨证论治和整体观念的基础上发展形成的护理模式,也是中医护理的特色。

　　本章着重介绍八纲辨证、脏腑辨证的审证要点。掌握辨证方法的思路,正确运用辨证方法,为辨证施护提供可靠依据。

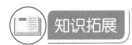 知识拓展

病、症、证的区别和联系

1.病

病是对疾病全过程的特点与规律所做的概括。中医学中提到的病名很多,其命

名方法也多种多样,主要有下面3种。

(1)根据某一个或几个突出的临床表现而确定病名,如白喉、麻疹、消渴、咳嗽、带下等。

(2)有一部分疾病根据病因、病理确定病名,如湿温、秋燥、胸痹、虚劳、痰饮、肺痿等。

(3)有少部分疾病根据其病变部位而命名,如肺痈等。

2.症

症是病邪作用于人体所发生的反应,它反映了病邪的性质和生理功能的强弱。如恶寒、发热、头痛、恶心、气短等,都是症。在症状的表现上,从细小到显露,从表面到深层,可以鉴别发病的因素和生理病理的状况,可以随着症状的消失和增加,探知病邪的进退及其发展方向。

3.证

证是在中医学理论的指导下,综合分析各种症状和体征等,对疾病所处一定阶段的病因、病性、病位等所做的病理性概括。如风寒表实证,其病因是"风寒",病性属"实",病位在"表",证是对致病因素与机体反应两方面情况的综合,是对疾病本质的认识。

病、症、证是疾病的3个基本层次。辨病论治强调始发病因和病理过程,是局部治疗以改善整体;辨证论治则强调机体的整体反应特性,是整体治疗以改善局部。辨病论治是治病以治人,辨证论治是治人以治病,而对症治疗则是对某些突出症状的单纯性治疗,可减轻患者病痛,并有利于对"病"和"证"的治疗。

第一节　八纲辨证施护

八纲,即阴、阳、表、里、寒、热、虚、实八个辨证的纲领。八纲辨证是根据四诊所取得的资料,进行分析综合,以概括病变的大体类别及部位、病邪的性质及盛衰、人体正气的强弱等多方面情况,从而归纳为阴证、阳证、表证、里证、寒证、热证、虚证、实证八类不同的证候。

疾病的临床表现是极其复杂的,但基本上都可以用八纲来加以概括。从疾病的类别上说,可分为阴证与阳证;从病位的浅深上讲,可分为表证与里证;从疾病的性质上讲,可分为寒证与热证;从邪正的盛衰上讲,又可分为实证与虚证。运用八纲辨证能将错综复杂的临床证候概括为表里、寒热、虚实、阴阳四对纲领性证候,从中找出疾病的关键之所在,为治疗指明方向。八纲辨证是概括性的辨证纲领,阴阳可以概括其他六纲,即表、热、实证为阳证;里、虚、寒证为阴证,故阴阳又是八纲中的总纲。八纲是分析疾病共性的辨证方法,在辨证的过程中,有化繁为简、提纲挈领的作用。

一、表里辨证

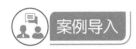

案例解析

> 冯某,女,19岁,2022年4月4日就诊。前一天淋雨后,头痛鼻塞,咽喉干痛,微
> 恶风寒,服用感冒药后,效果不显。今晨就诊时,见身热,微恶风寒,头痛,略有汗出,
> 咽喉干痛,舌边、尖稍红,苔薄白,脉浮数。体温38.5℃,咽红,扁桃体不肿大。
> 请用八纲辨证分析此为何证?如何辨证施护?

表里辨证是辨别病变部位深浅、病情轻重和病势趋向的一对辨证纲领。表、里是个相对的概念,一般而言,人体的皮毛、肌腠、经络在外,属表;五脏、六腑、骨髓在内,属里。肌表受病,多为疾病初起,一般比较轻浅;脏腑受病,多是病邪深入,通常比较深重。表里辨证在外感病辨证中有重要的意义,可以察知病情的轻重,明确病变部位的深浅,预测病理变化的趋势。表证病浅而轻,里证病深而重。表邪入里为病进,里邪出表为病退,了解疾病的轻重进退,就能掌握疾病的演变规律,从而就能取得治疗上的主动权。

(一)表证

表证是指六淫外邪经皮毛、口鼻侵入机体所产生的证候。一般具有起病急、病位浅、病情轻、病程短的特点。表证具有两个明显的特点:一是外感实邪,由邪气入侵人体所引起;二是病情轻,病位在皮毛、肌腠,病轻易治。临床表现为恶寒(或恶风)、发热、舌苔薄白、脉浮为主,兼见头身疼痛、鼻塞流涕、咳嗽、咽痛等。由于外邪有寒、热之分,正气抗御外邪的能力有强弱不同,表证又分为表寒证、表热证、表虚证、表实证。

1.表寒证

【临床表现】恶寒重,发热轻,头身疼痛明显,无汗,流清涕,口不渴,舌质淡红,苔薄白而润,脉浮紧。

【病机】寒邪束于肌表或腠理,正邪相争,故恶寒、发热。邪气侵犯体表经络,致卫气营血运行不畅,故头身疼痛。正邪相争于表,故脉浮。

【治则】辛温解表。

【常用方剂】麻黄汤。

2.表热证

【临床表现】发热重,恶寒轻,头痛,咽喉疼痛,有汗,流浊涕,口渴,舌质稍红,苔薄白不润,脉浮数。

【病机】邪正相争于表,故发热、恶寒。热邪犯卫,汗孔失司,汗液外泄,则有汗。热伤津而口渴。热邪在表,故脉浮数。

【治则】辛凉解表。

【常用方剂】银翘散。

3.表虚证

【临床表现】恶风,恶寒,有汗,舌质淡,苔薄白,脉浮而无力。

【病机】体质素虚,卫阳不固,故恶风、汗出、脉浮而无力。

【治则】调和营卫,解肌发表。

【常用方剂】桂枝汤。

4.表实证

【临床表现】发热,恶寒,身痛,无汗,舌质淡红,苔薄白,脉浮而有力。

【病机】邪盛正不衰,邪束肌表,正气抗邪,肌表汗孔固密,故发热、恶寒而无汗、脉浮而有力。

【治则】辛温解表。

【常用方剂】麻黄汤。

辨别表寒证与表热证,是以恶寒、发热的轻重和舌象、脉象为依据。表寒证是恶寒重、发热轻,表热证是发热重、恶寒轻;表寒证舌苔薄白而润、脉浮紧,表热证舌苔薄白而不润、脉浮数。此外,风寒之邪可以郁而化热,由表寒证变成表热证,外邪侵入肌表后容易入里化热,表寒证(或表热证)可以转化为里热证。辨别表虚证与表实证,结合患者体质,以有汗、无汗为依据。表实证为表证而无汗,年青体壮者多见;表虚证为表证而有汗,年老体弱或久病者多见。(表6-1)

表6-1　各型表证的鉴别要点

证型	主要临床表现	脉象	舌象	治则	方剂
表寒证	恶寒重,发热轻,无汗,流清涕	脉浮紧	舌质淡红,苔薄白而润	辛温解表	麻黄汤
表热证	发热重,恶寒轻,有汗,流浊涕	脉浮数	舌质稍红,苔薄白不润	辛凉解表	银翘散
表虚证	恶风,恶寒,有汗	脉浮而无力	舌质淡,苔薄白	调和营卫,解肌发表	桂枝汤
表实证	发热,恶寒,身痛,无汗	脉浮而有力	舌质淡红,苔薄白	辛温解表	麻黄汤

(二)里证

里证是泛指病变部位在内,脏腑、气血、津液、骨髓等受病所导致的证候。里证多见于外感病的中、后期或内伤疾病。里证的成因有三种:一是表邪不解,内传入里,侵犯脏腑而产生;二是外邪直接侵犯脏腑而发病;三是其他原因导致脏腑功能失调而产生。

里证包括的范围很广,概括起来讲,除表证以外,其他证候都可以说是里证,所谓非表即里。里证的范围虽然广泛,病位都属里,但在层次上仍有浅、深之别,通常病变在腑、在上、在气者,较轻浅;病变在脏、在下、在血者,较深重。

里证的范围极为广泛,涉及寒热、虚实、脏腑、气血等各个方面,很难说哪几个症状就是里证的代表症状,其基本特点:无新起的恶寒、发热并见,以脏腑症状为主要表现,一般病情较重,病程较长,起病可急可缓,详细内容见"寒热辨证""虚实辨证""脏腑辨证"。

(三)表证和里证的鉴别

辨别表证和里证,主要通过审察其寒热、舌象、脉象的变化来进行鉴别(表6-2)。

表6-2 表证与里证的鉴别要点

证型	病程	寒热	舌象	脉象
表证	新病、短	发热与恶寒并见	多无异常	浮
里证	久病、长	但热不寒或但寒不热	多有异常	沉

(四)半表半里证

病邪既不在表,又未入里,介于表里之间,而出现的既不同于表证,又不同于里证的证候,称为半表半里证。

【临床表现】寒热往来,胸胁胀满,口苦咽干,心烦,欲呕,不思饮食,目眩,舌尖红,苔黄白相兼,脉弦。

【病机】邪正相争于半表半里,互有胜负,故寒热往来。邪犯半表半里,胆经受病,故胸胁胀满、口苦。胆热而肝胃不和,故心烦、目眩、欲呕、不思饮食。

【治则】和解表里。

【常用方剂】小柴胡汤。

(五)表里同病(表里夹杂)

表里同病是指表证和里证在同一个时期出现,常见的有三种情况:一是初病既见表证又见里证。二是发病时仅有表证,以后由于病邪入里而见里证,但表证未解,也称为表里同病。三是本病未愈,又兼标病,如原有内伤,又感外邪,或先有外感,又伤饮食等,也属表里同病。治疗原则为表里双解。

二、寒热辨证

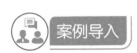

案例解析

张某,男,22岁,2003年3月1日就诊。3天前不慎受凉后,发热,怕冷,鼻流清涕,微咳。自食辣椒驱寒。今晨咳嗽加剧,咳出黄稠痰,且高热不恶寒,大汗,口渴,喜冷饮。现满面通红,烦躁不安,舌红,苔黄,脉洪数有力。

请用八纲辨证分析,此为何证?如何辨证施护?

寒、热是辨别疾病性质的两个纲领。寒热是阴阳偏盛偏衰的具体表现,辨寒热就是辨阴阳之盛衰。张景岳云:"寒热者阴阳之化也。"寒热辨证在治疗上有重要意义,中医治则"寒者热之""热者寒之",两者治法正好相反,所以寒热辨证必须确切无误。

（一）寒证

寒证是感受寒邪,或阳虚阴盛,人体功能活动衰减所表现出的证候。寒证多因外感寒邪,或因内伤久病,耗伤阳气,阴寒偏盛所致。

【临床表现】各类寒证的临床表现不尽一致。常见的有恶寒,畏寒喜暖,口淡不渴,面色苍白,肢冷蜷卧,痰、涎、涕清稀,小便清长,大便稀溏,舌淡,苔白而润滑,脉迟或紧等。

【病机】阳虚阴盛,故畏寒、肢冷。脾胃寒冷,故腹痛喜暖。阳气不振,则脉沉迟。

【治则】温中祛寒。

【常用方剂】附子理中汤。

（二）热证

热证是感受热邪,或阳盛阴虚,人体功能活动亢进所表现出的证候。热证多因外感热邪,或素体阳盛,或寒邪入里化热,或情志内伤、郁而化火,或过食辛辣、蓄积为热,而使体内阳热过盛;或因房室劳伤,阴精内耗,致使虚热内生而致。

【临床表现】恶热喜凉,口渴,喜冷饮,面红目赤,烦躁不宁,吐血,衄血,痰、涕黄稠,大便秘结,小便短赤,舌红,苔黄而干燥,脉数。

【病机】阳热偏盛,故恶热喜凉。热伤津液,故口渴、喜冷饮、大便燥结、小便短赤。热盛,故见脉数。

【治则】清热法。

【常用方剂】白虎汤等。

（三）寒证与热证的鉴别

辨别寒证与热证,不能孤立地根据某一症状做出判断,应对疾病各方面的表现综合观察才能得出正确的结论。临床应从患者面色、寒热喜恶、四肢冷暖、口渴与否、二便情况,以及舌、脉等的变化进行辨别（表6-3）。《医学心悟·寒热虚实表里阴阳辨》云:"病之寒热,全在渴与不渴,渴而消水与不消水,饮食喜热与喜冷,烦躁与厥逆,溺之长短赤白,便之溏结,脉之迟数以分之。"

表6-3 寒证、热证鉴别表

证型	面色	四肢	寒热	口渴	大便	小便	舌象	脉象
寒证	苍白	冷	怕冷	不渴,好热饮,但不多	稀溏	清长	舌淡,苔白而润滑	迟或紧
热证	红赤	燥热	恶热	口渴,喜冷饮	秘结	短赤	舌红,苔黄而干燥	数

（四）实热与虚热

感受热邪所形成的实热证与机体阴液亏损或功能亢进所致的虚热证,其临床表现及治则都不尽相同（表6-4）。

表6-4 实热证与虚热证的鉴别

实热证	虚热证
发病急,病程短	发病缓慢,病程长
高热,怕热,大汗出	低热,骨蒸潮热,盗汗
神昏谵语,甚则发狂	五心烦热,失眠多梦
烦渴引饮	口干,但饮不多
咳吐黄稠痰、脓痰,或咳血	痰少,痰黏,或痰带血丝
大便秘结,小便短赤	大便量少,小便黄、量少
面红目赤	两颧绯红
舌红,苔黄厚	舌红,少苔或无苔
脉洪数	脉细数
热邪炽盛	阴液亏耗,内里虚损
多由热邪引起(如感染)	多由功能亢进所致
治以清热泻火	治以滋阴清热

(五)寒热真假

在疾病发展到寒极或热极的危重阶段,可以出现一些"寒极似热""热极似寒"的假象,临床上将本质是热证而表现为寒象的证候叫作"真热假寒",本质是寒证而表现为热象的证候叫作"真寒假热"。这两种情况往往表示疾病比较严重。如果不能抓住本质,就会被假象所迷惑,而致误诊、误治。

(1)真寒假热:即内有真寒而外见假热的证候。如慢性消耗性疾病患者常见身热、两颧潮红、躁扰不宁、苔黑、脉浮大等,表面上看似有热象,但患者却喜热覆被、精神萎靡淡漠、蜷缩而卧、舌质淡白、苔黑而润、脉虽浮大但无力。此为阴盛于内,格阳于外,其本质仍是寒证,故称"真寒假热"。治疗上宜温里回阳,引火归元。

(2)真热假寒:即内有真热而外见假寒的证候。如热性病中毒较重时可见表情淡漠、困倦懒言、手足发凉、脉沉细等,好似寒证,但又有口鼻气热、胸腹灼热、口渴喜冷饮、大便秘结、小便短赤、舌红绛、苔黄干、脉虽沉细但数而有力。此为阳热内郁不能外达,本质是热证,故称"真热假寒"。治疗上应清泻里热,疏达阳气。

三、虚实辨证

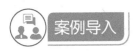

案例解析

李某,女,71岁,2002年4月24日就诊。3年来,大便稀溏,日行3或4次,常伴有下腹冷痛、喜温喜按,平素怕冷,四肢不温,自汗,纳谷不香。现神疲乏力,声低懒言,舌淡胖,脉迟无力。

请用八纲辨证分析此为何证?如何辨证施护?

虚实是辨别邪正盛衰的两个纲领。虚指正气不足,实指邪气亢盛。《素问·通评虚实论》明确指出:"邪气盛则实,精气夺则虚。"

(一)虚证

虚证是对人体正气不足、脏腑功能衰退所产生的各种虚弱证候的概括。其形成多见于素体虚弱、后天失调,或久病、重病之后,或七情劳倦,或房劳过度等。这些都是常见的致虚原因。虚证细分起来,又有血虚、气虚、阴虚、阳虚的区别。

1. 血虚证

血虚证指血液亏虚,不能濡养脏腑、经脉等而出现的全身虚弱证候。血虚证的临床表现以面白无华或萎黄,唇色淡白,爪甲苍白,眩晕耳鸣,心悸失眠,手足麻木,妇女月经量少、月经后期或经闭,舌质淡,脉细无力等为主。

2. 气虚证

气虚证指机体元气不足,全身或某一脏腑功能减退而出现的证候。《诸病源候论》曾说:"此由脏气不足故也。"气虚证的临床表现以面白无华,少气懒言,语声低微,神疲乏力,自汗,动则诸症加剧,舌淡,脉虚弱等为主。

3. 阴虚证

阴虚证指机体阴液亏损、阴不制阳、虚热内生而形成的证候。阴虚证的临床表现以午后潮热,盗汗,颧红,咽干,手足心热,小便短赤,舌红,少苔,脉细数等为主。

4. 阳虚证

阳虚证是机体阳气不足的证候。张景岳在《景岳全书》说:"阳虚者,火虚也。"阳虚证又称虚寒证。阳虚证的临床表现以形寒肢冷,面色㿠白,神疲乏力,自汗,口淡不渴,小便清长,大便稀溏,舌淡,苔白,脉弱等为主。

气虚和阳虚属阳气不足,故临床表现相似而都有面色白、神疲乏力、自汗等,但二者又有区别,气虚是虚而无"寒象",阳虚是虚而有"寒象",如怕冷、形寒肢冷、脉迟等。血虚和阴虚属阴液不足,故临床表现相似而都有消瘦、头晕、心悸、失眠等,但二者又有区别,血虚是虚而无"热象",阴虚是阴液亏损不能约束阳气而导致阳亢,故为虚而有"热象",如低热或潮热、口干、咽燥等。

(二)实证

实证是对人体感受外邪,或体内病理产物蓄积而形成的各种临床证候的概括。

实证邪气充盛,正气未虚,邪正斗争剧烈。实证的形成,一是外感六淫邪气侵犯人体;二是由于脏腑功能失调,以致痰饮、水湿、瘀血等病理产物停滞在体内所致。

实证由于邪气的性质及所在部位的不同,临床表现多种多样。常见的有发热,形体壮实,声高气粗,烦躁,胸胁、脘腹胀痛、拒按,大便秘结或热痢下重,小便短赤,苔厚腻,脉实有力等。

(三)虚证与实证的鉴别

辨别虚证、实证,必须四诊合参,通过观察患者的起病、形体的盛衰、精神的好坏、声音气息的强弱、痛处的喜按与拒按,以及舌、脉等方面进行综合分析(表6-5)。一般来说,实证多反映出有余、壅闭的征象,虚证多反映出不足、滑脱的征象。

表6-5 虚证与实证的鉴别

证型	病程	体质	形态	疼痛	大便	小便	舌象	脉象
虚证	久病	虚弱	精神萎靡,神倦乏力	隐痛喜按	稀溏	清长	舌淡嫩,少苔	细弱
实证	新病	壮实	精神兴奋,声高气粗	疼痛拒按	秘结	短赤	苔厚腻	实而有力

四、阴阳辨证

阴阳是概括病证类别的一对纲领,是八纲的总纲。其应用范围很广,大可以概括整个病情,小可以用于症状的分析。它概括了其他三对纲领,即表、热、实属阳,里、寒、虚属阴,故有人称八纲为"二纲六要"。一切病证,尽管千变万化,但总结起来不外阴证与阳证两大类。

(一)阴证

阴证是机体阳气虚衰或寒邪凝滞的证候。其病属寒、属虚,机体反应多呈衰退的表现。临床表现为精神萎靡,面色苍白,气短声低,畏寒肢冷,口不渴,便溏,尿清,舌质淡而胖嫩,苔白,脉迟弱等。

(二)阳证

阳证是机体热邪壅盛或阳气亢盛的证候。其病属热、属实,机体反应多呈亢盛的表现。临床表现为身热面赤,精神烦躁,气壮声高,呼吸气粗,口渴喜冷饮,大便秘结,小便短赤,舌红绛,苔黄,脉洪实等。

(三)阴证与阳证的鉴别

阴证与阳证的鉴别见表6-6。

表6-6 阴证与阳证的鉴别

四诊	阴证	阳证
望	面色苍白或暗淡,身重蜷卧,倦怠无力,萎靡不振,舌质淡而胖嫩,舌苔白而润滑	面色潮红或通红,狂躁不安,口唇燥裂,舌质红绛,舌苔厚甚则燥裂,或黑而生芒刺
闻	语声低微,静而少言,呼吸怯弱,气短	语声高亢,烦而多言,甚则狂言,呼吸气粗,喘促痰鸣
问	饮食减少,喜温热,口不渴,口淡无味,大便溏薄,小便清长或少	口干口苦,喜凉,烦渴引饮,大便燥结,小便短赤
切	疼痛喜按,身寒足冷,脉沉、细、涩、迟、弱,无力	疼痛拒按,身热足暖,脉浮、洪、滑、数、实而有力

（四）亡阴证与亡阳证

亡阴与亡阳是疾病的危重证候，通常在高热大汗或发汗太过，或剧烈吐泻、失血过多等阴液或阳气迅速亡失的情况下出现。

1.亡阴证

亡阴证是体内阴液大量消耗，阴液衰竭的病变和证候。临床表现主要有汗出而黏，如珠如油，呼吸短促，身热，手足温，烦躁不安，口渴欲饮，面色潮红，舌红而干，脉细数无力。

2.亡阳证

亡阳证是体内阳气严重耗损，阳气虚脱的病变和证候。临床表现主要有冷汗淋漓，汗质清稀，面色苍白，精神淡漠，身畏寒，手足厥冷，气息微弱，口不渴或渴喜热饮，舌淡，脉微欲绝。

阴阳是互根的，阴竭则阳必无所依而散越，阳亡则阴无以化而耗竭。所以亡阴可迅速导致亡阳，亡阳之后亦可出现亡阴，只不过是先后主次的不同而已。因此，临床应区分亡阴、亡阳的主次矛盾，才能做出及时、正确的救护措施。亡阴证、亡阳证的鉴别见表6-7。

表6-7　亡阴证、亡阳证的鉴别

证型	汗	四肢	其他症状	舌	脉	治则
亡阴证	汗热、味咸而黏	尚温畏热	面色潮红、全身发热、烦躁、昏迷、气促、渴喜冷饮	红绛而干	细数疾而按之无力或虚大	益气敛阴，救阴生津
亡阳证	汗冷、味淡不黏	厥冷畏寒	面色苍白、全身发凉、淡漠、昏迷、气微、口不渴或渴喜热饮	淡白滑润	微细欲绝或浮而空	益气固脱，回阳救逆

第二节　脏腑辨证施护

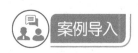 案例导入

案例解析

　　李某，女，65岁，2020年12月6日就诊。患者因气温骤降，反复心痛1月余。发作时心痛如绞，心痛彻背，喘不得卧，多因气候骤冷而发病或加重，伴形寒，甚则手足不温，冷汗自出，胸闷气短，心悸，面色苍白，苔薄白，脉沉紧。

　　请问：如何辨证？如何给予护理指导？

脏腑辨证是以脏腑学说为基础，根据脏腑的生理功能、病理变化，结合八纲、病因、气

血津液等理论,通过四诊所收集的资料,进行综合分析,借以推究病机,判断疾病的病势、部位、性质和正邪盛衰的一种辨证方法,是中医辨证体系中的重要组成部分。

脏腑病证是脏腑功能失调的反映。由于各个脏腑的生理功能不同,所以它所反映出来的病证也就不同。根据不同脏腑的生理功能及病理变化来辨析病证,这就是脏腑辨证的理论依据。所以熟悉各脏腑的生理功能及其病变规律,实乃掌握脏腑辨证的基础。病因病机辨证是脏腑辨证的基础。脏腑辨证除辨明病证所在的脏腑病位外,还需辨明病因和病机。如脏腑实证有寒、热、痰、瘀、水、湿等不同,脏腑虚证有阴、阳、气、血虚之别。只有辨明病因病机,才能为采取对应的护理措施提供确切依据。脏腑辨证,包括脏(腑)病辨证、脏腑兼病辨证两部分,以脏(腑)病辨证为主要内容,五脏病证常见致病因素见表6-8。

表6-8 五脏病证常见致病因素

五脏	虚证	实证
心	气、血、阴、阳	火、热、痰、瘀
肺	气、阴	六淫邪气、痰
脾	气、阳	湿、热
肝	血、阴	火、热、风、寒、湿、气郁
肾	气、阴、阳、精	—

一、脏(腑)病辨证

(一)心与小肠病辨证

心的主要功能是主血脉、主神志,其开窍于舌,与小肠相表里,故心的病变多表现在血液运行障碍和神志异常等方面。

心的病证有虚有实,虚证为气、血、阴、阳之不足,而致血行无力和神失所养;实则多为火、热、痰、瘀等邪气的侵犯,阻滞气血的运行,或扰乱神明。小肠主泌别清浊,故小肠发生病变时,会出现二便异常。

心与小肠病的主要临床表现为心悸、心烦、心痛、失眠多梦、健忘、神昏、谵语等。

1.心气虚证、心阳虚证及心阳暴脱证

心气虚证、心阳虚证及心阳暴脱证是心气不足,乃至心阳虚衰、暴脱所表现的证候。

【临床表现】心悸,气短,活动时加重,自汗,脉细弱或结代,为共有临床表现。兼见面白无华、乏力、舌淡、苔白,为心气虚证;兼见形寒肢冷、心胸憋闷、舌淡胖嫩或紫暗,为心阳虚证;兼见冷汗淋漓、四肢厥冷、口唇青紫、神志模糊、呼吸微弱、脉微欲绝等,则为心阳暴脱证。

【证候分析】本证多由久病体虚、禀赋不足、暴病伤阳,或年老体弱、脏气亏虚等因素引起。心气是推动心脏功能活动的动力,心气不足,鼓动无力,则心悸。气短、自汗、面白无华、舌淡、脉细弱等为一般气虚的见症。若病情进一步发展,气虚及阳,损及心阳,则为心阳虚证。心阳虚气血运行不畅,心脉阻滞,则心胸憋闷、舌质紫暗。心阳虚温煦不及,则形寒肢冷。若心阳虚进一步发展,或寒邪暴伤心阳,或瘀痰阻塞心窍,均可致心阳暴脱,出现冷汗淋漓、四肢厥冷、面色苍白、脉微欲绝等心阳虚衰的证候。上述三证关系密切,以心气虚证为基础,进而可致心阳虚证,直至心阳暴脱证。

心气虚证以心悸及气虚证为辨证要点,心阳虚证以心悸、胸闷、胸痛及阳虚证为辨证要点,心阳暴脱证以心阳虚及亡阳证为辨证要点。

2. 心血虚证、心阴虚证

心血虚证是由心血亏虚、心失濡养所导致的证候,心阴虚证是由心阴亏损、虚热内扰所导致的证候。

【临床表现】心悸、健忘、失眠多梦为心血虚与心阴虚的共同临床表现。兼见面白无华、眩晕、唇舌色淡、脉细,为心血虚证;兼见颧红、五心烦热、潮热盗汗、咽干口燥、舌红少津、脉细数,为心阴虚证。

【证候分析】本证多由久病耗伤阴血,或失血过多,或阴血不足,或情志不遂,耗伤心血所致。血不养心,则心悸、健忘、失眠多梦。血虚不荣,则眩晕、面色无华、唇舌色淡。心阴虚,阴不制阳,阳气偏亢,虚热内扰,故见五心烦热、潮热盗汗、舌红少津、脉细数。

心血虚证以心悸、失眠及血虚证为辨证要点,心阴虚证以心烦不宁及阴虚证为辨证要点。

3. 心火亢盛证

心火亢盛证是由心火炽盛导致的实热证候。

【临床表现】心胸烦热,失眠,甚或狂躁、谵语,面赤口渴,尿黄便结,舌尖红赤,苔黄,脉数有力;或口舌生疮,舌体糜烂疼痛,或见吐血、衄血等。

【证候分析】本证常因七情郁结化火,或火热之邪内侵,或过食辛辣、温补药物所致。心火内炽,热扰心神,轻则心胸烦热、失眠,重则狂躁、谵语。热甚津伤则口渴、便秘。心火下移小肠则尿黄、尿痛。火热燔灼,则见舌体糜烂疼痛或口舌生疮、舌尖红赤、吐血、衄血、苔黄、脉数有力等。

本证以心烦等神志症状及里实热证为辨证要点。

4. 心血瘀阻证

心血瘀阻证是由瘀血、寒邪、气滞、痰浊等阻滞心脉所表现的证候。

【临床表现】心悸怔忡,心胸憋闷或刺痛,痛引肩背内臂,时发时止,舌质紫暗或见瘀点、瘀斑,脉细涩或结代;或伴心胸闷痛,体胖痰多,身重困倦,舌苔白腻,脉沉滑或沉涩;或伴遇寒痛剧,得温痛减,形寒肢冷,舌淡苔白,脉沉迟或沉紧;或伴胁肋胀痛,善太息,舌淡红,脉弦。重者暴发绞痛,口唇青紫,肢厥神昏,脉微欲绝。

【证候分析】本证多继发于心气虚或心阳虚,久积的有形之邪痹阻心脉,证候性质属本虚标实,可因情绪激动、劳累受凉、过食肥腻、饮酒等而诱发或加重。心脉痹阻不通,心失所养则见心悸怔忡;不通则痛,则见心胸憋闷或刺痛、痛引肩背内臂。心血瘀阻,血脉循行不畅,故见面唇青紫,舌质紫暗或见瘀点、瘀斑,脉细涩或结代。如兼痰阻心脉,则心胸闷痛、体胖痰多、身重困倦、舌苔白腻、脉沉滑或沉涩。如兼寒凝心脉,则疼痛剧烈、得温痛减、肢冷形寒、舌淡苔白、脉沉迟或沉紧。如兼气机郁滞,气滞心脉,则见胁肋胀痛、善太息、脉弦。如若心阳暴脱，血脉凝滞不通，故心暴痛、口唇青紫、肢厥神昏、脉微欲绝。

本证以心悸怔忡、心胸闷痛为主症，伴瘀血、寒凝、气滞、痰浊的兼症为辨证要点。

5.痰迷心窍证

痰迷心窍证是由痰浊蒙闭心神所表现的证候。

【临床表现】脘闷作恶，意识模糊，语言不清，喉有痰声，甚则昏迷，舌淡嫩，苔白腻，脉滑；或精神抑郁，表情淡漠，神志痴呆，喃喃自语，举止失常；或突然昏倒，不省人事，口吐痰涎，喉中痰鸣，两目上视，手足抽搐等。

【证候分析】本证多因禀赋异常或七情所伤，气郁生痰；或因久病气滞，气结痰凝阻闭心神所致。痰蒙心神，可见精神抑郁、表情淡漠、神志痴呆、喃喃自语的癫证，也可见突然昏倒、不省人事、两目上视、手足抽搐之痫证，或见胸闷、痰多、苔腻、脉滑之痰浊蒙蔽心神证。痰涎壅盛，则呕吐痰涎、喉中痰鸣、舌淡、苔腻、脉滑。

本证以神志异常和痰浊见症为辨证要点。

6.痰火扰心证

痰火扰心证是火热痰浊之邪扰乱心神，表现出以神志异常为主的证候。

【临床表现】发热，面赤气粗，口苦，痰黄，喉间痰鸣，躁狂谵语，舌红，苔黄腻，脉滑数；或见失眠心烦，神志错乱，哭笑无常，狂躁妄动，甚则毁物、打人、骂人。

【证候分析】本证多因思虑郁怒、气郁化火、煎熬津液为痰，痰火内盛而致。痰火扰乱心神，则见失眠心烦、神志错乱、躁狂谵语、毁物、打人、骂人等。发热、面赤气粗、痰黄、喉中痰鸣、舌红、苔黄腻，均为痰热内盛之象。

本证以痰火内盛和神志异常的见症为辨证要点。

7.小肠实热证

小肠实热证是指心火炽盛下移小肠所表现的证候。

【临床表现】发热，心烦口渴，口舌生疮，小便赤涩，尿道灼热或尿血，舌红，苔黄，脉数。

【证候分析】本证多由心热下移小肠所致。心与小肠相表里，心移热于小肠，影响其泌别清浊的功能，则小便赤涩、尿道灼热或尿血。心烦口渴、口舌生疮、舌红、苔黄、脉数，均为里热之象。

本证以小便异常及火热上炎舌窍的见症为辨证要点。

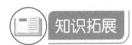

冠心病的辨证论治

　　冠心病的病机是以心的阴阳平衡失调为本、气滞血瘀为标，其临床多伴有心、肝、脾、肾的虚损，且每型中均有不同程度的气滞血瘀，所以治疗上也要酌情考虑，全面平衡。"补气"在本病治疗中有相当重要的作用。因血在脉中周流不息,有赖于心气或心阳之推动,气行则血行,气滞则血瘀,心血瘀滞又可导致心阴不足、心脉失养,则心气更加衰退,造成恶性循环,在清代王清任所著的《医林改错》一书中就有"元气即虚,必不能达血管,血管无气,必停留而瘀"的论述。所以在药方中加入黄芪、人参或党参等补气药物,可打断此恶性循环。

此病多虚、多瘀,所以在辨证中,不论何种类型均可佐以活血化瘀药,其中常用和有效的药物有瓜蒌、葛根、丹参、川芎、三七、赤芍、红花、毛冬青、黄精、玉竹、桑寄生、菟丝子等。尤其是丹参、三七、川芎、毛冬青,既能增加冠状动脉的血流量,又可降低心肌耗氧量。

（摘自《中医临床经验资料汇编》）

(二)肺与大肠病辨证

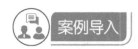

案例解析

张某,女,54岁,2018年4月8日就诊。患者2个月来因过度劳累后出现了呛咳气急,痰少质黏,偶见咳血,血色鲜红,混有泡沫痰涎,午后潮热,盗汗量多,口渴心烦,失眠,性情急躁,形体日益消瘦,舌干而红,苔薄黄而剥,脉细数。辅助检查显示结核菌素试验(+)。

请问:如何辨证?

肺的主要功能是主气,司呼吸,主宣发肃降,通调水道,主治节,朝百脉。其外合皮毛,开窍于鼻,与大肠相表里。大肠主传导、排泄糟粕。

肺的病证有虚有实,虚证多见气、阴不足,实证多由风、寒、燥、热等邪气侵袭或痰湿阻肺所致。

肺病的主要临床表现有咳嗽、气喘、胸痛等。

1.肺气虚证

肺气虚证是肺气不足,其主气、卫外功能失职所表现的证候。

【临床表现】咳喘无力,少气短息,动则气短,痰液清稀,声音低微,倦怠无力,面色淡白,或有自汗、畏风,易于感冒,舌淡,苔白,脉虚弱。

【证候分析】本证多因久患咳喘耗伤肺气,或禀赋不足,或它脏病变影响及肺,使肺的主气功能减弱所致。肺气亏虚,宣降失职,则见咳喘、痰液清稀、声音低微等。自汗、畏风、易于感冒、面色淡白、倦怠无力、声音低微、舌淡、脉虚弱,均为气虚之象。

本证以咳喘无力、咳痰清稀及气虚证为辨证要点。

2.肺阴虚证

肺阴虚证是肺阴不足,失于清肃,虚热内生所表现的证候。

【临床表现】干咳无痰,或痰少黏稠,不易咯出,或咳痰带血,口燥咽干,声音嘶哑,形体消瘦,午后潮热,五心烦热,颧红,盗汗,舌红少津,脉细数。

【证候分析】本证多由久咳伤阴、邪热恋肺或痨虫袭肺等耗伤肺阴所致。肺阴不足,虚热灼肺,肺失清肃,则咳嗽,且多为干咳、少痰、痰黏难咯、咳痰带血。声音嘶哑、口燥咽干、潮热、盗汗、五心烦热、颧红、脉细数,均为阴虚内热之象。

本证以干咳无痰或痰少而黏及阴虚证为辨证要点。

3. 风寒犯肺证

风寒犯肺证是感受风寒,肺卫失宣所表现的证候。

【临床表现】咳嗽,痰稀色白,鼻塞,流清涕,或兼恶寒发热,无汗,头身疼痛,苔薄白,脉浮紧。

【证候分析】本证多由外感风寒,肺卫失宣所致。感受风寒,肺失宣降,则咳嗽、咳痰稀白、鼻塞等。恶寒发热、无汗、头身疼痛、苔薄白、脉浮紧等均为风寒袭表之象。

本证以咳嗽、咳痰清稀兼风寒表证为辨证要点。

4. 风热犯肺证

风热犯肺证是由风热之邪侵袭肺卫所表现的证候。

【临床表现】咳嗽,咳痰黄稠,发热,微恶风寒,口微渴,或咽喉痛,头痛,舌尖红,苔薄黄,脉浮数。

【证候分析】本证由外感风热之邪袭肺,肺失宣降,卫气失调所致。风热袭肺,肺失清肃,则咳嗽、咳痰黄稠、咽喉痛。热伤津液,故口渴。发热、微恶风寒、头痛、舌尖红、苔薄黄、脉浮数,均为外感风热之象。

本证以咳嗽和风热表证为辨证要点。

5. 燥邪犯肺证

燥邪犯肺证是燥邪侵犯肺卫,肺系津液耗伤所表现的证候。

【临床表现】干咳无痰,或痰少而黏,口、唇、咽、鼻干燥,尿少,或身热恶寒,或胸痛,咳血,苔薄、干燥少津,脉浮数或细数。

【证候分析】本证多因秋令感受燥邪,耗伤肺津,或因诸邪伤津化燥而成。燥邪犯肺,损伤肺津,肺失清肃,则干咳无痰,或痰少而黏,甚则胸痛、咳血。燥邪伤津,津液不布,则口、唇、咽、鼻、干燥,尿少。燥邪袭表,则见身热恶寒、脉浮等表证。燥邪有凉燥与温燥之分。若为温燥,可见舌尖红或舌红、苔薄黄、脉数,伤津较重则多见脉细数;若为凉燥,则见舌干、苔薄白。

本证以肺系症状及干燥少津为辨证要点。

6. 痰热壅肺证

痰热壅肺证是热邪挟痰,壅阻于肺所表现的肺经实热证候。

【临床表现】咳嗽,咳痰黄稠,呼吸气促,甚则鼻翼翕动,或痰中带血,或咳吐脓血腥臭痰,发热,口渴,胸痛,烦躁不安,小便黄,大便秘结,舌红,苔黄腻,脉滑数。

【证候分析】本证多因痰热互结,肺失清肃而引发。热邪壅肺,煎熬津液成痰,痰热壅阻,肺气不利,则咳嗽、呼吸气促、鼻翼翕动、痰黄稠。热蒸肉腐,血败成脓,则胸痛、咳吐脓血腥臭痰。兼有里实热证,则烦躁不安、发热、口渴、小便黄、大便秘结、舌红、苔黄腻、脉滑数。

本证以咳嗽、痰黄稠及里实热证为辨证要点。

7. 痰湿阻肺证

痰湿阻肺证是由痰湿壅结,阻滞于肺而表现的证候。

【临床表现】咳嗽,痰多、质黏、色白、易咯出,胸闷,或见气喘,喉中痰鸣,舌苔白腻,脉滑。

【证候分析】本证多因脾气亏虚,或久咳伤肺,或感受寒湿等引起。痰湿阻肺,肺气不利,则咳嗽、多痰、痰黏色白易于咯出。痰湿阻滞,气道不利,则胸闷、气喘、舌苔白腻、脉滑。

本证以咳喘、痰湿内盛为辨证要点。

8. 大肠湿热证

大肠湿热证是湿热蕴结大肠,传导失职所表现的证候。

【临床表现】腹痛泄泻,下痢脓血,里急后重,肛门灼热,小便短赤,发热,口渴,舌红,苔黄腻,脉滑数。

【证候分析】本证多由饮食不慎,食入不洁之物,湿热邪毒侵犯肠道所致。湿热蕴结大肠,传导失职,则见腹痛、里急后重、肛门灼热。湿热熏灼,脉络损伤,故下痢脓血。湿热内蕴,则见发热、口渴、舌红、苔黄腻、脉滑数。

本证以下痢及湿热证为辨证要点。

9. 大肠津亏证

大肠津亏证是由于阴液亏虚,传导不利所表现的证候。

【临床表现】大便秘结干燥,难于排出,数日一行,口干咽燥,或口臭,头晕,舌红少津,苔黄燥,脉细。

【证候分析】本证多因素体阴虚,或久病伤阴,或热病津伤未复,或妇女产后出血过多,或老年津亏等因素所致。津液不足,肠失濡润,则大便干结、难于排出、数日一行。阴液亏虚,则口干咽燥、头晕、舌红少津、苔黄燥、脉细。

本证以大便难下、津亏失润为辨证要点。

(三)脾与胃病辨证

脾的主要功能是主运化、统血,胃的主要功能是主受纳、腐熟水谷,脾与胃相表里,共同完成饮食物的消化、吸收与输布,为气血生化之源、后天之本。

脾胃病证皆有寒热虚实,但脾病多见虚证,胃病多见实证。脾病以阳气虚衰,运化失调,水湿、痰饮内生为常见。胃病以受纳、腐熟功能障碍,胃气上逆为主。

脾病常见纳差、腹胀、便溏、浮肿、出血等;胃病多见脘痛、呕吐、嗳气、呃逆等。

1. 脾气虚证

脾气虚证是脾气不足,运化失职所表现的证候。

【临床表现】食少,纳呆,食后脘腹胀满尤甚,便溏,少气懒言,四肢倦怠,消瘦,面色萎黄,舌淡,苔白,脉缓弱无力。

【证候分析】本证多由饮食不节、过度劳倦或受其他疾病的影响,耗伤脾气所致。脾气虚运化失常,则见食少、纳呆、食后脘腹胀满尤甚、便溏、消瘦等。少气懒言、四肢倦怠、面色萎黄、舌淡、苔白、脉缓弱无力等,为气虚的一般表现。

本证以食少、腹胀、便溏及气虚证为辨证要点。

2. 脾阳虚证

脾阳虚证是脾阳虚衰,阴寒内生所表现的证候。

【临床表现】腹胀纳少,脘腹冷痛,喜温喜按,口淡不渴,四肢不温,大便稀溏或下利清谷,肢体浮肿,白带清稀、量多,舌质淡胖或有齿痕,苔白滑,脉沉迟无力。

【证候分析】本证多由脾气虚发展而来,原始病因与脾气虚相同,部分病例可因肾阳虚不能温煦脾阳所致。脾虚失运则腹胀纳少、腹痛、大便稀溏或下利清谷。脾阳虚水湿不化,阴寒内生则肢体浮肿、白带清稀且量多、四肢不温、口淡不渴、舌淡胖、苔白滑、脉沉迟无力等。

本证以脾虚失运及虚寒证为辨证要点。

3. 中气下陷证

中气下陷证是脾气虚,升举无力而反下陷所表现的证候。

【临床表现】脘腹有坠胀感,食后益甚;或便意频数,肛门重坠;或久痢不止,甚至脱肛;或内脏下垂;或小便混浊如米泔。伴见少气无力,头晕目眩,肢体倦怠,食少便溏,舌淡,苔白,脉虚弱。

【证候分析】本证多由脾气虚进一步发展而来。脾虚气陷,升举无力,内脏下垂,则脘腹坠胀、便意频数、脱肛、小便浑浊如米泔。清气不升,则头晕目眩。少气无力、肢体倦怠、食少便溏、舌淡、苔白、脉弱等均为脾气虚弱之象。

本证以脾虚气坠及内脏下垂为辨证要点。

4. 脾不统血证

脾不统血证是脾气虚弱,不能统摄血液所表现的证候。

【临床表现】面色无华,食少便溏,神疲乏力,少气懒言,舌淡,脉细弱,并见便血、尿血、肌衄、鼻衄、齿衄,或妇女月经过多、崩漏等。

【证候分析】本证多因久病脾气虚弱,以致气虚统摄无权所致。脾失统摄,血溢脉外,则见肌衄、便血、尿血、月经过多、崩漏。食少便溏、神疲乏力、舌淡、脉细弱等,均为脾气虚之象。

本证以脾气虚及出血证为辨证要点。

5. 寒湿困脾证

寒湿困脾证是寒湿内阻,脾阳受困所表现的证候。

【临床表现】脘腹痞闷,不思饮食,泛恶欲吐,口黏不爽,腹痛便溏,头身困重,肢体浮肿,舌淡胖,苔白腻,脉濡缓。

【证候分析】本证多因贪凉饮冷、过食生冷瓜果、冒雨涉水、居住潮湿,寒湿之邪内侵脾胃;或脾阳素虚,寒湿内生而致。寒湿内困,脾胃升降失常,则脘腹胀闷、不思饮食、泛恶欲吐、腹痛便溏。头身困重、口黏不爽、浮肿、舌淡胖、苔白腻、脉濡缓,皆为寒湿内中之象。

本证以脾胃纳运失常及寒湿内盛证为辨证要点。

6. 脾胃湿热证

脾胃湿热证是湿热蕴结中焦,脾胃纳运功能失职所表现的证候。

【临床表现】脘腹痞闷,纳呆呕恶,口黏而甜,肢体困重,大便溏泄不爽,或面目肌肤发黄,或皮肤发痒,或身热起伏,汗出热不解,舌红,苔黄腻,脉滑数。

【证候分析】本证多由感受湿热外邪,或过食肥甘,酿成湿热,蕴结脾胃所致。湿热内蕴,脾胃纳运失职,则见脘腹痞闷、纳呆呕恶、大便溏泄不爽。口黏而甜、肢体困重、身热起伏、汗出热不解、面黄、舌红、苔黄腻、脉滑数,均为湿热蕴结之象。

本证以脾胃纳运功能障碍及湿热内蕴为辨证要点。

7. 胃阴虚证

胃阴虚证是胃阴不足,胃失濡润所表现的证候。

【临床表现】胃脘隐痛或嘈杂,饥不欲食,口燥咽干,大便干结,小便短少,或脘痞不舒,或干呕呃逆,舌红少津,脉细数。

【证候分析】本证多由温热病后热盛伤津,胃火炽盛或嗜食辛辣等所致。胃阴不足,胃失滋润、和降,则胃脘痛或脘痞不舒、饥不欲食、干呕呃逆。胃阴亏虚不能滋润,则口燥咽干、大便干结、小便短少、舌红少津、脉细数。

本证以胃失和降及阴亏失润为辨证要点。

8. 寒凝胃脘证

寒凝胃脘证是阴寒凝滞胃腑所表现的证候。

【临床表现】胃脘冷痛,轻则绵绵不已,重则拘急剧痛,遇寒加重,得温则减,口淡不渴,或口泛清水,恶心呕吐,舌苔白润,脉弦或迟。

【证候分析】本证多由过食生冷、脘腹受凉或因脾胃阳气素虚,以致寒凝于胃脘所致。寒邪在胃,气机郁滞,故胃脘冷痛、口泛清水、恶心呕吐。口淡不渴、舌苔白润、脉迟,均是胃有实寒之象。

本证以脘腹冷痛及实寒证为辨证要点。

9. 胃火炽盛证

胃火炽盛证是胃中火热炽盛,胃失和降所表现的实热证。

【临床表现】胃脘灼痛,吞酸嘈杂,或食入即吐,渴喜冷饮,消谷善饥,口臭,或牙龈肿痛溃烂,齿衄,大便秘结,小便短黄,舌红,苔黄,脉滑数。

【证候分析】本证多由平素过食辛辣肥甘,化热生火,或情志不遂,气郁化火犯胃所致。火热灼胃,则胃脘灼痛、消谷善饥、齿龈肿痛溃烂、齿衄。渴喜冷饮、口臭、大便秘结、小便短黄、舌红、苔黄、脉滑数,均为里实热盛之象。

本证以胃脘灼痛及里实热证为辨证要点。

10.食滞胃脘证

食滞胃脘证是饮食停滞胃脘所表现的证候。

【临床表现】脘腹胀满疼痛,嗳腐吞酸,或呕吐酸腐馊物,吐后腹痛得减,厌食,矢气酸臭,便溏,泻下物酸腐臭秽,舌苔厚腻,脉滑。

【证候分析】本证多因饮食不节,暴饮暴食,或食用不易消化食物,饮食停滞于胃脘所致。食滞胃脘,胃失通降,则脘腹胀满疼痛、便溏、厌食。嗳腐吞酸、呕吐酸腐馊物、腹痛、矢气酸臭、泻下物酸腐臭秽、苔厚腻、脉滑,均为食滞内停之象。

本证以脘腹胀满疼痛,呕、泻酸腐臭秽物为辨证要点。

(四)肝与胆病辨证

肝的主要功能是主疏泄,主藏血,开窍于目,与胆相表里。胆贮藏、排泄胆汁,以助消化,与情志有关。

肝的病证有虚有实。虚证多见肝之阴血不足;实证多见气郁、火盛,以及寒、湿、热等内犯所致;肝阳上亢,肝风内动,多为虚实夹杂之证。

肝病的主要临床表现为胸胁或少腹胀痛、窜痛,烦躁易怒,肢体震颤,手足抽搐,目疾,月经不调,睾丸引痛等。

1.肝气郁结证

肝气郁结证是肝失疏泄,气机郁滞所表现的证候。

【临床表现】情志抑郁,胸胁或少腹胀闷窜痛,善太息,纳呆嗳气,或咽部有异物感,或颈部有瘿瘤,或胁下有痞块;妇女还可见乳房胀痛,痛经,月经不调,甚则闭经;脉弦涩。

【证候分析】本证多因情志不遂,肝的疏泄功能失常而致。肝失疏泄,气机郁滞,故情志抑郁、胸闷不舒、喜太息、胸胁或少腹胀闷窜痛、脉弦及妇女可见痛经、乳房胀痛等。肝失疏泄,气郁生痰,气滞血瘀,则见咽部有异物感、瘿瘤、痞块、月经不调、经前乳房胀痛、痛经、闭经、脉弦涩等。

本证以情志抑郁、胸胁或少腹胀闷、窜痛、月经不调为辨证要点。

2.肝火上炎证

肝火上炎证是以肝经气火上逆,火热炽盛于上为特征的证候。

【临床表现】头晕胀痛,面红目赤,心烦易怒,口苦咽干,失眠或噩梦纷纭,胁肋灼痛,耳鸣耳聋,大便秘结,小便短赤,或吐血、衄血,或目赤肿痛,舌红,苔黄,脉弦数。

【证候分析】本证多由肝郁化火,过食辛辣肥甘蕴热化火,或它脏火热累及于肝所致。肝经火热炽盛,上扰清窍,则头晕胀痛、面红目赤、耳鸣耳聋;热扰心神,则心烦易怒、失眠、噩梦纷纭等。热盛迫血妄行,则吐血、衄血。口干、小便短赤、大便秘结、舌红、苔黄、脉弦数,均为肝火内盛之象。

本证以肝经循行部位实火炽盛症状为辨证要点。

3. 肝血虚证

肝血虚证是因肝血不足,双目、爪甲、筋等肝系组织器官失养所表现的证候。

【临床表现】眩晕耳鸣,面白无华,爪甲不荣,两目干涩,视物模糊,夜盲,或见肢体麻木,筋脉拘挛,月经量少或闭经,舌淡,脉细。

【证候分析】本证多因生血不足,失血过多,或久病耗伤肝血所致。肝开窍于目,肝血不足,目失濡养,则两目干涩、视物模糊、夜盲;肝在体合筋,爪为筋之余,筋失所养,则肢体麻木、筋脉拘挛、爪甲不荣;肝血不足,冲任失养,则经少、经闭等。眩晕、面白无华、舌淡、脉细等为血虚的一般表现。

本证以筋脉、目、爪甲失养及血虚证为辨证要点。

4. 肝阴虚证

肝阴虚证是肝阴不足,虚热内扰所表现的证候。

【临床表现】头晕耳鸣,胁肋隐痛,两目干涩,视物模糊,咽干口燥,五心烦热,潮热盗汗,舌红,脉弦细数。

【证候分析】本证多由情志不遂,气郁化火,或温热病后期耗伤肝阴,或因肝血虚而致肝阴不足。肝阴不足,头、目、筋脉失养则头晕耳鸣、两目干涩、视物模糊、胁肋隐痛。五心烦热、潮热盗汗、咽干口燥、舌红少津、脉细数,均为阴虚内热之象。

本证以头、目、筋脉、肝脉失养及阴虚证为辨证要点。

5. 肝阳上亢证

肝阳上亢证是肝阳亢扰于上,肝肾阴虚于下所表现的证候。

【临床表现】头目胀痛,眩晕耳鸣,面部烘热,急躁易怒,口苦咽干,腰膝酸软,五心烦热,舌红,苔少,脉弦细数。

【证候分析】本证常因素体阳旺,内伤七情,或慢性病耗伤肝肾阴液所致。肝阳上亢是下虚上实、本虚标实的证型,由肝肾阴虚,阴不能制阳,导致肝阳上亢。肝阳上扰头目则见头目胀痛、眩晕、面部烘热、急躁易怒、口苦咽干等。肝肾阴虚,精气不能上充于耳,故耳鸣。肝肾阴亏,则腰膝酸软、五心烦热、舌红、少苔、脉弦细数等。

本证以头目胀痛、眩晕耳鸣、腰膝酸软为辨证要点。

6. 肝阳化风证

肝阳化风证是肝阳亢逆无制而表现的一类动风证候。

【临床表现】眩晕欲仆,头痛头摇,项强肢麻,肢体震颤,语言不利,步履不稳,舌红,脉弦细。或猝然昏倒,不省人事,口眼㖞斜,半身不遂,舌强语謇,喉中痰鸣。

【证候分析】本证多由肝阳上亢进一步发展而来,常因肝肾阴液亏耗于下,潜阳之力不足,肝阳亢逆无制而成。肝阳亢逆化风,则见眩晕欲仆、项强肢麻、震颤头摇、语言不利、步履不稳等动风之象,甚则出现猝然昏倒、不省人事、口眼㖞斜、半身不遂、舌强语謇、喉中痰鸣等脑卒中表现。舌红、脉弦细为肝肾阴亏的表现。

本证以在肝阳上亢证的基础上,又突见动风之象为辨证要点。

7.热极生风证

热极生风证是热邪亢盛,燔灼筋脉所表现的动风证候。

【临床表现】高热烦躁,躁扰不安,抽搐项强,两目上翻,甚则角弓反张,神志昏迷,舌红,苔黄,脉弦数。

【证候分析】本证多见于外感温热病的中、后期。邪热炽盛,燔灼肝经而动风,则见抽搐项强、角弓反张、两目上翻。热入心包,心神被扰,则见烦躁不宁,甚则神志昏迷。高热、舌红、苔黄、脉数为内热的表现。

本证以高热兼动风之象为辨证要点。

8.肝胆湿热证

肝胆湿热证是湿热蕴结肝胆,疏泄失职所表现的证候。

【临床表现】胁肋胀痛灼热,口苦,泛呕,纳呆,大便不调,小便短黄,苔黄腻,脉弦滑数。或身目发黄,寒热往来;或阴囊湿疹,睾丸肿胀热痛,女子带下黄臭、外阴瘙痒。

【证候分析】本证多由感受湿热之邪、嗜食肥甘、脾胃运化失常等化生湿热蕴结肝胆所致。湿热蕴结肝胆,胆失疏泄,则见泛呕、寒热往来;胆热上炎,则见口苦;胆汁泛溢,则见身目发黄;湿热阻滞经络,则见胁肋胀痛、阴囊湿疹、睾丸肿胀热痛、带下黄臭、外阴瘙痒等。大便不调、苔黄腻、脉滑数均为湿热蕴结之象。

本证以胁肋胀痛、身目发黄、阴部瘙痒及湿热内蕴证为辨证要点。

9.寒凝肝脉证

寒凝肝脉证是寒邪凝滞肝经所表现的证候。

【临床表现】少腹冷痛,睾丸坠胀,阴囊冷缩,痛引少腹,遇寒加重,得温痛减,苔白,脉弦紧。

【证候分析】本证多因外感寒邪侵袭肝经,肝经气血凝滞而发病。肝脉绕阴器、抵少腹,寒主收引凝滞,寒凝肝脉,气血凝涩,故少腹冷痛、睾丸坠胀、阴囊冷缩、痛引少腹、遇寒痛重、得温痛减。苔白、脉弦紧均属阴寒内盛之象。

本证以少腹及阴部冷痛、脉弦紧为辨证要点。

10.胆郁痰扰证

胆郁痰扰证是胆失疏泄,痰热内扰所表现的证候。

【临床表现】惊悸不寐,烦躁不安,口苦泛恶,胸闷胁胀,多有情志不悦的病史,头晕目眩,舌苔黄腻,脉弦滑。

【证候分析】本证多由情志不舒,肝气郁结化火生痰,痰热内扰,胆失疏泄所致。痰热内扰,胆失疏泄,则口苦泛恶、胸闷胁胀、惊悸不寐;热扰心神,则烦躁不安;胆热上炎,则头晕目眩。舌苔黄腻、脉滑均为痰热内蕴之象。

本证以惊悸失眠、头晕泛恶、苔黄腻为辨证要点。

（五）肾与膀胱病辨证

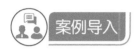

案例解析

> 蒋某,男,68 岁,2019 年 12 月 7 日就诊。患者全身水肿 5 年余,病情反复,未经系统治疗。现见全身水肿,下肢明显,按之没指,小便短少,身体困重,胸闷,纳呆,泛恶,苔白腻,脉沉缓。
>
> 请问:如何辨证?

肾的主要功能是藏精,主水,主骨生髓充脑,主纳气,开窍于耳及二阴。肾为先天之本,藏真阴而寓元阳,只宜固藏,不宜外泄。五脏之病,穷必及肾,任何疾病发展到严重阶段,都可累及到肾,所以肾病多为虚证,其虚多为阴、阳、精、气亏损。膀胱主要有贮尿与排尿功能,膀胱病多湿热证。

肾病的常见临床表现为腰膝酸软,腰痛,耳鸣耳聋,齿松发脱,阳痿遗精,不育不孕,女子经少、经闭等。膀胱病的常见临床表现有尿频,尿急,尿痛,遗尿及尿失禁等。

1. 肾气虚证

肾气虚证是肾气亏虚所表现的证候。

【临床表现】腰膝酸软,头晕耳鸣,神疲乏力,健忘,性功能减退,舌淡,脉沉弱。

【证候分析】本证多因年老体弱,或先天不足、房劳过度所致。腰为肾之府,肾气虚则腰膝酸软。肾气之虚,肾之精气不能交耳,故听力减退、耳鸣。肾精气不足,髓海空虚,则头晕、健忘。肾主生殖,肾气亏虚,故性功能减退。舌淡、脉沉弱均为肾气虚之象。

本证以腰膝酸软、头晕耳鸣、性功能减退等为辨证要点。

2. 肾阳虚证

肾阳虚证是肾脏真阳亏虚所表现的证候。

【临床表现】腰膝酸软,形寒肢冷,下肢为甚,头晕耳鸣,神疲乏力,男子阳痿早泄,女子宫寒不孕,小便清长,夜尿频多,浮肿,或五更泄,面色㿠白,舌淡胖,脉沉弱。

【证候分析】本证多因素体阳虚、年高肾亏、房劳过度耗伤肾阳所致。肾主生殖,肾阳虚,生殖功能减退,则腰膝酸冷、男子阳痿早泄、女子宫寒不孕。肾阳虚,火不生土,气化失权,则见五更泄、小便清长、夜尿频多、浮肿。舌淡胖、脉沉弱、神疲、肢冷等均为阳虚生寒之象。

本证以生殖功能减退、腰膝酸冷等虚寒之象为辨证要点。

3. 肾气不固证

肾气不固证是肾气亏虚,封藏、固摄无权所表现的证候。

【临床表现】腰膝酸软,神疲乏力,小便频数,余沥不尽或小便失禁,男子滑精早泄,女子月经淋漓不净,白带清稀,胎动易滑,舌淡,苔白,脉沉弱。

【证候分析】本证多由年高肾气衰弱,或先天肾气不充,或久病劳损伤肾,致肾气亏损,失其封藏、固摄之职所致。肾气亏虚,失于充养,则腰膝酸软、神疲乏力、舌淡、苔白、脉沉弱。肾失封藏,气化无权,则见小便频数、尿后余沥、小便失禁、滑精早泄、白带清稀、滑胎。

本证以肾与膀胱不能固摄的见症为辨证要点。

4.肾虚水泛证

肾虚水泛证是肾阳亏虚不能主水,水湿泛滥所表现的证候。

【临床表现】全身水肿,以腰以下尤甚,按之没指,腹部胀满,小便短少,腰膝酸冷,畏寒肢冷,或见心悸、气短、喘咳痰鸣,舌淡胖嫩有齿痕,苔白滑,脉沉细。

【证候分析】本证多由素体虚弱,久病失调,肾阳虚弱不能温化水液,以致水湿泛溢所致。肾阳虚衰,温化无权,水湿泛溢,则见全身水肿、腹部胀满、小便短少,或水气凌心犯肺的心悸、气短、喘咳痰鸣等。腰膝酸冷、舌淡胖嫩有齿痕、苔白滑、脉沉细均为肾阳亏虚之象。

本证以水肿,腰以下尤甚,伴腰膝酸冷等虚寒证为辨证要点。

5.肾不纳气证

肾不纳气证是肾气虚衰,气不归元所表现的证候。

【临床表现】久病咳喘,呼多吸少,气不得续,动则喘息益甚,腰膝酸软,自汗神疲,声音低怯,舌淡,苔白,脉沉细无力。或气息短促,颧红心烦,咽干口燥,舌红、苔少,脉细数。或喘息加剧,冷汗淋漓,肢冷面青,脉浮大无根。

【证候分析】本证多由久咳久喘,或年老体弱、肾气虚衰,或劳伤肾气致肾虚及肺,本证实乃肺肾气虚的综合征。肺为气之主,肾为气之根,肾气亏虚,气失摄纳,则见呼多吸少、气不得续、动则喘息益甚、腰膝酸软。自汗神疲、声音低怯、舌淡、苔白、脉沉细无力为肾气虚偏阳虚之候。若肾气不足偏于阴虚,则可见颧红心烦、咽干口燥、舌红、苔少、脉细数等。喘息加剧、冷汗淋漓、肢冷面青、脉浮大无根等为肾阳衰微,阳气欲脱之候。

本证以咳喘、呼多吸少、气不得续、腰膝酸软等为辨证要点。

6.肾精不足证

肾精不足证是肾精亏损,生长发育迟缓,早衰,生殖功能低下所表现的证候。

【临床表现】小儿发育迟缓,身材矮小,智力、动作迟钝,囟门迟闭,骨骼痿软;男子精少不育,女子经闭不孕等生殖功能减退;成人早衰,发脱齿摇,耳鸣耳聋,健忘恍惚,足痿无力。

【证候分析】本证多因禀赋不足、先天不充,或后天失养、久病不愈、房劳过度等所致。肾为先天之本,肾精亏少,不能化气生血、长骨充肌,则小儿发育迟缓、身材矮小、智力与动作迟钝、囟门迟闭、骨骼痿软。肾精不足,生殖无源,则男子精少不育、女子经闭不孕等性功能减退。肾主骨生髓,齿为骨之余,精亏髓少不能充骨养脑,则见发脱齿摇、耳鸣耳聋、健忘恍惚等早衰现象。

本证以生长发育迟缓、生殖功能低下、早衰等为辨证要点。

7.肾阴虚证

肾阴虚证是肾阴亏虚,虚热内生所表现的证候。

【临床表现】腰膝酸软,眩晕,健忘,少寐,耳鸣耳聋,发脱齿摇,咽干舌燥,入夜为甚,形体消瘦,五心烦热,或潮热盗汗,男子梦遗,女子梦交,舌红,苔少而干,脉细数。

【证候分析】本证多由久病伤肾,或房劳过度,或失血耗液,或过服温燥伤阴之品,耗伤肾阴所致。肾阴亏虚,组织、官窍失养,则见腰膝酸软、眩晕、健忘、少寐、耳鸣耳聋、发脱齿摇、咽干舌燥、形体消瘦。阴不制阳,虚热内亢,则见五心烦热、潮热盗汗、男子梦遗、女子梦交。舌红、苔少而干、脉细数等均为阴虚内热之象。

本证以腰膝酸软、眩晕、耳鸣及虚热证为辨证要点。

8.膀胱湿热证

膀胱湿热证是湿热蕴结膀胱,气化不利所表现的证候。

【临床表现】尿急尿频,尿道灼热,尿黄赤短少,或尿血,或尿有砂石,伴有发热、腰痛,舌红,苔黄腻,脉数。

【证候分析】本证多由外感湿热之邪蕴结膀胱,或饮食不节,湿热内生,下注膀胱所致。湿热蕴结,膀胱气化失常,则尿急尿频、尿道灼热、尿黄赤短少或尿血等。发热、舌红、苔黄腻、脉数,则是湿热之象。

本证以尿急、尿频、尿道灼热及湿热之象为辨证要点。

二、脏腑兼病辨证

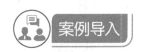

案例解析

> 患者既有咳嗽痰少、痰中带血、口干咽燥、声音嘶哑,又见腰膝酸软、形体消瘦、潮热盗汗,舌红,少苔,脉细数。
>
> 请问:如何确定病位?

凡两个或两个以上脏腑同时发病者,称为脏腑兼病(表6-9)。

脏腑兼病证候有脏与脏相兼、脏与腑相兼、腑与腑相兼等,本节主要讨论前述未论及的一些临床常见脏腑兼病证候。

表6-9 五脏病证的代表性临床表现

五脏	脏病的临床表现	与之相表里的腑	腑病的临床表现
心	心悸、怔忡、失眠	小肠	小便黄、尿痛、大便干甚则便血
肺	咳喘、咯痰、胸痛	大肠	大便干结或不利
脾	腹胀、纳差、便溏	胃	纳差、脘痞、呕恶、嗳气
肝	胁肋及少腹疼痛、情志不舒	胆	口苦、厌油、黄疸
肾	腰膝酸软、泌尿系统及生殖系统异常	膀胱	小便异常、小便失禁

（一）心肺气虚证

心肺气虚证是心肺两脏气虚，相互影响所表现的证候。

【临床表现】胸闷心悸，咳喘气短，动则尤甚，痰液清稀，声音低怯，头晕神疲，自汗乏力，面白无华，舌淡苔白或舌淡紫，脉细无力。

【证候分析】本证多由久病咳喘、禀赋不足或年高体弱等耗伤心肺之气所致。肺主呼吸，心主血脉，赖宗气的推动作用协调两脏的功能。肺气虚弱，宗气生成不足，则使心气亦虚。反之，心气先虚，宗气耗散，亦致肺气不足，从而导致心肺气虚。心气不足，鼓动无力，则心悸、舌淡紫、脉细无力。肺气虚，宣降失职，则胸闷、咳喘、痰液清稀。气短、声音低怯、头晕神疲、自汗乏力、面白无华、舌淡、脉细无力均为气虚之象。

本证以心悸、咳喘兼气虚证为辨证要点。

（二）心脾两虚证

心脾两虚证是心血亏损，脾气虚弱所表现的证候。

【临床表现】心悸健忘，失眠多梦，头晕，饮食减少，腹胀便溏，面色萎黄，倦怠乏力，或皮下出血，月经量少色淡，或崩漏，闭经，舌淡，脉细弱。

【证候分析】本证多由久病失调、慢性出血、思虑过度等致心血耗伤，脾气受损所致。脾为气血生化之源，又具统血之功。脾气虚，生血不足或统摄无权，血溢脉外，导致心血虚。心血不足，无以化气，脾气亦虚，则形成心脾两虚。心血不足，神失所养，则心悸健忘、失眠多梦。脾气亏虚，脾失健运，脾不统血，则饮食减少、腹胀便溏、倦怠乏力、面色萎黄、皮下出血、月经量少色淡、崩漏、闭经、舌淡、脉细弱等。

本证以心悸失眠、食少腹胀、慢性出血及气血亏虚证等为辨证要点。

（三）心肾不交证

心肾不交证是心肾水火既济的功能失调所表现的证候。

【临床表现】心烦失眠，心悸健忘，头晕耳鸣，腰膝酸软，咽干，遗精，潮热盗汗，舌红，少苔，脉细数。

【证候分析】本证多由久病劳倦、思虑太过、情志化火、外感热病等耗伤心肾之阴所致。阴虚阳亢，心神被扰，则心烦失眠、心悸健忘。肾阴亏虚，虚热内生，则腰膝酸软、遗精、潮热盗汗、舌红、少苔、脉细数等。

本证以失眠、惊悸、遗精、腰膝酸软伴阴虚证为辨证要点。

（四）心肾阳虚证

心肾阳虚证是心肾阳气虚衰，失于温运而表现的虚寒证候。

【临床表现】心悸，形寒肢冷，小便不利，肢体浮肿，神疲乏力，甚则唇甲青紫，舌青紫暗淡，苔白滑，脉沉微。

【证候分析】本证多由久病不愈或劳倦内伤所致。心阳亏虚，运血无力，则心悸，唇甲、舌质青紫。肾阳亏虚，气化不利，则肢体浮肿、小便不利。形寒肢冷、神疲乏力、舌淡、苔白滑、脉沉微等均是阳虚之象。

本证以心悸、肢体浮肿兼虚寒证为辨证要点。

（五）肝脾不调证

肝脾不调证是肝失疏泄,脾失健运所表现的证候。

【临床表现】胁肋胀满窜痛,情志抑郁或急躁易怒,纳呆腹胀,大便溏结不调,或腹痛欲泻,泻后痛减,苔白腻,脉弦。

【证候分析】本证多因情志不遂,郁怒伤肝,或饮食不节,劳倦伤脾所致。肝郁失疏,则胁肋胀满窜痛、情志抑郁或急躁易怒、脉弦等。肝郁乘脾,脾失健运,则纳呆腹胀、大便溏结不调、腹痛泄泻。

本证以胸胁胀满、腹痛肠鸣、泄后痛减等为辨证要点。

（六）肝胃不和证

肝胃不和证是肝气郁结犯胃,胃失和降所表现的证候。

【临床表现】胁肋或胃脘胀满窜痛,呃逆嗳气,吞酸嘈杂,郁闷或烦躁易怒,苔薄黄,脉弦。

【证候分析】本证多因情志不遂,肝气横逆犯胃所致。肝气郁结,疏泄失职,则见胁肋或胃脘胀满窜痛、郁闷或烦躁易怒、脉弦等。肝气犯胃,胃失和降,则呃逆嗳气、吞酸嘈杂等。气郁而化热,则苔黄。

本证以胁肋或胃脘胀满窜痛、呃逆嗳气等为辨证要点。

（七）肝火犯肺证

肝火犯肺证是肝经气火亢盛,上逆犯肺所表现的证候。

【临床表现】胸胁灼痛,急躁易怒,头晕头胀,目赤,烦热口苦,咳逆上气,甚则咳血,舌红,苔薄黄,脉弦数。

【证候分析】本证多因情志郁结,肝郁化火,上逆犯肺所致。肝气升发,肺气肃降,二者升降相因,则气机调畅。肝脉贯膈上肺,肝气升发太过,气火上逆,循经犯肺,成肝火犯肺证,又称"木火刑金"。肝火内炽,则见胸胁灼痛、急躁易怒、头晕头胀、目赤、烦热口苦、舌红、苔薄黄、脉弦数。肝火上逆犯肺,肺失清肃,则咳逆上气、咳血。

本证以胸胁灼痛、咳血、易怒及里实热证为辨证要点。

（八）肝肾阴虚证

肝肾阴虚证是肝肾阴液亏虚,虚火内扰所表现的证候。

【临床表现】头晕目眩,视物模糊,耳鸣健忘,胁痛,腰膝酸软,咽干口燥,颧红,盗汗,五心烦热,遗精,月经不调,舌红,少苔,脉象细数。

【证候分析】本证多因久病失调,房劳过度,情志内伤等引起。肝肾阴虚,滋养不足,则头晕目眩、耳鸣健忘、咽干口燥、视物模糊、腰膝酸软、胁痛、月经不调。虚火扰动精室,则遗精。五心烦热、盗汗、颧红、舌红、少苔、脉细数均为阴虚内热之象。

本证以腰膝酸软、耳鸣、遗精、眩晕兼阴虚证为辨证要点。

（九）肺脾气虚证

肺脾气虚证是脾失健运，肺失宣降所表现的证候。

【临床表现】食欲不振，腹胀便溏，久咳不止，气短而喘，痰多稀白，乏力少气，甚则面浮足肿，舌淡，苔白，脉细弱。

【证候分析】本证多由久病咳喘，肺虚及脾，或饮食不节，劳倦伤脾等所致。肺气虚失于宣降，则久咳、气短而喘、痰多稀白。脾气虚运化失常，则食欲不振、腹胀便溏、面浮足肿。乏力少气、舌淡、苔白、脉细弱等均为气虚之象。

本证以食欲不振、咳喘气短等为辨证要点。

（十）肺肾阴虚证

肺肾阴虚证是肺肾阴液不足，虚火内扰所表现的虚热证候。

【临床表现】咳嗽痰少，痰中带血，口干咽燥，声音嘶哑，腰膝酸软，形体消瘦，骨蒸潮热，盗汗，颧红，甚或遗精，舌红，苔少，脉细数。

【证候分析】本证因久咳耗伤肺阴，肺虚及肾，或由于肾阴不足，肾虚及肺，以致肺肾阴虚。阴虚肺燥，肺失清肃，则干咳少痰、咳血、口干咽噪干或声音嘶哑。肾阴不足，虚火内扰，则腰膝酸软、遗精。骨蒸潮热、颧红、盗汗、舌红、苔少、脉细数均为阴虚内热之象。

本证以咳嗽少痰、腰膝酸软、形体消瘦兼虚热证为辨证要点。

（十一）肺肾气虚证

肺肾气虚证是肺肾两脏气虚，降纳无权所表现的证候。

【临床表现】喘息短气，呼多吸少，动则喘息尤甚，腰膝酸软，语声低怯，自汗乏力，舌淡，脉弱。或喘息加剧，冷汗淋漓，肢冷面青，脉大无根。

【证候分析】本证多因久病咳喘，耗伤肺气，病久及肾，或劳伤太过等致使肾气不足，摄纳无权而成。肺肾气虚，降纳无权，则见喘息短气、呼多吸少、动则喘息尤甚、腰膝酸软。语声低怯、自汗乏力、舌淡、脉弱为气虚之象。气虚及阳，肾阳衰微欲脱，则见喘息加剧、冷汗淋漓、面青肢厥、脉浮大无根等。

本证以久病咳喘、呼多吸少、动则尤甚等兼气虚证为辨证要点。

（十二）脾肾阳虚证

脾肾阳虚证是脾肾两脏阳气亏虚，温化无权所表现的证候。

【临床表现】形寒肢冷，面色㿠白，腰膝或下腹冷痛，久泄久痢，或五更泄泻，或面浮肢肿，小便不利，或出现水肿、腹水，舌淡胖，脉沉弱。

【证候分析】本证多由久病耗伤脾、肾之阳所致。脾肾阳虚，水液内停，则见面浮肢肿、小便不利、腹水、五更泄泻、腰膝或下腹冷痛。面色㿠白、形寒肢冷、舌淡胖、脉弱，均为阳虚有寒之象。

本证以水肿、腰腹冷痛兼虚寒证为辨证要点。

（方俪鹃　刘曦昀）

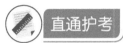 直通护考

参考答案

1. 八纲辨证是( )。

    A. 各种辨证的综合   B. 各种辨证的总纲

    C. 内伤杂病的辨证方法   D. 外感热病的辨证方法

2. 产生表证的主要原因是( )。

    A. 外邪直中   B. 劳倦所伤   C. 里邪表出   D. 六淫初袭

3. 表证最主要的症状是( )。

    A. 恶寒   B. 发热   C. 头身痛   D. 脉浮数

4. 辨表虚证的主要依据是( )。

    A. 恶寒发热   B. 恶风汗出   C. 发热无汗   D. 恶寒喜暖

5. 下列除( )外,均是里证的临床表现。

    A. 但热不寒   B. 但寒不热   C. 寒热往来   D. 日晡潮热

6. 下列除( )外,均是实寒证的临床表现。

    A. 腹痛喜按   B. 畏寒喜暖   C. 面色苍白   D. 肠鸣泄泻

7. 发热恶寒,头痛无汗,口渴,烦躁不安。此属( )。

    A. 表邪入里   B. 表寒里热   C. 表里俱热   D. 表实里虚

8. 辨别虚实真假,下列( )与之关系不大。

    A. 舌象老嫩   B. 语声高低   C. 发热与否   D. 体质强弱

9. 患者干咳无痰,或痰少而稠,或咳痰带血,口干咽燥,声音嘶哑,午后潮热,颧红,盗汗,舌红,苔少,脉细数。按脏腑辨证属( )。

    A. 肺气虚   B. 肺阴虚   C. 风热犯肺

    D. 风燥犯肺   E. 风寒犯肺

10. 身大热,口大渴,大汗出,脉洪大。证属( )。

    A. 热盛阳明   B. 热壅于肺   C. 风热犯肺

    D. 风燥犯肺   E. 热结肠道

11. 阴囊湿疹,外阴瘙痒,应诊为( )。

    A. 肝胆湿热   B. 膀胱湿热   C. 大肠湿热

    D. 湿热蕴脾   E. 以上均非

12. 脘腹重坠作胀,多诊为( )。

    A. 脾气虚   B. 中气下陷   C. 食滞胃脘

    D. 脾阳虚   E. 肝胃不和

13. 气短乏力,心悸不宁,活动后加重,舌淡,苔白,脉细无力。辨证为( )。

    A. 肺气虚   B. 肝血虚   C. 心气虚

    D. 脾气虚   E. 肾虚

第七章　中医用药护理技能

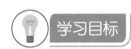

素质目标	知识目标	能力目标
培养勤学苦练、勇于实践的精神	掌握中药内服法和外用法的护理	具备中药应用的一般知识,熟记配伍禁忌的药物
培养钻研业务、勤于思考的精神	熟悉常用的药物外治法的操作方法和护理要点	具备指导患者煎煮和服用不同功效汤剂的能力
树立"以患者为中心"的理念	了解常用中药的性能及方剂的使用	掌握药物外治法的操作方法和适用范围

我国分布着种类繁多、产量丰富的天然药物资源,这些药物主要包括植物、动物和矿物。由于天然药物以植物为主,应用最广泛,故称其为"本草",又称为"中药"。中药通过加工炮制、配伍组合,制成一定的剂型,称为"方剂"。

第一节　认识中药与方剂

一、中药基本知识

中药的性能即中药药性理论,是历代医家在数千年医疗实践中,根据药物作用于人体所反馈出来的各种生理病理信息及治疗作用、临床疗效,经不断推测、判断、总结出来的用药规律;并在长期临床实践中不断总结新的药性理论,使原有的药性理论得到不断充实和完善。中药的性能是中医药学理论体系中一个重要的组成部分,是学习、运用、研究中药所必须掌握的基本理论知识。

中药的性能主要包括四气、五味、升降浮沉、归经及毒性等内容。

1. 四气

四气指药物具有寒、热、温、凉四种不同的药性，又称四性。药物的寒、热、温、凉是从药物作用于机体所发生的反应概括出来的。温次于热，凉次于寒。凡能治疗温热性疾病的药物，多属凉性或寒性；凡能治疗寒凉性疾病的药物，多属热性或温性。此外，还有一些寒、热之性不甚明显，作用平和的药物称平性药。

2. 五味

五味指药物具有酸、苦、甘、辛、咸五种滋味。药味不同，则作用不同，现分述如下。

（1）辛："能散、能行"，即具有发散、行气、行血的作用。如解表药、理气药、活血药大多具有辛味，故辛味药多用于治疗表证、气滞及血瘀等。

（2）甘："能补、能和、能缓"，即具有补益、调和、缓急的作用。补益药、调和药及止痛药多具有甘味，故甘味药多用于虚证、脏腑不和及拘挛疼痛等。

（3）酸："能收、能涩"，即具有收敛、固涩的作用。如固表止汗、敛肺止咳、涩肠止泻、涩精缩尿、固崩止带的药物多具有酸味，故酸味药大多用于治疗体虚多汗、肺虚久咳、久泻滑脱、遗精遗尿、崩漏带下等。

（4）苦："能泄、能燥"，即具有通泄、燥湿等作用。如清热燥湿药大多具有苦味，故能泻热燥湿，常用于实热火证及湿热等。

（5）咸："能下、能软"，即具有泻下通便、软坚散结的作用。如泻下药、软坚药大多具有咸味，故咸味药常用于治疗大便秘结、瘰疬瘿瘤、癥瘕痞块等。

此外还有"淡"味药，该类药无明显味道。"淡"则"能渗、能利"，即能渗湿、利小便，常用于水肿、小便不利等。"涩"与"酸"味药作用相似，大多具有收敛固涩的作用，常用于虚汗、久泄、遗精、出血等。

3. 升降浮沉

升、降、浮、沉指药物在治疗疾病时对人体的作用有不同的趋向性。升，即上升提举；降，即下达降逆；浮，即向外发散；沉，即向内收敛。也就是说，升、降、浮、沉是药物对机体有向上、向下、向外、向内四种不同作用的趋向。药物的这种性能可用于调整机体气机紊乱，使之恢复正常的生理功能，或因势利导，驱邪外出，达到治愈疾病的目的。

一般来讲，凡具有升阳发表、驱散风邪、涌吐开窍等功效的药物，药性大多是升浮的；而具有清热泻下、重镇安神、利尿渗湿、消食导滞、息风潜阳、止咳平喘及降逆收敛的药物，药性大多是沉降的。但是，也有少数药物存在着双向性或升降浮沉的性能不明显，如麻黄既能发汗，又能平喘利水，此时在临床应用时，应根据药性灵活掌握。

升浮药，大多性温、热，味辛、甘、淡，多为气厚味薄之品，总的属性为阳。本类药物质地轻清空虚，其作用趋向特点多为向上、向外。沉降药，大多性寒、凉，味酸、苦、咸，多为气薄味厚之品，总的属性为阴。其质地多重浊坚实，药物趋向多为向下、向内。

药物的升降浮沉受多种因素的影响，主要与气味厚薄、四气、五味、用药部位、质地轻重、炮制、配伍等有关。

4. 归经

药物对某经（脏腑或经络）或某几经发生明显作用，而对其他经作用较少，甚至无作用,这种对机体某部分的选择性作用称归经。如酸枣仁能安神治心悸失眠,归心经;麻黄止咳平喘,归肺经;肝经病变每见胁痛、抽搐等,全蝎能解痉止痛,归肝经。有一些药物可以同时归入数经,说明该药对数经病变均有治疗作用。如山药能补肾固精、健脾止泻、养肺益阴,归肾、脾、肺经。因此,归经指明了药物治病的应用范围,药物的归经不同,治疗的范围也就不同。

一些不但能自入某经,而且还能引导它药进入某经的药物,称引经药。引经药起"向导"作用,能引导"诸药直达病所"。现将部分引经药介绍如下。

手太阴肺经:桔梗、升麻、葱白、辛夷。手阳明大肠经:白芷、石膏。手少阴心经:细辛、黄连。手太阳小肠经:木通、竹叶。足太阴脾经:升麻、苍术。足阳明胃经:白芷、石膏、葛根。足少阴肾经:肉桂、细辛。足太阳膀胱经:羌活。足厥阴肝经:柴胡、川芎、青皮、吴茱萸。足少阳胆经:柴胡、青皮。手厥阴心包经:柴胡、牡丹皮。手少阳三焦经:连翘、柴胡。

5. 中药毒性

正确认识中药毒性,是安全用药的重要保证。有毒中药大多效强功捷,临床用之得当,则可立起沉疴;若用之失当,则可引起中毒。

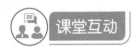

你知道中药毒性的含义是什么吗?

二、方剂基本知识

(一)方剂概述

方剂是理、法、方、药的组成部分,是在辨证方法基础上选药配伍组成的,所以,首先要理解方剂与治法的关系,才能准确而缜密地遣药用方。

从中医学的形成和发展来看,治法是在积累了相当医疗经验的基础上总结出来的,是后于方药的一种理论。但是当治法已由经验总结上升为理论之后,就成为指导遣药组方和运用成方的指导原则。例如,感冒患者经过四诊合参,审证求因,被确定为外感风寒表实证时,根据表证当用汗法、寒者热之的原则,决定用辛温解表法治疗,并且按法选用相应的有效成方,或自行选药组成辛温解表剂,如法煎服,便能汗出表解,邪去人安。否则,治法与辨证不符,组方与治法脱节,必然治疗无效,甚至反使病情恶化。由此可见,治法是指导遣药组方的原则,方剂是体现和完成治法的主要手段。所以我们常说"方以药成",却又首先是"方从法出,法随证立",二者之间的关系是互相为用、密不可分的。

(二)方剂的组成原则

方剂的组成不是单纯药物的堆积,而是有一定的原则和规律的。古人用"君、臣、佐、使"加以概括,用以说明药物配伍的主从关系。一个疗效确实的方剂,必须是针对性强、组方严谨、方义明确、重点突出、少而精悍的。现将"君、臣、佐、使"的含义分述如下。

1. 君药

君药是针对病因或主证起主要治疗作用的药物,一般效力较强,药量较大。

2. 臣药

臣药指方中能够协助和加强主药作用的药物。

3. 佐药

佐药指方中另一种性质的辅药。它又分正佐和反佐。

(1)正佐:协助主药治疗兼证。

(2)反佐:对主药起抑制作用,减轻或消除主药的副作用。

4. 使药

(1)引经药:能引方中诸药至病所的药物。

(2)调和药:具有调和方中诸药作用的药物。例如,一患者恶寒发热、无汗而喘、头痛、脉浮紧,辨证是风寒表实证,择用麻黄汤治疗。方中之麻黄辛、温,发汗解表,以除其病因(风寒)而治主证,为主药;桂枝辛、甘、温,温经解肌,协助麻黄增强发汗解表之功,为臣药;杏仁甘、苦、温,助麻黄宣肺平喘,以治咳喘,为佐药;甘草甘、温,调和诸药,为使药。简单的方剂,除了主药外,其他成分不一定都具备。如芍药甘草汤,只有主、臣药;左金丸,只有主药黄连和佐药吴茱萸;独参汤,只有主药人参。复杂的方剂主药可有两味或两味以上,臣、佐、使药也可有两味或多味。

(三) 方剂的运用

方剂的组成既有严格的原则性,又有极大的灵活性。

(1)药味加减的变化:在主证未变的情况下,随着兼证的变化,加入或易去某些药物,使之更合乎治疗的需要,叫作"随证加减"。例如,麻黄汤主治风寒表实证,如外感风寒所伤在肺,见鼻塞声重、咳嗽痰多、胸闷气短、苔白、脉浮者,当以宣肺散寒为主,可在麻黄汤中易去桂枝、甘草,加上生甘草组成三拗汤,使肺气宣畅,自然诸症皆除。

(2)药量加减的变化:指组成方剂的药物不变,但药量有了改变,因而改变了该方的功用和主治证的主要方面。例如,四逆汤和通脉四逆汤,二方都由附子、干姜、炙甘草三味组成,但前方中姜、附用量较小,主治阴盛阳微而致的四肢厥逆、恶寒喜卧、下利、脉微细的证候,有回阳救逆的功用。后方中姜、附用量较大,主治阴盛格阳于外而致四肢厥逆、身反不恶寒、下利清谷、脉微欲绝之证候,有回阳逐阴、通脉救逆的功用。

(3)剂型更换的变化:中药制剂种类较多,各有特点。同一方剂,由于剂型不同,其治疗作用也不相同,例如,理中丸由干姜、白术、人参、甘草等量组成丸剂,治中焦虚寒的自下利、呕吐、腹痛、舌淡、苔白、脉沉迟之证。若治上焦阳虚而致的胸痹,见心中痞闷、胸满、胁下有气上逆抢心、四肢不温、脉沉细等,即用上四味药煎成汤剂分三次服(即人参汤)。这是根据病位有中、上之别,病势有轻、重之异,所以一取丸剂缓治,一取汤剂急治,临床上经常将汤剂改成丸、散、膏剂,或将丸、散方药改为汤剂,主要是取缓急不同之意。

(四)常用剂型

剂型是根据临床使用中药治疗各种疾病的需要,将药物制成一定大小或不同形状的制剂,中药剂型较多,并随着中西医结合的不断发展,中药的剂型日益增多,传统的剂型在质量上、工艺上也有了很多改革,现将常用剂型介绍如下。

1. 汤剂

将药物配齐后,用水或黄酒,或水、酒各半浸泡后,再煎煮一定时间,然后去渣取汁,即为汤剂,一般作内服用,如麻黄汤、归脾汤等。汤剂的优点是吸收快、疗效快,而且便于加减使用,能较全面地照顾到每一位患者或各种病证的特殊性,是中医临床最广泛使用的一种剂型。

2. 散剂

散剂是将药物研碎成为均匀混合的干燥粉末,有内服与外用两种。内服散剂末细、量少者,可直接冲服,如七厘散;亦有粗末,临用时加水煮沸取汁服的,如香苏散。外用散剂一般作外敷,掺散疮面或患病部位,如生肌散、金黄散;亦有作点眼、吹喉外用的,如冰硼散。散剂有制作简便,便于服用、携带,吸收较快,节省药材,不易变质等优点。

3. 丸剂

丸剂是将药物研成细末,以蜜、水、米糊、面糊、酒、醋、药汁等作为赋型剂制成的圆形固体剂型。丸剂吸收缓慢,药力持久,而且体积小,服用、携带、贮存都比较方便,也是一种常用的剂型。一般适用于慢性、虚弱性疾病,如归脾丸、人参养荣丸等;亦有用于急症的,如安宫牛黄丸、苏合香丸等。临床常用的丸剂有蜜丸、水丸、浓缩丸等。

4. 片剂

片剂是将中药加工或提炼后与辅料混合,压制成圆片状剂型。片剂用量准确,体积小,味苦;具恶臭的药物经压片后再包糖衣,使之易于吞服;如需在肠道中起作用或遇胃酸易被破坏的药物,则可包肠溶片,使之在肠道中崩解。片剂应用较广,如银翘解毒片、桑菊感冒片等。

5. 冲剂

冲剂是将中药提炼成稠膏,加入部分药粉或糖粉制成颗粒散剂干燥而成。用开水冲服,甚为方便。由于含糖较多,小儿易于接受。

6. 膏剂

膏剂是将药物煎煮取汁浓缩成半固体,有内服及外用两种,内服的如雪梨膏等,外用的如风湿膏、狗皮膏药等。

7. 丹剂

一般指含有汞、硫黄等矿物,经过加热升华提炼而成的一种化合制剂。其具有剂量小、作用大、含矿物质的特点。此剂多外用,如红升丹、白降丹等。此外,习惯上把某些较贵重的药品或有特殊功效的药物剂型叫作丹,如至宝丹、紫雪丹等。所以,丹剂并非是一种固定的剂型。

8. 针剂

针剂是根据中药有效成分不同,用不同方法提取、精制配成灭菌溶液,供皮下、穴位、肌肉、静脉等注射用的一种剂型。其具有作用迅速等优点。故对急症或口服药有困难患者尤为适宜。针剂是今后需大力研制的一种剂型,以适应中医急症之需要。

9. 酒剂

酒剂,俗称药酒,是将药物浸泡入酒中,经过一段时间后,去渣取汁,供内服或外用。

第二节　中医用药护理技术

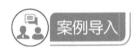 案例导入

案例解析

王某,女,32岁。近期因气候变化出现恶寒、发热、头身疼痛、无汗、流清涕,舌苔薄白,脉浮紧。遂来中医门诊就诊。

请问:

1. 请运用中药的煎服法知识指导患者如何煎煮。煎煮过程有哪些注意事项?

2. 具体的服用方法和饮食禁忌有哪些?

一、中药的煎煮与服法

中药汤剂是临床最常用的口服剂型,其煎法和服法对保证药效有重要影响。

(一) 煎药法

煎药法主要指中药汤剂的煎煮方法。煎煮质量的好坏直接影响其治疗效果和用药安全。

(1)煎药用具:以砂锅、瓦罐为最好,搪瓷罐次之,忌用铜锅、铁锅,以免发生化学反应而影响疗效。

(2)煎药用水:古时曾用井水、雨水、泉水、米泔水煎煮,现在多用自来水、井水等水质洁净的水。

(3)煎煮火候:有文火和武火之分。使温度上升及水液蒸发迅速的火候为武火,使温度上升及水液蒸发缓慢的火候称文火。

(4)煎煮方法:正确的煎煮方法是先将药物放入容器内,加冷水漫过药面,浸泡30～60分钟,使有效成分易于煎出。一般煎煮2或3次,煎液去渣滤净,混合后分2或3次服用。煎药火候的控制根据药物性能而定。一般来讲,解表药、清热药宜武火急煎;补益药需文火慢煎。有些药物因质地不同,煎法特殊,归纳起来如下。①先煎:介壳、矿石类药,

如龟板、鳖甲、代赭石、石决明、牡蛎、龙骨、磁石、生石膏等应打碎先煎,煮沸 20~30 分钟后,再下其他药物同煎,以使有效成分完全析出。附子、乌头等毒副作用较强的药物,宜先煎 45~60 分钟,以降低毒性,保证安全用药。②后下:薄荷、青蒿、香薷、木香、砂仁、沉香、白豆蔻、草豆蔻等气味芳香,久煮有效成分易于挥发;钩藤、大黄、番泻叶等久煎有效成分会被破坏,故此两类药物均宜后下。③包煎:对于蛤粉、滑石、青黛、旋覆花、车前子、蒲黄及灶心土等黏性强、粉末性质及带有绒毛的药物,宜先用纱布包好,再与其他药物同煎,可避免药液混浊,或刺激咽喉引起咳嗽,或沉于锅底焦化。④另煎:人参、羚羊角、鹿角等贵重药品,往往需单独另煎 2~3 小时,以便更好地煎出其有效成分。⑤熔化:又称烊化。如阿胶、龟胶、鹿角胶、鳖甲胶、鸡血藤胶及蜂蜜、饴糖等,为避免入煎粘锅,往往用水或黄酒加热熔化兑服。

(二)中药的用量

中药的用量即剂量,是指用药的分量。用量是否得当,是直接影响药效及临床疗效的重要因素之一。中药绝大多数来源于生药,药性平和,安全剂量幅度大。但对于一些药性猛烈和有剧毒的药品,必须严格控制用量。一般来讲,中药的剂量应综合以下几方面因素来确定。

(1)药物性质与剂量:毒性大、作用峻烈的药物,如马钱子、砒霜、洋金花等,用量宜小;质坚体重的药物,如矿物、介壳类,用量宜大;质松量轻的药物,如花、叶、皮、枝等,用量宜小;鲜药含水分较多,用量宜大;而干品用量宜小。

(2)药物配伍与剂量:单方剂量比复方剂量大;复方中,君药剂量比臣药剂量大;入汤剂的剂量要比入丸、散的剂量大。

(3)年龄、体质、病情与剂量:一般来讲,小儿、妇女产后及体质虚弱者均要减少用量。5 岁以上用成人量的 1/2;5 岁以下用成人的 1/4;病情轻、病势缓、病程长者用量宜小;病情重、病势急、病程短者用量宜大。

(4)季节、地域与剂量:如发汗解表药夏季用量宜小,冬季用量宜大;苦寒泻火药夏季用量宜大,冬季用量宜小。解表药在冬天的北方,用量宜大;在夏天的南方,用量宜小。

(三)中药的服法

(1)服药次数:汤剂,一般每日 1 剂,煎 2 次取汁,分 2 或 3 次服。病情重或老年、儿童酌情增减。

(2)服药时间:对胃肠有刺激的药物宜饭后服;滋补药宜空腹服;安神药宜睡前服;急病不拘时间服;慢性病应定时服。

(3)服药温度:以温服为宜。热证者可冷服;寒证者可热服;发汗药宜趁热顿服,服后加盖衣被,以利发汗;服药易吐者,可先服姜汁,再服药。不能口服者,可鼻饲或灌肠。

(四)用药禁忌

为了保证用药安全和药物疗效,应当注意用药禁忌。中药用药禁忌主要包括配伍禁忌、妊娠用药禁忌、证候禁忌及服药食忌四方面的内容。

(1)配伍禁忌:某些药物配伍使用,会产生或增强毒副作用,或破坏和降低原药物的药效,因此临床应当避免配伍使用。中药配伍禁忌的范围主要包括相反、相恶两个方面的内容。历代医家对配伍禁忌药物的认识都不一致,金元时期才把药物的配伍禁忌概括为"十八反""十九畏",并编成歌诀传诵至今。"十八反"歌诀最早见于金代张子和《儒门事亲》中,"本草明言十八反,半蒌贝蔹及攻乌,藻戟遂芫俱战草,诸参辛芍叛藜芦"。"十九畏"歌诀首见于明代刘纯《医经小学》中,"硫黄原是火中精,朴硝一见便相争;水银莫与砒霜见,狼毒最怕密陀僧;巴豆性烈最为上,偏与牵牛不顺情;丁香莫与郁金见,牙硝难合京三棱;川乌草乌不顺犀,人参最怕五灵脂;官桂善能调冷气,若逢石脂便相欺。大凡修合看顺逆,炮爁炙煿莫相依"。

(2)妊娠用药禁忌:对妊娠母体或胎儿具有损害作用,干扰正常妊娠的药物。根据药物作用的强弱,一般分为禁用和慎用两类。禁用的药物大多毒性强、药性猛烈,如巴豆、牵牛、斑蝥、麝香、虻虫、水蛭、三棱、莪术、芫花、大戟、甘遂、商陆、水银、轻粉、雄黄等。慎用的药物主要有活血破血、攻下通便、行气消滞及大辛大热之品,如桃仁、红花、乳香、没药、王不留行、大黄、枳实、附子、干姜、肉桂、天南星等。

(3)证候禁忌:由于药物具有寒热温凉和归经等特点,因而一种药物只适用于某种或某几种特定的证候,而对其他证候无效,甚或出现反作用。此时,对其他证候而言,即为禁忌证。如便秘有阴虚、阳虚、热结等不同,大黄只适用于热结便秘,而阴虚、阳虚便秘便是大黄的禁忌证。

(4)服药食忌:饮食禁忌指服药期间对某些食物的禁忌,简称食忌。食忌包括病证食忌和服药食忌两方面的内容。①病证食忌指治疗疾病时,应根据病情的性质忌食某些食物,以利于疾病的痊愈。如温热病应忌食辛辣、油腻、煎炸之品,寒凉证应忌食生冷寒凉之品。②服药食忌指服药时不宜同吃某些食物,以免降低疗效、加剧病情或变生它证。如服人参时忌食萝卜,常山忌葱,鳖甲忌苋菜,地黄、何首乌忌葱、蒜、萝卜,土茯苓、使君子忌茶等。

二、中药用药"八法"及护理

中医用药"八法"是清代程钟龄根据历代医家对治法归类总结而得来的,"八法"通常指汗法、吐法、下法、和法、温法、清法、消法、补法。每一种治法都是经过四诊合参、审证求因,辨明证候、病因、病机之后,有针对性地采取的治疗方法。中医护理人员掌握用药"八法"有助于辨证施护地顺利进行。

(一)汗法及护理

汗法,亦称解表法,是通过宣发肺气、调畅营卫、开泄腠理等作用,促使人体微微出汗,将肌表的外感六淫之邪随汗而解的一种治法。汗法不以使人出汗为目的,主要是汗出标志着腠理开、营卫和、肺气畅、血脉通,从而能祛邪外出。所以,汗法除了主要治疗外感六淫之邪的表证外,凡腠理闭塞、营卫不通而无汗者皆可以用汗法治疗。如外感风寒、风热,疹未发透或疹发不畅的外邪束表,头面部及上肢浮肿的水肿兼表证,疮疡初期兼有表证的红、肿、热、痛及风湿痹痛等。

护理方法:病室安静,空气新鲜。饮食宜清淡,忌黏滑、肉食、五辛、酒酪。药宜武火快煎,麻黄煎煮去上浮沫。因酸性食物有敛汗作用,故药宜后下。服药时应温度适宜;服药后卧床加盖衣被,保暖以助发汗,并且在短时间内大口喝下热稀粥约200mL或给予开水、热豆浆等,以助药力,促其发汗。若与麻黄、葛根同用,则一般不需喝热粥。因药细需助,药重不需助,以防出汗过度。服用含有麻黄的药物后,要注意患者的血压及心率变化。注意不可妄汗:凡淋家、疮家、亡血家和剧烈吐下之后均禁用汗法。病邪已经入里或麻疹已透、疮疡已溃、虚证水肿、吐泻失水等,也不宜应用汗法。

(二)吐法及护理

吐法,亦称涌吐法,是通过涌吐,使停留在咽喉、胸膈、胃脘等部位的痰涎、宿食或毒物从口中吐出的一种治法。

护理方法:病室清洁,光线充足,空气新鲜无异味。服药后不吐者可用压舌板刺激上腭咽喉部,助其呕吐。呕吐时协助患者坐起,并轻拍背部促使胃内容物吐出。不能坐起者,协助患者头偏向一侧,并注意观察病情,避免吐物吸入呼吸道,须保持患者呼吸道通畅。服药应少量渐增,以防中毒或涌吐太过。药物采取二次分服,一服便吐者,需通知医生,决定是否继续二服。吐后给予温开水漱口,及时清除呕吐物。及时撤换被污染的衣被,并整理好床单位。因服巴豆吐泻不止者,可用冷粥解之。因服藜芦呕吐不止者,可用葱白汤解之。因服稀涎散呕吐不止者,可用甘草、贯众汤解之。因服瓜蒂散后剧烈呕吐不止者,可用麝香0.06g开水冲服解之。误食其他毒物,可用绿豆汤解之。吐而不止者,一般可以服用少许姜汁。严重呕吐者应注意体温、脉搏、呼吸。若吐后气逆不止,宜给予和胃降逆之剂止之,用冷粥、冷开水解之。若吐仍不止者,可根据给药的种类分别处理。涌吐药作用迅速凶猛,宜伤胃气,年老体弱、婴幼儿、心脏病、高血压患者及孕妇慎用或忌用。患者吐后应暂禁食,等胃肠功能恢复后再给予少量流质饮食或易消化食物以养胃气。忌食生冷、肥甘油腻之品。食物中毒或服毒患者可根据需要保留呕吐物,以便化验。

(三)下法及护理

下法,亦称泻下法,是通过运用泻下药,荡涤肠胃,通利大便,使停留在肠胃中的宿食、燥屎、冷积、瘀血、结痰、停水等从下窍而出,以驱邪除病的一种治疗方法。主治邪正俱实之证。由于邪在肠胃,以致大便不通、燥屎内结或热结旁流,以及停痰留饮、瘀血积水等邪正俱实之证,均可使用。由于病性有寒热,正气有虚实,病邪有兼夹,所以下法又有寒下、温下、润下、逐下、攻补兼施之别,以及与其他治法的配合使用。

护理方法如下。

(1)寒下:代表方为大承气汤、小承气汤。应先煎方中的枳实和厚朴,大黄后下,以保证其泻下的功效。小承气汤先以武火煎煮,待沸后再煮15分钟即可。两药均以凉服或温服(冬天)为宜。应将患者安排在温、湿度良好的病室,患者服药后要观察燥屎泻下的坚实度、量、腹痛减轻的情况,以及腹泻的次数。服药期间应暂禁食。待燥屎泻下后,再给予米汤、糜粥、面条等养胃气之品。服药后3~5天忌食油腻、辛辣食品,以防热结再作。

(2)温下:代表方为温脾汤、大黄附子汤。方中的大黄先用酒洗后再与它药同煎,取其汁,饭前温服。服药后,亦应观察腹部冷结疼痛减轻情况,宜取连续轻泻。如腹痛渐减,肢温回缓,为病趋好转之势。

(3)润下:代表方为五仁汤、麻子仁丸等。润下药一般宜早、晚空腹服用。服药期间应配合食疗以润肠通便。习惯性便秘患者应养成定时排便的习惯,也可在腹部进行按摩。

(4)逐水:代表方为舟车丸、十枣汤、甘遂通结汤等。适用于水饮停聚体内,或胸胁有水气,或腹肿胀满,凡脉证俱实者,皆可逐水。逐水药多用于胸水和腹水病证,服药后要注意心下痞满和腹部胀痛缓解情况。舟车丸,每日 1 次,每次 3 ~ 6g,清晨空腹温开水送下。服药期间应禁食食盐、酱之品,以防复发。同时不宜与含有甘草的药物同服。十枣汤是将甘遂、大戟、芫花三味药研末,大枣十枚煎水,与上述药末调和早晨空腹服下。

(5)攻补兼施:代表方为新加黄龙汤、增液承气汤。患者多属里实便秘而兼气血两虚、阴液大亏者,用药中病即止,不可久服。服用新加黄龙汤需加姜汁冲服,既可以防呕逆拒药,又可以借姜振胃气。

总之,此法以邪去为度,不宜过量,以防正气受伤。当患者大便已通,或痰、瘀、水、热邪已去,即可停服。

(四)和法及护理

和法,亦称和解法,是通过和解或调和的作用,以祛除病邪为目的的一种治法。主要适用于和解少阳、和中益气、调和肝脾、调理胃肠,是专治病邪在半表半里的一种方法。它既没有明显的祛邪作用,也没有明显的补益作用,而是通过缓和和解与调和疏解而达到气机调畅,使表里、寒热、虚实的复杂证候及脏腑阴阳气血的偏盛偏衰归于正常。其症多见寒热往来、胸胁苦满、心烦喜呕、默默不欲饮食、口苦咽干等。

护理方法:服和解少阳药后,要仔细观察患者的体温、脉象,以及出汗情况。服小柴胡汤时忌食萝卜,因方中有人参,而萝卜可破坏人参的药效;服截疟药应在疟疾发作前2 ~ 4 小时服用,并向患者交代有关事项,鼓励多饮水。调和肝脾药适用于肝气郁滞而导致的胁肋胀痛、食欲不振等,配合情志护理,使患者心情舒畅可以收到事半功倍的效果。可适当开展文体活动,以达怡情悦志、精神愉快、气机调畅的目的,有利于提高治疗效果。调理胃肠药适用于邪犯肠胃,寒热夹杂,升降失常所致的心下痞满、恶心呕吐、脘腹胀痛、肠鸣下利等。服后应注意观察腹胀及呕吐情况,并注意排便的性质和量。服药期间宜给予清淡、易消化的饮食,忌食生冷瓜果、肥腻厚味及辛辣之品。病在表未入少阳,或邪已入里之实证,以及虚寒证,原则上不用和法。因方中以柴胡为主药,服药时忌同时服用碳酸钙、维丁胶性钙、硫酸镁、硫酸亚铁等西药,以免相互作用产生毒副作用。

(五)温法及护理

温法,亦称温阳法,是通过温中、祛寒、回阳、通络等的作用,使寒气去、阳气复、经络通、血脉和,适用于脏腑经络因寒邪为病的一种治法。寒病的成因,有外感、内伤的不同,法又有温中祛寒、回阳救逆和温经散寒的区别。由于寒病的发生常常误伤人体阳气,或其人素体阳气虚使阳虚与寒邪并存,所以又常与补法配合运用。另外,寒邪伤人肌表的病证,当用汗法治疗,不在此例。

护理方法:温法必须针对寒证,以免妄用温法,导致病势逆变。宜保暖,进热饮,忌生冷寒凉。饮食宜给予性温的狗肉、羊肉、桂圆等,以助药物的温中散寒之功效。温中祛寒药主治中焦虚寒证,如脘腹胀痛,肢体倦怠,手足不温,或恶心呕吐,或腹痛下利,舌苔白滑等,可选用理中丸、建中汤等。在服理中丸时要求服药后饮热粥,有微汗时不要减衣服。昏迷患者可给予鼻饲法用药,所以不宜单纯用辛热之品,服药期间应严密观察患者神志、面色、体温、血压、脉象及四肢回温的病情变化。如服药后,患者汗出不止、厥冷加重、烦躁不安、脉细散无根等,为病情恶化,应及时与医生联系,并积极配合医生抢救。

（六）清法与护理

清法,亦称清热法,是通过清热泻火,使邪热外泻,以清除里热证的一种方法。里热证皆可适用。由于里热证有热在气分、血分、脏腑等不同,因此清法之中,又相应分为清气分热、清营凉血、气血两清、清热解毒、清脏腑热及清虚热六类。

护理方法:清法用于里热证,根据"热者寒之"的原则,护理上必须采用清、寒的护理措施。如饮食、室温、衣被、服药等均宜偏凉,并注意环境安静,以利于患者休息。热证患者一般脾胃运化失司,纳食不佳。饮食上应给予清淡、易消化的食物,多食蔬菜、水果等富含维生素的食物,鼓励患者多饮水。苦寒药久服伤胃或内伤中阳,必要时添加醒胃和胃药。年老体弱、脾胃虚寒者慎用或减量服用,孕妇忌用。清热之剂,药物不同,煎药方法亦应有别,如白虎汤中的生石膏应先煎;黄连解毒汤中的"三黄"和山栀子,应先将药物加少量冷水浸泡后,再加水煎煮;普济消毒饮中的辛凉之品,煎药时间宜短等。凡清热解毒之剂,均宜取汁凉服或微温服。

（七）消法与护理

消法,亦称消导法,是通过消食导滞和消坚散结的作用,对气、血、痰、食、水、虫等积聚而成的有形之邪逐渐消散的一种治法。由于消法治疗的病证较多,病因也各不相同,所以消法又分消导食积、消痞化癥、消痰祛水、消疳杀虫、消疮散痈等。消法与下法虽然同是治疗蓄积有形之邪的方法,但在具体运用中各有不同。下法所治病证,大抵病势急迫,邪在脏腑之间,必须速除,可以从下窍而出。

护理方法:应用消食导滞剂,应观察患者大便的性状、次数、质、量、气味及腹胀、腹痛、呕吐情况等。须特别注意排便及腹痛情况,若泻下如注,次数频繁,或出现眼窝凹陷等伤津脱液表现时,应立即报告医生。应用消痞化积药,应注意患者的局部症状,如疼痛、肿胀、包块等,详细记录癥块大小、部位、性质、活动度、有无压痛、边缘是否光滑。此类药常由行气活血、软坚散结等药组方。服药后如果患者突然腹部疼痛、恶心、吐血、便血、面色苍白、汗出厥冷、脉微而细,则病情加重,已变生它证,立即报告医生,并给予吸氧,做好输液、输血、手术准备工作。

（八）补法与护理

补法，亦称补益法，是通过滋养、补益人体气血阴阳之虚，适用于某一脏腑或几个脏腑，或气、血、阴、阳之一，或全部虚弱的一种治疗方法。

护理方法：补益法适用于虚羸不足之证，根据"虚则补之""损者益之"的原则，护理上重在扶正。由于虚证有气、血、阴、阳之别，在用补法时应适当辨明，然后进行调护。由于阳虚多寒，阴虚多热，护理上应根据阴虚、阳虚之不同，合理安排生活起居护理。补益剂多质重味厚，煎药时要多放水久煎才能出汁，饭前服下。阿胶、龟板、红参、白参等贵重药品应冲服或另煎。阳虚、气虚证者可选用牛、羊肉和桂圆、大枣等温补之品，忌生冷瓜果和凉性食品；阴虚、血燥者应选用银耳、淡菜、甲鱼等清补之物，忌辛辣、炙煿之品。虚证患者大多处在大病初愈或久病不愈等情况，由于病程长，加上疗效不甚理想，常易产生急躁、悲观、忧虑等情绪，应做好开导和劝慰等工作。虚证患者卫外功能低下，易受外邪所侵，应做好护理。

三、外用药的护理

（一）膏药的用法及护理

膏药古称薄贴，又称硬膏，是以膏药敷贴治疗疾病的一种外治法。用于治疗外科痈疡疖肿，已成脓未溃，或已溃脓毒未尽和瘰疬、痰核、风湿、跌打损伤等病证。贴膏药前，先清洁患部皮肤，剃去患部毛发。根据病灶的范围，选择大小合适的膏药，剪去膏药四角，并在边缘剪些小裂口。将膏药加热软化，贴敷患处。一般每日换1次。厚型膏药可3～5天换一次。

（二）中药熏洗疗法及护理

中药熏洗疗法是将药物煎汤或用开水冲泡后，趁热进行全身或局部的浸泡、淋洗、熏蒸、湿敷。用于跌打损伤、肢体关节疼痛和活动不利，以及各类皮肤病等。熏洗要求室温调至20～22℃，可先熏后洗，熏洗过程中注意水温及患者的情况，出现异常即可停止熏洗，同时向医生报告。

（三）中药敷贴疗法及护理

中药敷贴疗法是将中药磨粉，加入赋形剂，如酒、醋、姜汁等调成糊状或丸状，敷涂于穴位上的治病方法。临床常用于冬病夏治，如哮喘、慢性支气管炎、过敏性鼻炎、风湿性关节炎等慢性病。用75%酒精或0.5%～1%碘伏棉球在贴敷部位消毒后，将已制备好的药物直接贴压于穴位上，然后外覆医用胶布固定；或先将药物置于药贴正中，再对准穴位粘贴。40～60分钟后，协助患者取下胶布或药贴，清洁并擦干皮肤，同时进行必要的健康教育。

（四）中药灌肠疗法及护理

准备好灌肠必备物品，令患者排尽大便。用注射器抽取备好的药液，温度为39～41℃。对于敏感患者可用粗的导尿管代替肛管，让药液在肠道内多保留一段时间，每次药量一般不超过200mL。中药灌肠疗法多用于慢性结肠炎、慢性盆腔炎、高热不退等。排便后要注意观察泻下物的质、量、色、味及次数，若有异常，应及时送检，并做好记录及报告。

（五）中药离子导入法及护理

选好药物，用水煎及蒸馏水或酒精浸泡溶解，配制成2%~5%的药液。将浸药的衬垫拧至不滴水，放在患处，贴紧皮肤。准备好后，将电极板置于衬垫上，用绷带固定。将直流感应电疗机和电位器输出端调到"0"位，接通电源后，缓缓调至预定的电流强度。每次治疗时间一般为15~20分钟，儿童不超过15分钟。多用于风寒湿痹、骨质增生、关节肿瘤、神经炎、神经痛、盆腔炎等。治疗前，先告诉患者在治疗时的感觉，治疗时嘱患者不要移动体位。治疗过程中，要随时观察患者的反应和机器运行情况。

（六）中药熨敷疗法及护理

将所需药物炒热或蒸热（温度为60~70℃）后装入布袋，置于患处（可提前涂少量凡士林或薄荷油），可左、右、上、下移动。熨敷时间为30~60分钟。药冷后，可再蒸、炒反复利用。多用于虚寒脘腹疼痛、呕吐、泄泻、跌打损伤、风寒痹症、注射引起的局部肿块等。阳证、热证不宜使用药物熨敷疗法治疗。

（七）中药掺药疗法及护理

掺药疗法是将药物制成散剂直接撒在皮肤和（或）黏膜溃疡、溃烂、湿疹等表面来达到治疗疾病的方法，具有祛腐生新、收口生肌、消肿止痛的作用，可用于外科一切阴毒、阳毒、破溃的疮面及皮肤火毒证表面溃烂或者湿疹、口腔黏膜溃烂等。患者采用适当体位，患处平面向上。局部皮肤消毒，清洁疮面。按面积大小均匀掺撒药粉，薄厚适中。换药完毕后，用消毒纱布或油膏纱布覆盖固定，关节活动处可用绷带固定，祛腐投毒等药可能刺激疮面引起不适或疼痛，应提前告知患者，取得其配合。护理要点：①一般1~2天换药1次，渗出较多者，可增加换药次数；②每次换药时，需将脓血污物及药物残留清除干净；③密切注意创面变化情况，如有恶化趋向，应及时更换治疗方法。

（八）中药吹药疗法及护理

将药粉均匀地吹到患病部位的方法称吹药疗法。吹药疗法具有清热解毒、消肿止痛、祛腐收敛的功效，适应于口腔、咽喉、耳、鼻等部位的疾病。①吹口腔、咽喉：令患者洗漱口腔或用棉花将痰涎擦拭干净。患者端坐在靠背椅上，头向后仰。嘱患者张口，查清病变部位。医者左手拿压舌板压住舌根，右手持吹药器挑适量药物，迅速均匀吹入患处。②吹耳、鼻：清洗、拭净耳道或鼻，观察病变部位，用吹药器将药粉吹入耳内或鼻腔内。护理要点：①吹药宜轻捷，药粉需均匀撒布于整个病变部位；②吹咽喉时患者暂时屏气，以免引起呛咳或吸入气管；③口腔、咽喉吹药时，患者半小时内不要进食、饮水和吞咽，以加强局部作用。

（九）其他外治疗法

（1）湿敷疗法：将无菌纱布用药液浸透，敷于局部，以达到疏通经络、清热解毒、消肿散结等目的的一种外治方法,适用于痈、疽、疔、疖、跌打损伤等。

(2)涂药疗法:将各种外用药物直接涂于患处的一种外治方法。其剂型有水剂、酊剂、油剂、膏剂等。该法具有祛风除湿、解毒消肿、止痒镇痛等治疗效果,适用于各科。

(3)坐药疗法:又称坐导法,是将药物制成丸剂、锭剂或片剂,或用纱布包裹药末,塞入阴道或肛门内以治疗妇女白带、阴痒及肛周疾病的方法。其具有清热解毒、杀虫止痒、行气活血等作用,适用于前列腺炎、闭经、带下病、宫颈糜烂、阴道炎、子宫脱垂等。

(胥靖域　顾三元)

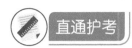

参考答案

1. 中药的四气为(　　)。

    A. 四种气味　　　　　　　　　　　　B. 寒凉药能散寒助阳

    C. 寒、热、温、凉四种药性　　　　　　D. 辛、咸、甘、苦四种味道

    E. 温热药能清热解毒

2. 甘味药的作用是(　　)。

    A. 软坚、散结、泻下　　　　　　　　B. 发散、行气、活血、开窍

    C. 补益、缓急止痛、和中、调和药性　　D. 收敛固涩

    E. 清热、燥湿、泻下

3. 在一个方剂中不可缺少的药物是(　　)。

    A. 君药　　　　B. 臣药　　　　C. 佐药　　　　D. 使药　　　　E. 引经药

4. 下列药物应先煎的是(　　)。

    A. 附子　　　　B. 藿香　　　　C. 鹿茸　　　　D. 阿胶　　　　E. 旋覆花

5. 为防止发生化学反应,影响疗效,煎药用具不宜选(　　)。

    A. 砂锅　　　　B. 瓦罐　　　　C. 搪瓷罐　　　　D. 铁锅　　　　E. 不锈钢锅

6. 中药汤剂内服法,一般是(　　)。

    A. 热服　　　　B. 温服　　　　C. 温开水送服　　　D. 冷服　　　　E. 小量频服

7. 煎药的火候应(　　)。

    A. 先文后武　　　　B. 先武后文　　　　C. 文武交替使用

    D. 直接用武火煮沸　　　　E. 直接用文火煮沸

8. 煎药用水不可用(　　)。

    A. 净水　　　　B. 江河水　　　　C. 纯净水　　　　D. 自来水　　　　E. 沸水

9. 吸收快,能迅速发挥疗效,作用强,并可根据病情变化加减使用的中药剂型是(　　)。

    A. 冲剂　　　　B. 丸剂　　　　C. 散剂　　　　D. 汤剂　　　　E. 丹剂

10. 人参的煎煮方法为(　　)。

    A. 先煎　　　　B. 后下　　　　C. 烊化　　　　D. 另炖　　　　E. 包煎

第八章　中医常规护理技能

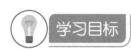

素质目标	知识目标	能力目标
树立实事求是,对患者认真负责的态度	理解情志护理的原则	能对患者的生活起居进行健康教育
体验中医阴阳五行理论在护理工作中的应用,形成中医特殊的思维习惯,锻炼运用中医的观点解决实际问题的能力	理解顺应四时、调整阴阳的护理要点	能运用情志护理的原则对患者进行情志调理
锻炼护患沟通技巧和语言表达能力	熟悉中医饮食护理的相关内容	能对相关病证的患者进行饮食调护

第一节　生活起居护理

一、生活起居护理的概念及目的

生活起居护理指患者在住院期间病患罹身,生活起居方面不能自理,按照医院的等级护理制度和护理计划,分别给予患者合理的护理和照料。其目的是保养患者机体的元气,提高自身驱邪与修复机制,使体内阴阳达到平衡,祛病康复。

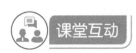

你所了解的生活起居护理包含哪些内容?

二、生活起居护理的内容

(一)起居有常

起居有常主要指起卧作息和日常生活中的各方面有一定的规律,并合乎自然界和人体的生理常度。它要求人们生活要有规律,这也是强身健体、延年益寿的重要原则。《抱朴子·极言》《管子》《素问·上古天真论》均说明,如果人们生活作息很不规律,夜卧晨起没有定时,贪图一时舒适,放纵淫欲,必然加速老化和衰老,反之,如果建立合理的作息制度,并持之以恒,就会尽终其天年。因此,人们的起卧休息只有与自然界阴阳消长的变化规律相适应,才能有利于健康。《素问·四气调神大论》根据季节变化制定了与之相应的作息制度。此外,《素问·生气通天论》中指出,不仅一年四季的作息时间因季节而异,就是昼夜晨昏也应有所不同。因此,对于住院患者的作息起居,也应根据季节变化和个人的具体情况制订出符合生理需要的作息制度,并养成按时作息的习惯,使人体的生理功能保持在良好的状态,具体措施如下。

(1)适应四时气候变化,注意防寒防暑。夏季昼长夜短,应适当延长午休时间;冬季昼短夜长,应早睡晚起。

(2)督促患者按时起居,养成有规律的睡眠习惯。每日睡眠不宜过长,否则会导致患者精神倦怠、气血瘀滞;睡眠不足,则会耗伤正气。

(二)劳逸适度

劳逸适度指在病情允许的情况下,凡能下地活动的患者都要保持适度的休息与活动。适度的活动有利于通畅气血,活动筋骨,增强体质,健脑强神;必要的休息可以消除疲劳,恢复体力和脑力。劳和逸保持何种程度为宜,应视病情的轻重和患者体质的强弱加以区别,做到"动静结合""形劳而不倦"。具体措施如下。

(1)对处于急性期和危重的患者,要让其静卧休息或随病情好转在床上做适当的活动,如翻身、抬腿。

(2)对慢性病或恢复期的患者,可做户外活动,如打太极拳、散步、慢跑、做保健操等,以达到舒筋活络、调和气血、增强抵抗外邪抗病能力的作用。

(三)环境适宜

风、寒、暑、湿、燥、火是自然界六种不同的气候变化。在正常情况下,称为"六气"。六气成为致病的原因,称为"六淫"。因此护理工作应主动掌握四时气候变化的规律,做到春防风、夏防暑、长夏防湿、秋防燥、冬防寒。特别要重视病室内外环境,为患者创造良好的治疗与护理环境。具体护理措施如下。

1.病室应保持空气流通

病室要经常保持空气流通、新鲜,因为病室内常会有大小便、呕吐物、痰液、汗液等造成的秽浊之气,经常通风换气,保持病室空气清新,可使患者神清气爽、肺气宣通、气血通畅、食欲增进,以促使疾病康复。通风应根据四季气候及一日阴阳消长的周期节律变化的规律,适时开窗通风换气,忌强风对流"袭击"患者。具体措施如下。

(1)夏季天气炎热,易感暑热,要经常打开门窗,使空气流通,保持凉爽;冬季气候寒冷,可短时间轮流开窗通风换气,通风时要避免对流风直接吹到患者身上,防止寒邪侵犯。

(2)身体虚弱或已感受寒邪的患者,要在通风时盖好被子、穿好衣服,避免寒邪侵犯。

(3)患者服用发汗解表药后,暂时不宜通风换气,待汗出热退以后,先给患者穿衣盖被或遮挡屏风,再打开窗户通风,注意汗出当风,避免重感风寒之邪而加重病情。

2.病室温、湿度要适宜

(1)病室的温度一般以 18 ~ 20℃ 为宜,在适宜的室温中,患者可以感到轻松、舒适、安宁,并降低身体消耗。室温过高,会使患者感到燥热难受,易感暑邪;室温过低,会使患者感到寒冷,易感寒邪。不同的患者对温度的感受是不同的。具体措施:①已感受风寒或年老、体弱、阳虚的患者,常怕冷怕风,可安排向阳房间,室温宜高些。②感受暑热者、青壮年及阴虚或实热证者,常怕热喜凉,可安排向阴房间,室温宜低些。

(2)病室内的相对湿度以 50% ~ 60% 为宜,室内湿度适中,患者感到舒适。湿度过高,使汗液蒸发受阻,患者常感到胸中满闷、困倦、乏力,特别是对于风寒湿痹、脾虚湿盛的患者,易加重病情;湿度过低,患者感到口干唇燥、咽喉干痛,特别是对于阴虚肺热的患者,会因此而出现呛咳不止。具体措施:①对于因燥邪而致病的患者,室内湿度宜偏高,可在地面洒水或应用加湿器等。②对于因湿邪而致病的患者,室内湿度宜偏低,可经常开窗通风,降低湿度。③阳虚证多寒而湿,宜偏燥;阴虚证多热而燥,宜偏湿。

3.病室整洁,阳光充足

保持病室的清洁卫生对于身心健康是至关重要的。在殷商甲骨文中就有大扫除的记载;在敦煌壁画上有一幅"殷人洒扫火燎防疫图";《礼记》《治家格言》《周书秘奥造册经》中均强调了要保持居室清洁卫生的习惯,同时指出屋舍干净就可以减少疾病的发生。具体措施如下。

(1)病室的陈设要简单、实用、易清洁、易搬动。

(2)病室内定期消毒,保持地面、床、椅等用品的清洁。

(3)便器应放在指定位置,定期消毒,厕所、便池、水池要每日刷洗,以免污浊气味溢进病室。

(4)天然的光照会给患者在视觉上带来舒适、欢快和明朗的感觉,对康复有利。光线的调节对于疾病的康复是有一定影响的。如《遵生八笺》所述,具体措施如下。①中午患者休息时,应拉上窗帘,使光线偏暗,以保证午睡。②感受风寒、风湿及阳虚、里寒证的患者,室内光线宜充足。③感受暑热之邪侵犯的热证患者、阴虚及肝阳上亢、肝风内动患者,室内光线应稍暗。④有眼病的患者室内宜用深色窗帘,以避免阳光对眼睛的刺激。⑤长期卧床的患者,床位尽量安排到靠近窗户的位置,以得到更多的阳光,有利于患者早日康复。

第二节　情志护理

一、情志护理的概念

情志护理是指在护理工作中,注意观察了解患者的情志变化,掌握其心理状态,设法防止和消除不良情绪的影响,使患者处于治疗中的最佳心理状态,以利于疾病的康复。

中医学很早就重视人的精神活动和思想变化,《素问·阴阳应象大论》将其归纳为五志,以后人们又把五志衍化为七情。

许浚在《东医宝鉴》中对疗心的论述即说明作为护士应设法消除患者的紧张、恐惧、忧虑、烦恼、愤怒等情志因素刺激,帮助患者树立战胜疾病的信心,以提高治疗效果。

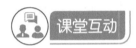

情志护理与中医基础理论中五脏的对应关系是什么?

二、情志护理的原则

(一) 诚挚体贴

患者的情志状态和行为不同于正常人,常常会产生各种心理反应,如依赖性增强,猜疑心加重,主观感觉异常,情绪容易激动、不稳定、焦虑、恐惧等,此时就迫切需要医护人员给予关怀和温暖,设身处地为患者着想,如孙思邈在《备急千金要方》的"大医精诚"篇和清代名医费伯雄所云。这些都表明了医者应当处处体谅患者的心情,以仁慈之心爱护患者,以济世救人作为自己的行为准则。

(二) 因人施护

《灵枢·寿夭刚柔》中指出:"人之生也,有刚有柔,有强有弱,有短有长,有阴有阳。"由于人的体质有强弱之异,性格有刚柔之别,年龄有长幼之殊,性别有男女之分,因此,对同样的情志刺激,则会有不同的情绪反应。

正是基于对个体特异性的认识,情志护理特别强调应根据患者的遗传禀赋、性别、年龄、自然条件、社会环境、精神因素等不同特点区别对待。从清代徐胎灵的论述中可知,对情志护理不同方法的选择主要取决于患者的个体特点和所患疾病的类型,因此护理时,要因人而异,有的放矢,以减轻患者患病后的心理压力,利于身体康复。

(三) 避免刺激

安静的环境不但能使患者心情愉快和身体舒适,还能使患者睡眠充足、饮食增加,有利于恢复健康。反之,嘈杂的环境不利于患者休息,会使患者出现心悸、心慌、坐卧不安,甚至四肢发抖、全身冷汗等。《素问·生气通天论》《素问·痹论》和《灵枢》对此均有认识。如真心痛者常可因突然听到声响而引起心痛发作,心悸者可因骤听高声喊叫或突然开门而惊恐万分,失眠者稍有声响就难以入眠,所以给患者创造一个安静的养病环境是十分必要的,护理人员应约束自身的言行,设法消除一切能给患者造成恶性刺激的因素。

具体措施如下。

(1)在工作中,应做到"四轻",即说话轻、走路轻、关门轻、操作轻。

(2)对于真心痛、癫痫患者,如果条件许可应安置在单人房间。

(3)可根据患者的具体病情,及时提醒探视患者的亲朋好友不要给患者以不必要的刺激,危重患者应尽量谢绝探视。

(4)病历应严格管理,不能让患者及家属随便翻阅,以免增加患者的精神负担。

(5)轻、重症患者要分开安置,一方面便于重症患者的治疗与护理,另一方面避免给轻症患者造成一定的心理负担。

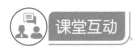

你觉得情志护理应该是什么样的?

三、情志护理的方法

(一)说理开导

说理开导指通过正面的说理,使患者认识到情志对人体健康的影响,从而使患者能自觉地调和情志,提高战胜疾病的信心,积极配合治疗,使身体早日康复。

说理开导的方法要针对患者不同的症结,做到有的放矢,动之以情,晓之以理,喻之以例,明之以法,从而起到改变患者精神状态与躯体状况的目的。

明代医家虞抟在《医学正传》的"妇人科"一节中,讲到妇女难产时指出:"产育之难者……有逆产者,则先露足;有横生者,则先露手;有坐产者,则先露其臀"。直接的原因都是由于产妇"用力太早之过",而间接的原因则是没有进行说理开导,没有预先向产妇讲清楚"生育道理,临事仓皇",因而造成"用力失宣,遂有难产之危"。所以虞抟认为,要避免妇女难产,事先进行说理开导是很重要的。

(二)释疑解惑

释疑解惑是指根据患者存在的心理疑虑,通过一定的方法解除患者对事物的误解、疑惑,去掉思想包袱,恢复健康。

心存疑惑是患者较普遍的心理现象,即俗语所说的病者多疑,特别是性格抑郁、沉默寡言的患者更为突出。患者常常产生各种各样的疑惑或猜测,或小病疑大,或轻病疑重,或久病疑死,最终疑虑成疾,使无病之躯真的疑出一场大病。"杯弓蛇影"便是典型的案例,该故事通过破疑释误,阐明真情,剖析本质,解除了患者的心理负担,使患者从迷惑中解脱出来。

（三）移情法

移情,简单地说是注意力的转移;具体地说,是采用一定措施,设法分散患者对疾病的注意力,使其注意力从疾病转移到另外的人或物上。

《续名医类案·目》中记载有一典型案例,该案正是采用言语诱导的方法转移患者的注意力,解除思想顾虑,转内痛为外痛,移心病为腿病,以不治为乃治,每每会收到不药而愈的疗效。

（四）以情胜情

以情胜情是有意识地采用一种情志抑制另一种情志,达到淡化,甚至消除不良情志,以保持良好的精神状态的一种情志护理方法。

以情胜情的疗法源于《黄帝内经》,朱丹溪对其进行了进一步发展,同期医家张子和对此疗法的理解富有独到之处,可见于《儒门事亲》一书。

以情胜情法所依据的基本理论:人有七情,分属五脏,五脏与情志之间存在着五行制胜的原则,根据此原则创立了以情胜情的独特情志治疗护理方法。下面简单介绍两则古代医家运用以情胜情疗法的医案。

《儒门事亲》中记载了一则案例。有一位庄先生治以喜乐之极而病者,庄切其脉,为之失声,佯曰:"吾取药去。"数日更不来。病者悲泣,辞其亲友曰:"吾不久矣。"庄知其将愈,慰之。诘其故,庄引《素问》曰:"惧胜喜。"此例说明了喜伤心,以恐胜之的奇效。

《类经·论治类》中记载了一则案例。韩世良治一女,母子甚是相爱,既嫁而母死,遂思念成疾,诸药罔效。韩曰:"此病得之于思,药不易愈,当以术治之。"乃贿一巫妇,授以秘语,一日夫谓其妻曰:"汝之念母如此,不识彼在地下亦念汝否? 吾当他往,汝盍求巫妇卜之。"其妻听诺,遂召巫至,焚香礼拜而母灵降矣。一言一默,宛然其母生前也。女遂大泣,母叱之曰:"勿泣! 汝之生命克我,我遂早亡,我之死,皆汝之故。今在阴司,欲报汝仇,汝病恹恹,实我所为。我生则与尔母子,死则与尔寇仇矣。"言讫,女改容大怒曰:"我因母病,母反害我,我何乐而思之!"自是而病愈矣。此去其所慕之谓也。此例说明了思伤脾,以怒胜之,即利用发怒时肝气升发来解除体内气机郁滞的一种情志治疗方法。

以情胜情疗法主要包括采用悲哀、喜乐、惊恐、愤怒、思虑等情志刺激,以纠正相应所胜的情志,但应注意临床运用并不能完全按照五行制胜的原理简单、机械地生搬硬套,而应根据具体情况具体分析。

（五）顺情从欲

顺情从欲是指顺从患者的意志、情绪,满足患者的心身需要。患者在患病过程中,情绪多有反常,对此,先顺其情,从其意,有助于其心身健康。

（1）对于患者心理上的欲望,在护理中应注意分析对待,若是合理的,条件又允许,应尽力满足其所求或所恶,如创造条件以改变其环境,或对其想法表示同情、理解和支持等,但是对那些不切实际的想法、欲望,自然不能一味地迁就和纵容,而应当善意地、诚恳地采用说服教育等方法处理。

(2)新入院的患者,对于周围人和环境往往存在着陌生感,会感到孤独,他们渴望关怀,希望得到及时的诊治,为此,应热情地为其介绍病室的环境和相关的制度,耐心解答患者的问题,主动为患者讲述有关的医学知识。

(3)完全丧失生活能力的患者精神压力大、忧虑忡忡,对此,应该在生活上全面照顾、精心护理的同时,要帮助他们坚定生活的信心和勇气。

四、预防七情致病的方法

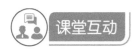

为避免情志因素致病,你认为还需要做些什么?

预防七情致病,必须做到保持情绪乐观,调和情志变化,避免七情过激。

(一)保持乐观情绪

乐观的情绪可使营卫流通,气血和畅,生机旺盛,从而使身心健康。

《尊生八笺》说:"安神宜悦乐。"《证治百问》告诉人们只要保持健康、乐观、愉快、达观的人生态度和精神风貌,就可以远离疾病,达到长寿的目的。清代有首《祛病歌》可作为佐证。因此要想保持乐观、通达的人生态度,首先要培养开朗的性格,因为乐观的情绪与开朗的性格是密切相关的。心胸宽广,精神才能愉快。其次要善于化解烦恼和忧愁。

(二)避免七情过激

情志活动是人体生理功能的一个组成部分,调和的情志一般不会致病,而且有益于人体的生理活动,情志只是在过激时才会成为致病因素而危害人体。因此只要调和情志,避免七情过激,就能预防和治疗七情致病。

(1)喜、怒为七情之首,喜贵于调和,而怒宜于戒除。然而,过度的喜又会伤神耗气,使心神涣散、神不守舍;适度的喜对人体的生理功能有良好的促进作用。怒是情志致病的魁首,对人体健康的危害极大。所以,前人在养身防病中总结了戒怒与制怒的基本方法。

(2)忧郁、悲伤是对人体有害的另一种情绪。忧愁太过,可致气机失畅;过度悲伤,可致肺气郁结,甚至耗气伤津。因此要在平时的生活中,注意培养和保持开朗的性格,以乐观的精神克服忧悲的情绪。

(3)思虑是七情之一。适度的思想能够强心健脑,对人体有益;而过度的思虑不但会耗伤心神,而且会导致脾胃功能失调。《类修要诀·养生要诀》告诫人们思虑劳心必须有节,不可过度。

（4）惊恐对人体的危害也很大。过度惊恐可致心神受损，肾气不固，甚则心惊猝死。

第三节　饮食调护

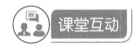

饮食调护的概念及核心分别是什么？

一、饮食调护的概念

饮食调护是指在治疗疾病的过程中，对患者进行营养和膳食方面的护理与指导。饮食是维持人体生命活动必不可少的物质基础，是人体五脏六腑、四肢百骸得以濡养的源泉。中医学十分重视饮食与人体健康的关系，认为科学的食谱和良好的饮食习惯是健康长寿的关键之一。而对于患病之人，饮食调护更是疾病治疗中必不可少的辅助措施。《黄帝内经》指出："大毒治病十去其六……谷肉果菜，食养尽之。"这说明若能合理地选择饮食，将十分有利于疾病的治疗和康复。

（一）药食同源

食物同中药一样，也具有四气五味和升降沉浮的特性，因而许多食物具有治病、补体的作用。利用饮食调护配合治疗，是中医学的一大特色。饮食调护得当，可以缩短疗程、提高疗效，反之则可以导致病情加重、病程延长、疾病反复，甚至产生后遗症。尤其是慢性疾病和重病恢复期的饮食调护，对于疾病的康复更是具有举足轻重的作用。

（二）食物的性味和功效

在饮食调护中，一般按照下列方法将常用食物分类，以便辨证选用。

1. 热性食物

热性食物具有温里祛寒、益火助阳的功用，适用于阴寒内盛的实寒证。热性食物多辛香燥烈，容易助火伤津，凡热证及阴虚者应忌用。如白酒、生姜、葱、蒜、花椒等。

2. 温性食物

温性食物具有温中、补气、通阳、散寒、暖胃等功用，适用于阳气虚弱的虚寒证或实寒证较轻者。这类食物比热性食物平和，但仍有一定的助火、伤津、耗液的倾向，凡热证及阴虚有火者应慎用或忌用。如羊肉、狗肉、鸡肉、桂圆肉等。

3. 寒性食物

寒性食物具有清热、泻火、解毒等功用，适用于发热较高、热毒深重的里实热证。寒性食物易损伤阳气，故阳气不足、脾胃虚弱患者应慎用。如苦瓜、莴苣、绿茶、绿豆等。

4. 凉性食物

凉性食物具有清热、养阴等功用,适用于发热、痢疾、痈肿及目赤肿痛、咽喉肿痛等里热证。凉性食物较寒性食物平和,但久服仍能损伤阳气,故阳虚、脾气虚弱者应慎用。如梨、芒果、柠檬等。

5. 平性食物

平性食物没有明显的寒凉或温热偏性,因而不致积热或生寒,故为人们日常所习用,也是患者饮食调养的基本食物。但因其味有辛、甘、酸、苦、咸之别,因而其功效也有不同,应根据患者的病情和体质灵活选用。如大豆、玉米、豆浆、猪肉、鸡蛋、花生等。

6. 补益类食物

补益类食物具有益气、养血、壮阳、滋阴的功效。根据其寒、凉、温、热的不同,可分为清补、温补和平补三类。

(1)清补类食物:一般具有寒凉性质,有清热、泻火、解毒的功效,适用于阴虚证或热性病需进行补养和调护者。寒证和素体阳虚者禁用。如鸭肉、鹅肉、甲鱼、豆腐、莲子、冰糖等。

(2)温补类食物:一般具有温热性质,有温中、助阳、散寒的功效,适用于阳虚证、寒证或久病体弱、禀赋不足者。热证和阴虚火旺者慎用或禁用。如羊肉、狗肉、核桃、桂圆等。

(3)平补类食物:所谓"平",指此类食物没有明显的寒凉或温热偏性,适用于各类患者,尤其常用于疾病恢复期的患者,也适用于正常人的补益。如鸡蛋、猪肉、鸡肉、银耳等。

7. 发散类食物

易于诱发旧病,尤其是诱发皮肤疾病,或加重新病的食物,称发散类食物。如禽畜类中的猪头、鸡头,蔬菜类的蘑菇、香椿,水产品类的虾、蟹等。

二、饮食调护的基本原则

(一)饮食有节,按时定量

饮食要有节制,不可过饥、过饱,过饥则气血不足,过饱则易伤脾胃之气。进食要有规律,应养成良好的饮食习惯,三餐应定时、定量,遵循"早吃好,午吃饱,晚吃少"的原则,切忌暴饮暴食,以免伤及脾胃。

1. 调和四气,谨和五味

饮食应多样化,合理搭配,不可偏食。《素问·藏气法时论》说:"五谷为养,五果为助,五畜为益,五菜为充,气味合而服之,以补精益气。"这就是说,人体的营养应来源于粮、肉、菜、果等各类食品,所需的营养成分应多样化。只有做到饮食的多样化和合理搭配,才能摄取到人体必需的各种营养,维持气血阴阳的平衡。若对饮食有所偏嗜或偏废,易使体内营养比例失调,从而影响健康,发生疾病。

2. 食宜清淡、忌厚味

荤素搭配是饮食的重要原则,也是健康长寿的秘诀之一。饮食应以谷物、蔬菜、瓜果等素食为主,辅以适当的肉、蛋、鱼类,不可过食油腻厚味。由于各种性味的食物过食之后都会引起体内阴阳平衡的失调,所以,应注意饮食性味不要过重,尤其应避免过度嗜咸和嗜甜。

3. 卫生清洁,习惯良好

饮食不洁可导致胃肠疾病或加重原有病情。食物要新鲜、干净,禁食腐烂、变质、污染的食物及病死的家禽和牲畜。食物应软硬恰当,冷热适宜。进食时宜细嚼慢咽,不可进食过快或没有嚼烂就下咽。不要一边进食一边做其他事情。食后不可即卧,应做一些轻微活动(如散步等),以帮助脾胃运化。晚上临睡前不要进食。

4. 辨证施食,相因相宜

饮食调护应注意患者的体质、年龄、证候的不同和季节、气候、地域的差异,将人与自然有机地结合起来进行全面分析,做到因证施食、因时施食、因地施食和因人施食。

三、饮食调护的种类

食物的品种很多,除某些干、鲜果品和蔬菜可以直接食用外,大部分食品均需经过加工和烹调后才宜食用,从而形成了种类繁多的食品制作方法和丰富多彩的饮食种类。在中医临床中,主要使用以"汤羹"类为主结合其他种类来进行饮食调护。

(一)汤羹

汤羹是以水和食物一同煎煮或蒸炖而成,可根据食物的性味加入适当的佐料,食用时除饮汤外,同时吃其中的食物。汤羹有汤和羹之分,较稠厚的为羹,清稀的为汤。所用食物主要是有滋补作用的肉、蛋、鱼、海味、蔬菜、水果等,以补益为主要用途。

(二)粥食

粥食是以米、麦、豆等粮食单独或同时加入其他食物煮成,为半流质食品。粥食是常用的饮食之一,尤其适用于脾胃虚弱者。

(三)主食

主食是以米、面等富含淀粉的食物为主要原料做成的各种米饭、糕点和小吃等食物。

(四)膏滋

膏滋是以补益类食物加水煎煮,取汁液浓缩至一定稠度,然后加入蜂蜜、白糖或冰糖,制成半固体状,一般以补益为主要用途。

(五)散剂

散剂是将干果、谷物等食物晒干或烘干,研磨成细粉末。用时以沸水调食或开水送服。

（六）菜肴

菜肴是具有治疗作用的各类荤、素菜肴的总称,种类繁多,制法各异,有蒸、煮、煎、炒、炸、烩、烧、爆、炖、煨、渍、腌、凉拌等多种。根据其性味和制法的差别而又有不同的作用。

（七）饮料

饮料指酒、乳、茶、果汁等。依各类饮料的性味和调制方法的不同而有不同的作用。

四、常用的饮食调护方法

我国人民在长期与疾病做斗争的过程中,创制了许多利于饮食治疗疾病和调护、保养身体的方法,常用的主要有以下几种。

（一）汗法

汗法,即解表法,是一种通过发汗以疏散外邪、解除表证的方法。主要适用于外感初起、病邪侵犯肌表所表现出的病证,症见恶寒发热、头身疼痛等。常用食物有葱、姜等。

（二）下法

下法,即泻下法,是用具有通便作用的食物通泻大便或祛除肠内积滞的方法。主要适用于病后、产后和年老体虚、气血不足、肠燥便秘者。常用食物有蜂蜜、桑椹、香蕉、植物果仁、菜泥等。

（三）温法

温法,即温里法,是用温热食物振奋阳气、祛除里寒的一种方法。多用于里寒证或素体阳虚之人,症见肢体倦怠、四肢不温、腹痛吐泻等。常用食物有辣椒、酒、花椒、姜、羊肉等。

（四）清法

清法,即清热法,是用寒凉性质的食物清除内热、泻火解毒的一种方法。多用于湿热证或素体阳盛之人,症见发热、烦渴、口舌生疮、小便短赤等。常用食物有西瓜、梨、藕、苦瓜、绿豆等。

（五）消食法

消食法,也称消导法,是用具有消食健脾作用的食物开胃消食的一种方法。适用于脾胃升降失调、饮食不化之证,症见嗳腐吞酸、厌食呕恶等。常用食物有山楂、萝卜、大蒜、醋等。

（六）补法

补法,即补益法,是用具有补益作用的食物以补气血、滋阴助阳、强身健体的一种方法。适用于气虚、血虚、阴虚和阳虚等证。根据病情的需要不同,分为适用于阳虚、气虚的温补,适用于阴虚的清补和通用于各类虚证及正常人进补的平补三类。常用食物有羊肉、桂圆肉、甲鱼、鸡肉、鸭肉、海参、木耳等。

五、饮食药膳方的应用护理

1. 风寒感冒

风寒感冒者饮食宜偏清淡,如稀粥烂饭、新鲜蔬菜及苹果、橘子之类的水果;可多吃发汗散寒的食物,如辣椒、葱、生姜、大蒜等;忌吃鸡、鸭、鱼肉等油腻、黏滞、酸腥食物。生姜,性温,味辛,具有散寒发汗、解表祛风的作用,以生姜 3 片,红糖适量,开水冲泡,俗称生姜红糖茶,频频饮用;葱白,性温,味辛,初起感冒时,用葱白连同葱头与豆豉煎水喝,也可用细葱 2 或 3 茎,与生姜 1 片煎水代茶饮;身体虚弱或年老体弱之人,受凉感冒后,最适宜用葱白 3 ~ 5 茎,同大米煮成稀薄粥,频频食用。

2. 风热感冒

风热感冒者在饮食方面则偏向于"清热",宜多吃有助于散风热、清热的食物,如绿豆、萝卜、白菜、白菜根、薄荷等,也可以用鲜梨汁与大米适量煮粥趁热食用。

3. 润下类食疗

润下类食疗适用于年老体弱、久病、产后阴虚、津血不足的肠燥便秘证。饮食以易消化、补益为主,如饴糖、大枣、花生、莲子、甲鱼、海参、芝麻、桑椹、荔枝、鸡蛋、牛奶、胡萝卜、鲫鱼、鲜虾等,并尽可能地补充一些油脂。可饮用有通便作用的饮品,如蜂蜜水,或用番泻叶 3 ~ 6g 泡水饮。尽量食用新鲜水果、蔬菜和粗粮,因其有宽肠通便的作用。

4. 清热类食疗

清热类食疗用于实热证。饮食宜偏寒、凉,以清热、易消化的食物为主,如绿豆、苦瓜、黄瓜、冬瓜、藕、萝卜、豆腐、鸭肉、苹果、香蕉、菊花、金银花等,亦可饮用西瓜番茄汁、五汁饮、梨汁、柑橘汁等生津止渴之品,同时要鼓励患者多饮水。

5. 祛暑类食疗

暑湿之气侵袭人体,易使心气亏耗,尤其是老年人、儿童、体虚气弱者容易出现出汗、头晕、心悸、乏力、恶心等中暑症状。饮食以清热祛暑、生津止渴为主,适宜吃薏苡仁、莲子、赤小豆、绿豆、杏仁、山楂、生姜等食物,如清拌茄子、炝拌什锦、绿豆南瓜汤、苦瓜菊花粥等膳食,多喝绿豆汤、西瓜汁、酸梅汤等;少吃辣椒、羊肉、牛肉、狗肉等食物。

6. 温里类食疗

温里类食疗适用于里寒证,主要以温性、热性食物为主,如牛肉、羊肉、桂圆等,也可以酌用桂皮、姜、葱等调味品,以助药物温中散寒之功效,膳食如附子羊肉汤、当归生姜羊肉汤、荔枝粥等;忌食生冷瓜果和凉性食品。

7. 补益类食疗

补益类食疗适用于虚赢不足之证。根据"虚者补之""损者益之"的原则,护理上重在扶正。由于虚证有气、血、阴、阳之别,在用补法时应当辨明,然后进行调护。阳虚、气虚证者可选用牛肉、羊肉、桂圆、大枣等温补之品,忌生冷瓜果和凉性食品;阴虚、血燥者应选用银耳、淡菜、甲鱼等清补食物,忌辛辣、炙烤之品。

8.安神类食疗

安神类食疗主要适用于神智不安的病证。宜多吃清淡、易消化而富有营养的食物,如水果、瘦肉和鸡肉等;膳食如莲子汤、百合汤、枣仁粥、玉竹心子粥等;忌生葱、韭菜、大蒜和油腻、煎、炒、炙、烤等刺激性食物。

9.理气类食疗

理气类食疗上主要适于气滞、气逆等证。宜多吃清淡、易消化、行气的食物,如香菇、大蒜、洋葱、芦根、竹笋、萝卜等,膳食如三仙汤、神曲茶、橘饼、陈皮糕、茯苓粥等;忌食生冷瓜果、豆类、甜黏油腻不易消化之品。

10.消导类食疗

消导类食疗主要适用于食积不化所致的脘腹胀满、嗳气吞酸、食欲不振、大便失常等。饮食宜多吃清淡、易消化食物,如山楂、橘饼、麦芽、谷芽、莱菔子、神曲、鸡内金等,膳食如消食茶膏糖、山楂肉干、果仁排骨、芸豆卷、五香槟榔、益脾饼等;忌食生冷瓜果、甜黏油腻不易消化之品。

11.化痰止咳平喘类食疗

化痰止咳平喘类食疗主要适用于痰证。饮食以清淡滋补、富含营养为宜,多吃蔬菜(如南瓜、扁豆、莲子、白菜、青菜、芹菜、冬瓜、苦瓜)、豆制品、水果(如梨、香蕉、橘子和枇杷),可食薏苡仁粥或用鲜茅根、鲜藕煮水喝,还有止咳梨膏糖、柿霜糖、银耳羹、瓜蒌饼等;忌食肥腻和海鲜发物(如鱼、虾、蟹等),忌食姜、葱、辣椒等辛辣刺激性食物。

12.固涩类食疗

固涩类食疗主要适用于久病体虚、正气不固、脏腑功能减退所致的自汗、盗汗、久泻脱肛、遗精早泄、崩漏带下等。饮食宜清淡,多吃鲜藕、莲子、鳝鱼等食物;忌吃油腻、煎炒、干硬及辛辣刺激性食物(如辣椒、葱、蒜)等;忌吃动火助阳的食物,如公鸡、狗肉、虾、葱、蒜、韭菜等。

13.其他类食疗

瘀血类病证患者宜吃母鸡、蛋类、牛奶、瘦肉及动物肝、肾、心等,多吃大米、面粉、藕粉和白糖等,多吃水果、蔬菜、豆腐等清淡食物;忌吃坚硬、煎、炒、油炸、香燥辛辣的食物与虾、蟹、海鱼等发物。

六、饮食宜忌

疾病有寒热虚实之分,阴阳表里之别。食物也多有偏性,有于病相宜的,有于病为害的,得宜则补体,为害则成疾。患病后所服药物也各具性味,所以,护理疾病强调饮食宜忌,认为饮食宜忌是养生防病的重要环节,特别是疾病治疗过程中的食物选择,更是既要知其所宜,也要知其所忌。应根据患者的病情、体质、所服药物、季节、气候、饮食习惯等诸方面的因素,合理选择饮食。只有把握住饮食宜和忌这两个方面,才能使饮食与治疗相配合,达到有效治疗和康复的目的。

(一)饮食宜忌的基本原则

1. 辨证施食

辨证施食,即食物的性味应适应于病情的需要。食物有寒热温凉补泻之分,病情也有虚实寒热之别。虚证应补益,实证宜疏利,寒证宜温热,热证宜寒凉。

2. 辨药施食

患者所服药物均具有各自的性味、功效,为有利于更好地发挥药效,患者的食物与所服药物的性味应相同,这样可增强药物的效能,加速病情的康复。

3. 因人施食

人的体质有强弱不同,年龄有老少之分,故饮食宜忌也应有区别。如体胖之人多痰湿,宜食清淡、化痰之物,忌肥甘厚腻之品,以免助湿生痰;体瘦之人多阴虚,宜多食滋阴生津、养血补血之物,忌辛辣动火之品,以免伤阴;老年人脾胃虚弱,饮食宜清淡,忌油腻、硬固、黏腻食物,以免伤及脾胃;妇女妊娠期和哺乳期忌辛辣温燥食品,以免助阳生火,影响胎儿和乳儿;小儿气血未充,脏腑娇嫩,尤应注意饮食的调理。

4. 因时施食

四时季节的变化对人体的生理功能产生了不同的影响,因此,饮食宜忌也有所不同。春季气候由寒转暖,阳气生发,饮食宜清温平淡;夏季阳气亢盛,天气炎热,食宜甘寒,但应忌生冷不洁食物;秋季阳收阴长,燥气袭人,食宜滋润收敛,忌辛燥温热;冬季阳气潜藏,阴气盛极,最宜温补,忌生冷寒凉。

5. 特殊宜忌

某些疾病和药物要求有特殊的饮食禁忌,此类禁忌在各科病证护理和服药护理中进行专门介绍。

(二)饮食宜忌的主要方法

(1)热证:机体感受热邪或阳盛阴虚所引起的一类病证。阳热偏盛,伤阴耗液,故宜清热、生津、养阴,食寒凉及平性食物,忌辛辣、温热之品。

(2)寒证:机体感受寒邪或阳虚阴盛所引起的一类病证。阴寒偏盛,阳气亏虚,故宜温里、散寒、助阳,食温热性食物,忌寒凉、生冷之品。

(3)虚证:指阴阳气血亏虚。宜补虚益损,食补益类食物。阳虚者宜温补,忌用寒凉;阴虚者宜清补,忌用温热;气血虚者可随病证的不同辨证施食。然虚证患者多脾胃虚弱,进补时不宜食用滋腻、硬固之品,食物以清淡而富有营养为宜。

(4)实证:指邪气过盛。饮食宜疏利、消导。应根据病情之表里寒热和轻重缓急进行辨证施食,采取急则治标、缓则治本和标本兼治的总体原则进行饮食调护,一般不宜施补。

(5)外感病证:饮食宜清淡,可食葱、姜等辛温发散之品,忌油腻厚味。

（6）其他：各类血证、阴虚阳亢证及目疾、皮肤病、痔瘘、疮疖、痈疡等患者忌食辛辣类食物，如葱、蒜、生姜、胡椒、花椒、辣椒、白酒等；肝阳肝风患者忌食鹅、公鸡、鲤鱼、猪头肉等；患有疔、疮、痈疡和各种皮肤病及可能复发的痼疾者，忌食发散类、海腥类食物，如带鱼、黄鱼、虾、蟹、蚌、淡菜、紫菜等，以免诱发久病，加重新病。某些药物有特别的饮食禁忌要求。如萝卜可降低滋补药补性，故服人参等滋补药时忌食；服荆芥时忌吃鱼、蟹等。

（张鸿宇）

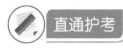

1.“生活有规律,饮食有节制,劳逸相结合”属于( )。

　　A. 药物预防　　　　　B. 加强锻炼　　　　　C. 起居有常

　　D. 调节情志　　　　　E. 以上都不是

2. 冬季起居方面应遵循( )。

　　A. 早卧早起　　　　　B. 早卧晚起　　　　　C. 晚卧早起

　　D. 晚卧晚起　　　　　E. 以上都不是

参考答案

第九章　中医特色护理技能

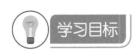 学习目标

素质目标	知识目标	能力目标
树立实事求是的工作作风,培养认真负责的工作态度	掌握艾灸、拔罐、刮痧技能	能在人体上熟练进行艾灸、拔罐、刮痧
形成对具体问题具体分析的良好习惯	熟悉常用的推拿手法	能运用常用推拿手法进行保健按摩
培养救死扶伤的职业道德,建立正确的生命观	了解毫针刺法技术	知道行针前的准备工作和针刺异常情况的预防与处理

第一节　针刺的护理技能

针刺腧穴可以疏通经络气血、调节脏腑阴阳,达到治病的目的。治疗作用包括疏通经络、扶正祛邪、调和阴阳。疏通经络是针刺治病最主要、最直接的作用;扶正祛邪是针刺治病的根本法则和手段;调和阴阳是针刺治病的最终目的。

一、针刺前的准备

1.选择体位

选择舒适而又能耐久的体位,既便于取穴、操作,又能适当留针。

2.定穴

定准腧穴位置后,还应以指甲在选定穴位上切掐一"＋"字形纹标记。

3.消毒

消毒包括针具消毒、腧穴部位的消毒和医者手指的消毒。

（1）针具:使用一次性毫针(1寸或1.5寸)。

（2）腧穴部位:可用75%酒精棉球擦拭消毒。

（3）医者手指:应先用肥皂水洗净,再用75%酒精棉球擦拭即可。

4.选择针具

应根据患者的性别、年龄、胖瘦、体质、病情、病位及所取腧穴,选取长短、粗细适宜的针具。

二、针刺方法

1.进针法

针刺时,一般是右手持针操作,故称右手为"刺手";左手爪切按压所刺部位或辅助针身,称"押手"。具体方法有以下几种(图9-1)。

（1）指切进针法:用左手拇指或食指端切按在腧穴位置旁,右手持针,紧靠左手指甲面将针刺入。此法适宜于短针的进针。

（2）夹持进针法:用左手拇指、食指持捏消毒干棉球,夹住针身下端,将针尖固定在腧穴表面,右手捻动针柄,将针刺入腧穴。此法适用于长针的进针。

（3）舒张进针法:用左手拇指、食指将所刺腧穴部位的皮肤向两侧撑开,使皮肤绷紧,右手持针,使针从左手拇指、食指的中间刺入。此法主要用于皮肤松弛部位的腧穴。

（4）提捏进针法:用左手拇指、食指将针刺部位的皮肤捏起,右手持针,从捏起的上端将针刺入。此法主要用于皮肉较薄部位的进针,如印堂等。

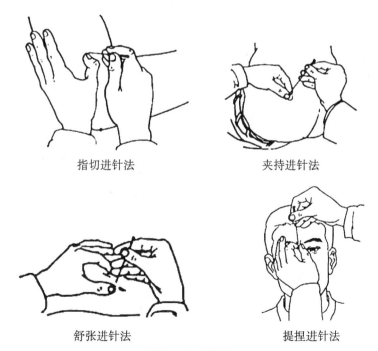

指切进针法　　　　　　　　夹持进针法

舒张进针法　　　　　　　　提捏进针法

图9-1　进针法

2．针刺的角度和深度

（1）角度：指进针时针身与皮肤表面所形成的夹角。它是根据腧穴所在位置和医者针刺时所要达到的目的结合而定的，一般有以下几种（图9-2）。

1）直刺：呈90°左右角垂直刺入。此法适用于大部分腧穴。

2）斜刺：呈45°左右角倾斜刺入。此法适用于肌肉较浅薄、内有重要脏器处，不宜于直刺、深刺的穴位。

3）平刺：即横刺、沿皮刺，呈15°左右角沿皮刺入。此法适用于皮薄肉少的部位，如头部的腧穴等。

（2）深度：一般年老体弱及小儿宜浅刺，中青年、身强体壮者宜深刺；头面、胸背及皮薄肉少处宜浅刺，四肢、臀、腹及肌肉丰满处宜深刺。另外，深刺多用直刺；浅刺多用斜刺或平刺。

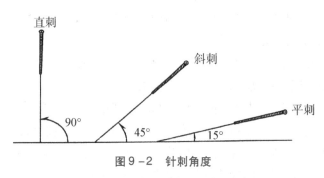

图9-2 针刺角度

3．行针与得气

行针，也叫运针，指将针刺入腧穴后，为了使之得气而施行的各种针刺手法。

得气，也称针感，指将针刺入腧穴后所产生的经气感应。得气时，医者会感到针下有徐和或沉紧的感觉，同时患者也会有相应的酸、麻、胀、重感。

行针手法分为基本手法和辅助手法两类。

（1）基本手法：有提插法和捻转法两种（图9-3）。

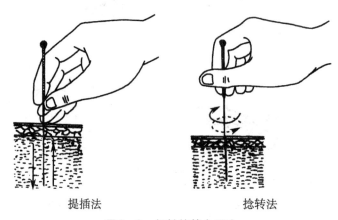

提插法　　　　　　　捻转法

图9-3 行针的基本手法

1）提插法：将针刺入腧穴的一定深度后，使针在穴内进行上下进退的操作方法。把针从浅层向下刺入深层为插；由深层向上退到浅层为提。

2）捻转法：将针刺入腧穴的一定深度后，以右手拇指和中、示二指持住针柄，进行一前一后地来回旋转捻动的操作方法。

以上两种手法，可根据情况灵法运用，既可单独运用，也可相互配合运用。

（2）辅助手法：有循法、刮法、弹法、摇法、震颤法等。

三、针刺异常情况的预防和处理

1.晕针

患者因精神紧张、体质虚弱、饥饿疲劳、大汗、大泻、大出血后，或体位不当等，突然出现精神疲倦、头晕目眩、面色苍白、恶心欲呕、多汗、心慌、四肢发冷、血压下降、脉象沉细，或神志昏迷、仆倒在地、唇甲青紫、二便失禁、脉微细欲绝等。

处理：首先将针全部取出，使患者平卧，头部稍低，注意保暖，轻者在饮温开水或糖水后即可恢复正常；重者在上述处理的基础上，可指掐或针刺人中、素髎、内关、足三里，灸百会、气海、关元等穴，必要时应配合其他急救措施或送入医院。

2.滞针

患者因精神紧张，针刺入后，局部肌肉强烈收缩，或因毫针刺入肌腱，行针时捻转角度过大、连续进行单向捻转而使肌纤维缠绕针身，进针后出现提插捻转及出针困难。

处理：嘱患者消除紧张状态，使局部肌肉放松。因单向捻转而致者，需反向捻转。也可以按揉局部，或在附近部位浅刺一针，转移患者注意力，随之将针取出。同时，行针时捻转角度不宜过大，更不可单向连续捻转。

3.弯针

医者进针手法不熟练，用力过猛，或碰到坚硬组织，或留针中患者改变体位而引起。其主要表现为针身弯曲，针柄改变了进针时刺入的方向和角度，提插捻转及出针均感困难，患者感觉疼痛。

处理：如系轻微弯曲，不能再行提插捻转，应慢慢将针退出；弯曲角度过大时，应顺着弯曲方向将针退出；如因患者改变体位而致，应嘱患者恢复原体位，使局部肌肉放松，再行退针，切忌强行拔针。

4.断针

针具质量欠佳，针身或针根有剥蚀损坏；针刺时，针身全部刺入；行针时，强力捻转提插，表现为针身折断，残端留在患者体内。

处理：嘱患者不要紧张，不要乱动。如断端还在体外，可用手指或镊子取出；如断端与皮肤相平，可挤压针孔两旁，使断端暴露于体外，用镊子取出；如针身完全陷入肌肉，应在X线下定位，行外科手术取出。另外，针刺时一般不要将针身全部刺入，应留一部分在体外。

5.血肿

针尖弯曲带钩,使皮肉受损或针刺时误伤血管,出针后局部呈青紫色或肿胀疼痛。

处理:微量出血或针孔局部小块青紫,一般不必处理,可自行消退。如局部青紫较重或活动不便者,可先行冷敷止血后再行热敷,或按揉局部,以促使局部瘀血消散。

第二节　艾灸的护理技能

灸法是以艾绒为主要材料制成的艾条或艾炷,点燃后在体表的一定腧穴或患处熏灸的一种治疗方法。它借助灸火的热力和药的作用,通过经络腧穴,以达到散寒祛湿、温通经络、调和气血、消肿散结、回阳救逆及预防保健的作用。

一、艾炷灸

艾炷灸是用艾绒捏成上尖底平的宝塔形状,大小如麦粒或枣核,直接或间接置于腧穴上施灸的一种治疗方法。每燃完一个灸炷叫作一壮。艾炷灸包括直接灸和间接灸(图9-4)。直接灸多用于哮喘、肺痨、瘰疬等慢性或顽固性疾病;隔姜(蒜)灸多用于因寒所致的呕吐、腹痛、腹泻或风寒湿痹;隔附子饼灸可治疗阳痿、早泄、遗尿、溃疡久溃不敛等阳虚证;隔盐灸多用于寒邪入里所致的腹痛、吐泻及中风脱证、各种寒厥、大汗亡阳证。

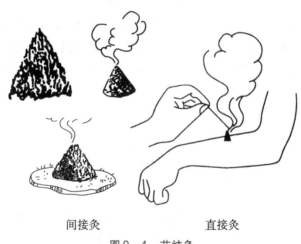

間接灸　　　　　直接灸
图9-4　艾炷灸

(一)操作方法

1.直接灸

根据治疗目的可采用瘢痕灸和无瘢痕灸两种。

(1)瘢痕灸:即化脓灸,灸时将皮肤烧伤,使其化脓,愈后留有瘢痕。

(2)无瘢痕灸:即用中、小艾炷施灸,患者感到灼痛时,即用镊子取走余下的艾炷,放置弯盘中,再更换新炷,一般连续灸5～7壮,以局部皮肤出现红晕而无烧痕、不起疱为度。

2.间接灸

间接灸,又称隔物灸、间隔灸,施灸时艾炷并不直接放在皮肤上,而是用其他药物或物品间隔,其名称由间隔的药物或物品不同而异,常用的有隔姜灸、隔蒜灸、隔附子饼灸、隔盐灸。

(二)护理及注意事项

(1)施灸前应使患者摆好体位,避免因疲劳时移动身体而烧伤皮肤或衣物。

(2)待艾炷燃尽前应立即更换另一壮,避免烫伤皮肤。

(3)对局部起疱者无须挑破,任其自然吸收。

二、艾条灸

艾条灸即用纯净的艾绒(或加入中药)平铺在细草纸上,将其卷成直径约1.5cm的圆柱形艾卷(条),点燃后在人体腧穴部位熏烤的一种治疗方法(图9-5)。本法适用于多种慢性虚寒性疾病以及感受风寒湿邪为主的病证,如胃脘痛、泄泻、哮喘、风寒湿痹、疮疡久溃不敛、月经不调等。

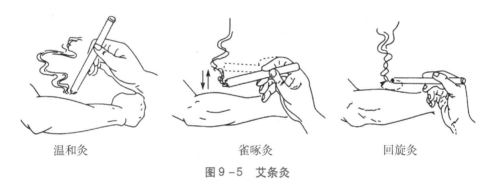

温和灸　　　　　　　　雀啄灸　　　　　　　　回旋灸

图9-5 艾条灸

(一)操作方法

(1)温和灸:将艾条的一端点燃,在距离腧穴皮肤2~3cm处进行烘烤,使局部皮肤有温热感,一般每处灸5~10分钟,至皮肤有红晕为宜。

(2)雀啄灸:将艾条的一端点燃,与施灸部位不固定距离,像鸟雀啄食一样,一上一下不停地移动,反复熏灸5分钟左右。

(3)回旋灸:将点燃的艾条一端在距离施灸穴位皮肤约3cm处,反复地回旋移动或左右方向移动,一般灸20~30分钟。

(二)护理及注意事项

(1)施灸部位应按照先上后下的次序进行,即头顶、胸背、腰部、四肢。

(2)施灸中要随时询问患者局部皮肤有无灼热感,以便及时调整艾条与皮肤的距离,防止灼伤皮肤。

(3)施灸完毕应立即将艾条插入小口瓶,熄灭艾火,避免余灰烫伤患者皮肤或烧毁衣被床单。

（4）施灸后局部皮肤呈微红、灼热属正常。若出现小水疱无须特殊处理，待自然吸收；若水疱较大，可用无菌注射器抽出疱内液体，并覆盖消毒纱布，防止感染。

（5）凡实证、热证、阴虚发热者及面部五官、大血管、孕妇腰骶部等部位不宜艾灸。

三、温针灸

温针灸是针刺与艾灸结合使用的一种治疗方法，适用于既宜留针，又须施灸的患者（图9-6）。此法适用于虚寒性胃脘痛、风寒湿痹及痿证等。

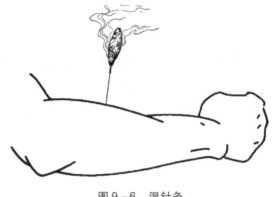

图9-6 温针灸

（一）操作方法

针刺得气后，留针，将艾绒搓团捻于针柄上点燃，或者切1cm艾条待下方点燃后套在针柄上，通过针体使热力透入体内，以加强疗效。

（二）护理及注意事项

（1）施温针灸留针时加盖衣被，应注意防止烧着衣被。

（2）装裹艾绒时必须捻紧，并嘱患者不要随便变动体位，以免艾绒落下烧伤皮肤及衣物。

（3）观察有无针刺异常情况发生，及时清除脱落后的艾灰。

第三节　拔罐的护理技能

拔罐疗法是以罐为工具，借助热力排出罐内空气形成负压，使罐吸附于腧穴或应拔部位的体表，使局部皮肤充血、瘀血，以达到防治疾病的目的。此法具有温通经络、行气活血、祛风散寒、消肿止痛、吸毒排脓等作用。

一、罐的种类

罐的种类很多，大体可分为玻璃罐、陶罐、竹罐、抽气罐（图9-7）。

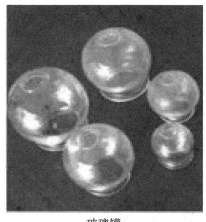
玻璃罐

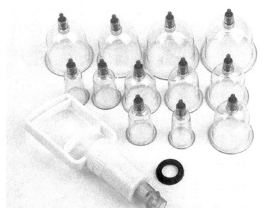
陶罐

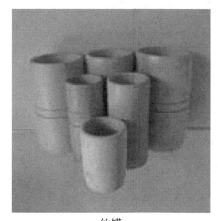
竹罐

抽气罐

图9-7 罐的分类

二、拔罐疗法的适应证和禁忌证

(一)拔罐疗法的适应证

拔罐疗法的适用范围广泛,如各种风寒湿痹、胃痛、腹痛、感冒、头痛、咳嗽、哮喘、痛经、软组织损伤、肢体麻木、丹毒、疮疡初起未溃等。

(二)拔罐疗法的禁忌证

如高热抽搐及凝血机制障碍,皮肤有过敏、溃疡、水肿及大血管处,孕妇腹部、腰骶部均不宜拔罐。

三、拔罐疗法的操作

(一)拔罐疗法的分类

1. 火罐法

火罐法常用玻璃罐,让火在罐内燃烧,排出空气,使罐内形成负压,借以将罐吸附于皮肤上。火罐法有闪火法、投火法等。

（1）闪火法：用镊子或止血钳夹住95%酒精棉球，点燃后在火罐内壁中段快速绕1或2圈（不可用火焰烧罐口边沿，以免灼热的罐口烫伤皮肤），立即退出，迅速将罐吸附在施术部位（图9-8）。此法是最常用的拔罐方法。

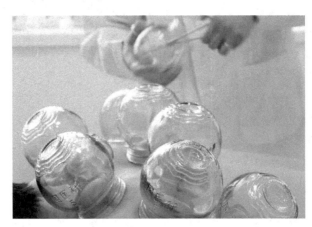

图9-8　闪火法

（2）投火法：将纸片点燃后，投入罐内，然后迅速将火罐吸附在施术部位（图9-9）。患者应根据应拔部位选择合适的体位，使罐体横放，以免因燃烧物落下而烫伤皮肤。

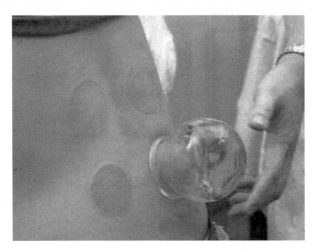

图9-9　投火法

2.煮罐法

煮罐法，又称水罐法，一般使用竹罐。先将竹罐倒置在沸水或药液之中，煮沸1～2分钟，然后用镊子挟住罐底，颠倒提出液面，甩去水液，迅速用湿冷的毛巾紧扣罐口，立即将罐扣在所拔部位，使之吸附在皮肤上。

3.抽气罐法

抽气罐法是将抽气筒套在塑料罐活塞上，把空气抽出产生负压，使罐体吸附于施术部位的方法（图9-10）。

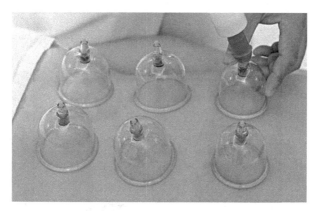

图9-10 抽气罐法

(二)拔罐疗法的应用

1. 留罐

留罐指将罐体吸附在选定的部位或穴位上留置10~15分钟,待局部皮肤呈紫红色时,将罐取下的方法(图9-11)。此法最为常用。

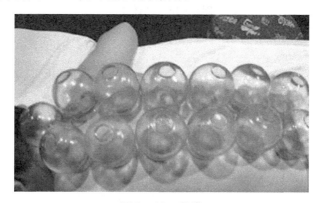

图9-11 留罐

2. 走罐

选口径较大的玻璃罐,先在罐口或所拔部位的皮肤上涂上润滑油,再将罐拔住,然后用右手握住罐体,上下往返推移,至所拔皮肤潮红、充血或瘀血时,将罐取下(图9-12)。走罐一般适用于肌肉丰厚的部位,如腰背、大腿等。

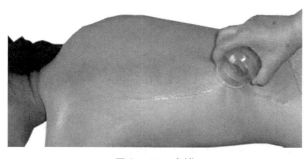

图9-12 走罐

3. 闪罐

闪罐是将罐拔住后，又立即取下，再迅速拔住，如此反复多次地拔上取下，直至局部皮肤潮红为度。

4. 留针拔罐

留针拔罐是将针刺与拔罐相结合的一种方法，即先针刺得气后留针，再以针为中心点将罐拔上，留置 10~15 分钟，然后起罐起针（图 9 – 13）。

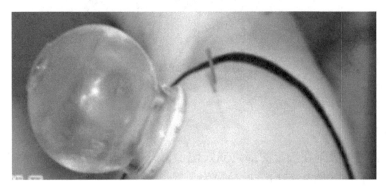

图 9 – 13　留针拔罐

（三）起罐方法

起罐时，一手扶住罐体，另一手的拇指或食指按压罐口皮肤，使空气进入罐内，即可将罐取下（图 9 – 14）。

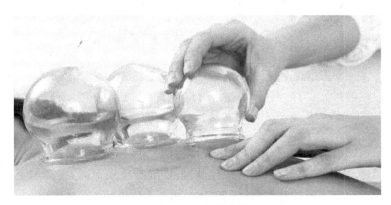

图 9 – 14　起罐方法

四、拔罐疗法的护理及注意事项

（1）拔罐时，应取合理体位，选肌肉丰满的部位，骨骼凹凸不平和毛发较多处不宜拔罐。

（2）用火罐时，应注意勿灼伤或烫伤皮肤。操作时，动作要稳、准、快。

（3）留罐时，嘱患者不要随便移动体位，以免罐体脱落。

（4）起罐时，手法要轻，以一手按压罐边的皮肤，使空气进入罐内，即可将罐取下，切不可硬行上提或旋转提拔,以免拉伤皮肤。

(5)起罐后皮肤局部潮红、瘙痒,嘱患者不要乱抓,经数小时或数日即可消除。如局部出现小水疱,亦不必处理,待其自行吸收。如水疱较大,应消毒局部皮肤后,用无菌注射器吸出液体,覆盖消毒敷料,以防感染。

(6)拔罐时应密切观察患者反应,如突然面白多汗、心慌欲吐、四肢厥冷,甚则神志不清、二便失禁、脉微欲绝等现象,此为晕罐,应立即起罐,取平卧头低足高位,注意保暖,轻者休息片刻,饮温水或糖水后可恢复,重者可考虑配合其他急救措施。

第四节 刮痧疗法的护理技能

刮痧疗法是以中医经络腧穴理论为指导,使用特制的刮痧器具蘸取一定的介质,在体表进行反复刮动、摩擦,使皮肤局部出现红色粟粒状或暗红色出血点等的"出痧"变化,通过刺激体表皮肤及经络,改善人体气血流通状态,从而达到扶正祛邪、调节阴阳、活血化瘀、清热消肿、软坚散结等的功效。

一、刮痧的操作步骤

(一)选择刮痧工具

准备刮痧器具与用品,应仔细检查刮痧板边缘是否光滑、边角是否钝圆、厚薄是否适中、有无裂纹及粗糙等,以免伤及皮肤(图9-15)。

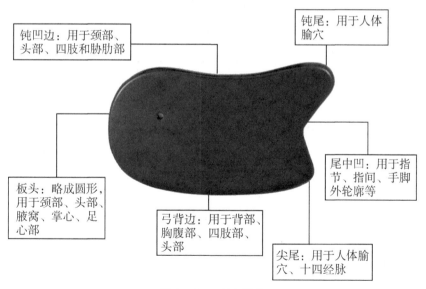

钝凹边:用于颈部、头部、四肢和胁肋部

钝尾:用于人体腧穴

板头:略成圆形,用于颈部、头部、腋窝、掌心、足心部

弓背边:用于背部、胸腹部、四肢部、头部

尾中凹:用于指节、指间、手脚外轮廓等

尖尾:用于人体腧穴、十四经脉

图9-15 刮痧器具

(二)消除患者紧张心理

应向患者介绍刮痧的一般常识,以消除其紧张、恐惧心理,以便取得患者的信任、合作与配合。

（三）选择体位

根据患者的病情，确定治疗部位，选择合适的体位。

（四）涂刮痧润滑剂

在刮拭部位上均匀涂布刮痧润滑剂，用量宜薄不宜厚。因为刮痧润滑剂过多不利于刮拭，还会顺皮肤流下，弄脏衣服。保健刮痧和头部刮痧可不用介质，亦可隔物刮拭。

（五）刮拭

右手持刮痧工具，灵活运用腕力、臂力，忌用蛮力，一般刮具与皮肤之间的角度以45°为宜。用力要均匀、适中，由轻渐重，不可忽轻忽重，以患者能耐受为度。刮拭的按压力要深透深层组织。刮拭面要尽量拉长。刮痧时要顺一个方向刮，不要来回刮，以皮下出现轻微紫红或紫黑色痧点、斑块即可。操作手法有平刮、竖刮、斜刮及角刮。平挂是用刮痧板的平边，在刮拭部位上按一定方向进行大面积的平行刮拭；竖刮是用刮痧板的平边，在刮拭部位上按竖直上下进行大面积的平行刮拭；斜刮是用刮痧板的平边，在刮拭部位上进行斜向刮拭，主要适用某些不能进行平刮、竖刮的部位；角刮是用刮痧板的棱角或边角，在刮拭部位上进行较小面积或沟、窝、凹陷地方的刮拭。

刮痧疗法分为补法、泻法和平补平泻法。补和泻是相互对立、作用相反又相互联系的两种手法，其与刮拭力量的轻重、速度的快慢、时间的长短、距离的长短、方向等诸多因素有关（表9-1）。

表9-1 刮痧疗法的力量和速度

刮痧疗法	力量	速度（频率）
补法	小（轻）	慢
泻法	大（重）	快
平补平泻法	适中	适中
	小（轻）	快
	大（重）	慢

（六）刮拭后的反应

刮完后，擦干皮肤，让患者穿好衣服，适当饮用一些姜汁、糖水或白开水，促进新陈代谢。一般刮拭后半小时左右，皮肤表面的痧点会逐渐融合成片，刮痧后24~48小时出痧表面的皮肤触摸时有痛感或自觉局部皮肤有微微发热，这些都属于正常反应。几天后即可恢复正常。

（七）刮痧时限与疗程

一般每个部位刮20次左右，以使患者能耐受或出痧为度，每次刮拭时间以20~25分钟为宜。初诊时间不宜过长，手法不宜过重，不可一味地片面求出痧。第二次应间隔5~7天后或患处无痛感时再实施，通常连续治疗7~10次为1个疗程，间隔10天再进行下一个疗程。

二、人体各部位的刮拭方法

(一)头部刮法

头部有头发覆盖,须在头发上面用刮痧板刮拭,不必涂刮痧润滑剂。为增强刮拭效果,可使用刮痧板边缘或刮痧板角部刮拭。每个部位刮30次左右,刮至头皮发热为宜。手法采用平补平泻法,操作者可一手扶患者头部,以保持头部稳定,一手刮拭。头部的刮痧能改善头部血液循环,疏通全身阳气,预防和治疗中风及中风后遗症、头痛、脱发、失眠、感冒等。

循行路线:

(1)刮拭头部两侧,从头部两侧太阳穴开始至风池穴,经过穴位为头维穴、额厌穴等。

(2)刮拭前头部,从百会穴经囟会穴、前顶穴、通天穴、上星穴至头临泣穴。

(3)刮拭后头部,从百会穴经后顶穴、脑户穴、风府穴至哑门穴。

(4)刮拭全头部,以百会穴为中心,呈放射状向全头发际处刮拭,经过全头穴位和运动区、语言区、感觉区等。

(二)面部刮法

因为面部出痧影响美观,因此手法要轻柔,以不出痧为度,且面部不需涂抹活血剂,通常用补法,忌用重力大面积刮拭。方向由内向外沿肌肉走向刮拭,可每天一次。面部的刮痧具有养颜祛斑美容的功效。主治颜面五官的病证,如眼病、鼻病、耳病、面瘫、雀斑、痤疮等。

循行路线:

(1)刮拭前额部,从前额正中线分开,经鱼腰穴、丝竹空穴向两侧刮拭。

(2)刮拭两颧部,由内侧向承泣穴、四白穴、下关穴、听宫穴、耳门穴等刮拭。

(3)刮拭下颌部,以承浆穴为中心向地仓穴、大迎穴、颊车穴等刮拭。

(三)颈部刮法

颈后高骨为大椎穴,用力要轻柔,用补法,不可用力过重,可用刮痧板棱角刮拭,以出痧为度。肩部肌肉丰富,用力宜重些,从风池穴一直到肩髃穴,应一次到位,中间不要停顿。一般用平补平泻法。人体颈部有六条阳经通过,且精髓直接通过督脉灌输于脑,颈部是必经之路,所以经常刮拭颈部,具有育阴潜阳、补益人体正气、防治疾病的作用,可主治颈、项病变,如颈椎病、感冒、头痛、近视、咽炎等。

循行路线:

(1)刮拭督脉颈项部,从哑门穴刮到大椎穴。

(2)刮拭颈部两侧到肩,从风池穴开始经肩井穴、巨骨穴至肩髃穴。

(四)背部刮法

背部由上向下刮拭。一般先刮后背正中线的督脉,再刮两侧的膀胱经脉和夹脊穴。

背部正中线刮拭时手法应轻柔,用补法,不可用力过大,以免伤及脊椎。可用刮痧板棱角点按棘突之间,背部两侧可视患者体质、病情选用补泻手法,用力要均匀,中间不要停顿。刮拭背部可以治疗全身五脏六腑的病证。如刮拭胆俞可治疗黄疸、胆囊炎、胆道蛔虫、急慢性肝炎等,刮拭大肠俞可治疗肠鸣、泄泻、便秘、脱肛、痢疾、肠痈等。背部刮痧还有助于诊断疾病。如刮拭心俞部位出现压痛或明显出痧斑时,即表示心脏有病变或预示心脏即将出现问题,其他穴位类推。

循行路线:刮督脉和足太阳膀胱经及夹脊穴,从大椎刮至长强。足太阳膀胱经位于后正中线旁开1.5寸和3寸处。夹脊穴位于后正中线旁开0.5寸。

(五)胸部刮法

刮拭胸部正中线用力要轻柔,不可用力过大,宜用平补平泻法。用刮痧板棱角沿肋间隙刮拭。乳头处禁刮。胸部主要有心、肺二脏,故刮拭胸部,主治心、肺疾患,如冠心病、慢性支气管炎、支气管哮喘、肺气肿等。另外,可预防和治疗妇女乳腺炎、乳腺癌等。

循行路线:

(1)刮拭胸部正中线,从天突穴经膻中穴向下刮至鸠尾穴。用刮痧板角部自上而下刮拭。

(2)刮拭胸部两侧,从正中线由内向外刮,先左后右,用刮痧板整个边缘由内向外沿肋骨走向刮拭。中府穴处宜用刮痧板角部从上向下刮拭。

(六)腹部刮法

空腹或饱餐后禁刮,急腹症忌刮,神阙穴禁刮。腹部有肝、胆、脾、胃、膀胱、肾、大肠、小肠等脏腑。故刮拭腹部可治疗以上脏腑病变,如胆囊炎、慢性肝炎、胃及十二指肠溃疡、呕吐、胃痛、慢性肾炎、前列腺炎、便秘、泄泻、月经不调、不孕症等。

循行路线:

(1)刮拭腹部正中线,从鸠尾穴经中脘穴、关元穴刮至曲骨穴。

(2)刮拭腹部两侧,从幽门穴刮至日月穴。

(七)四肢刮法

刮拭四肢时,遇关节部位不可强力重刮。对于下肢静脉曲张、水肿,应从下向上刮拭。皮肤如有感染、破溃、痣、瘤等,刮拭时应避开。如急性骨关节创伤、挫伤之处不宜刮痧,但在康复阶段时,行保健刮痧可提前康复。四肢刮痧可主治全身病证。如手少阴心经主治心脏疾病,足阳明胃经主治消化系统疾病,四肢肘、膝关节以下的五输穴可主治全身疾病。

循行路线:

(1)刮拭上肢内侧部,由上向下刮,尺泽穴可重刮。

(2)刮拭上肢外侧部,由上向下刮,在肘关节处可作停顿,或分段刮至外关穴。

(3)刮拭下肢后侧部,从上向下刮,经承扶穴至委中穴,由委中穴至跗阳穴,委中穴可重刮。

（4）刮拭下肢外侧部，从上向下刮，从环跳穴至膝阳关穴，由阳陵泉穴至悬钟穴。

（八）膝关节刮法

膝关节结构复杂，刮痧时宜用刮痧板棱角刮拭，以便掌握刮痧的正确部位、方向，而不致损伤关节。刮拭关节动作应轻柔。膝关节内积水者，局部不宜刮，可取远端穴位刮拭。膝关节后方及下端刮痧时易起痧疱，起疱时宜轻刮；或遇曲张静脉可改变方向，由下向上刮。膝关节的刮痧主治膝关节的病变，如风湿性关节炎、膝关节韧带损伤、肌腱劳损等，另外还对腰背部疾病、胃肠疾病有一定的治疗作用。

循行路线：

（1）刮拭膝眼，刮拭前先用刮痧板的棱角点按膝眼。

（2）刮拭膝关节前部，膝关节以上部分从伏兔穴刮至梁丘穴，膝关节以下部分从犊鼻穴刮至足三里穴。

（3）刮拭膝关节内侧部，从血海穴刮至阴陵泉穴。

（4）刮拭膝关节外侧部，从膝阳关穴刮至阳陵泉穴。

（5）刮拭膝关节后部，委中穴可重刮。

三、刮痧疗法的适应证

刮痧疗法临床应用广泛，适用于内、外、妇、儿、五官等各科和各系统疾病（如消化系统、循环系统、呼吸系统等）。刮痧疗法不仅适用于疾病的治疗，还适用于疾病的预防和保健强身。

（1）呼吸系统疾病：感冒、咳嗽、气管炎、哮喘、肺炎等。

（2）消化系统疾病：胃病、反胃、呃逆、吐酸、呕吐、急性胃炎、胃肠神经症、胆道感染、肠道预激综合征、便秘、腹泻、腹痛等。

（3）泌尿系统疾病：泌尿系统感染、尿失禁、膀胱炎等。

（4）神经系统疾病：眩晕、失眠、头痛、多汗症、神经衰弱、抑郁症、坐骨神经痛等。

（5）心血管系统疾病：心悸、高血压等。

（6）运动系统疾病：腱鞘炎、腕管综合征、网球肘、落枕、肩痛、肋间神经痛、腰痛、肥大性脊柱炎等。

（7）五官疾病：牙痛、咽喉肿痛、急性鼻炎、鼻衄、耳鸣、失音等。

（8）内分泌系统疾病：糖尿病等。

（9）其他：如中暑、水肿、保健等。

四、刮痧疗法的慎用证和禁忌证

（1）有出血倾向的疾病，忌用本法治疗或慎用本法治疗。如血小板减少性疾病、过敏性紫癜、白血病等，不宜用泻法刮痧，宜用补法或平补平泻法。

（2）新发生的骨折患部不宜刮痧，须待骨折愈合后方可在患部刮痧。外科手术疤痕处亦应在两个月以后才可局部刮痧。恶性肿瘤患者手术后，疤痕局部处慎刮。

（3）疖肿、痈疮、瘢痕、溃烂、性传染性皮肤病及皮肤不明原因的包块等，不宜直接在病灶部位刮拭。

（4）年老体弱者、空腹及妊娠妇女的腹部、妇女经期下腹部、女性面部忌用泻法大面积刮拭。

（5）对刮痧恐惧或过敏者，忌用本法。

（6）孕妇、妇女经期，禁刮下腹部及三阴交穴、合谷穴、足三里穴等，且刮拭手法宜轻，用补法。

五、刮痧疗法的注意事项

（一）刮痧前的注意事项

（1）刮痧须暴露皮肤，且刮痧时皮肤汗孔会开泄，如遇风寒之邪，邪气可从开泄的毛孔直接入里，影响刮痧疗效，而且易引发新的疾病。故刮痧前要选择一个适合的治疗场所，空气流通、清新，并注意保暖、避风，夏季不可在有过堂风的地方刮痧。尽量少暴露皮肤。

（2）选择舒适的刮痧体位，以利于刮拭和防止晕刮。

（3）刮痧工具要严格消毒，防止交叉感染。刮拭前须仔细检查刮痧工具，以免刮伤皮肤。

（4）施术者的双手也应消毒。

（5）刮拭前一定要向患者解释清楚刮痧的一般常识，消除其恐惧心理，取得患者配合，以免晕刮。

（6）勿在患者过饥、过饱及过度紧张的情况下行刮痧治疗。

（二）刮痧时的注意事项

（1）刮拭手法用力要均匀，以能忍受为度。

（2）对婴幼儿及老年人，刮拭手法用力宜轻。

（3）不可一味追求出痧而用重手法或延长刮痧时间。出痧多少受多方面因素影响。一般情况下，血瘀之证出痧多；实证、热证出痧多；虚证、寒证出痧少；服药过多者，特别是服用激素类药物者不易出痧；肥胖者与肌肉丰满的人不易出痧；阴经较阳经不易出痧；室温低时不易出痧。

（4）刮拭过程中，要经常询问患者感受。遇到晕刮，如精神疲惫、头晕目眩、面色苍白、恶心欲吐、出冷汗、心慌、四肢发凉、血压下降、神志昏迷时应立即停止刮痧。抚慰患者勿紧张，帮助其平卧，注意保暖，饮温开水或糖水。如仍不缓解，可用刮痧板角部点按人中穴，力量宜轻，避免重力点按后局部水肿。对百会穴和涌泉穴施以泻法。患者病情好转后，继续刮内关穴、足三里穴。

（三）刮痧后的注意事项

（1）刮痧治疗使汗孔开泄，邪气外排，会消耗体内部分津液，故刮痧后可饮温水一杯，休息片刻。

（2）刮痧治疗后，为避免风寒之邪侵袭，须待皮肤毛孔闭合恢复原状后，方可洗浴，一般3小时左右。

（3）对于某些复杂危重的患者，除用刮痧治疗外，更应配合其他诸如药物治疗等，以免延误病情。

第五节　推拿的护理技能

推拿是运用手或肢体的其他部位，按其特定动作的技能和技巧，在人体体表特定部位或穴位上施行的操作方法。推拿时，应做到有力、柔和、均匀、持久，从而达到深透。常用的有六大类手法，即摆动类手法、摩擦类手法、挤压类手法、叩击类手法、振动类手法、运动关节类手法。

一、摆动类手法

（一）一指禅推法

手握空拳，腕掌悬屈，拇指伸直，盖住拳眼，用拇指指端、螺纹面或桡侧峰着力于体表，运用前臂、腕关节连续的来回摆动带动拇指关节的屈伸活动，使之产生的力量轻重交替、持续不断地作用于施术部位上，是一指禅推拿流派的主要手法。按其操作形态又有一指禅指峰推法、一指禅偏峰推法、一指禅屈指推法之分。本手法具有接触面积小、刺激较强、作用柔和深透的特点，可广泛运用于头面、颈项、胸腹及四肢等各部位（图9-16）。

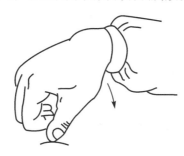

图9-16　一指禅推法

1.动作要领

沉肩，肩关节放松，不要抬肩用力。垂肘，上肢肌肉放松，肘关节自然下垂，略低于腕部。悬腕，手腕自然放松、悬垂。指实，拇指要着力吸定于施术部位，不可来回滑动。掌虚，除拇指外的其余四指及手掌要放松，握成空拳状。施术过程中，频率、摆动幅度要均匀，动作要灵活。宜紧推慢移，即腕关节摆动频率要快，每分钟120～160次，而拇指着力点的移动要缓慢，移动幅度要小。

2.注意事项

（1）端正姿势，凝神静气，做到沉肩、垂肘、悬腕的姿势。

（2）操作时,着力处要吸定于施术部位,不可跳跃或滑动。除拇指外,其余四指及手掌要放松,可自然散开或呈握空拳状,即指实掌虚态。

（3）前臂、腕、指间关节的摆动要协调灵活,频率为每分钟120～160次。

（4）拇指指端、螺纹面或桡侧峰在施术部位的移动要缓慢,移动幅度要小,即做到紧推慢移。而摆动的幅度、频率要均匀,切不可忽快忽慢或用蛮力。

（5）先做定点练习,再沿经络循行进行走线练习。

（二）㨰法

㨰法是通过腕关节的伸屈和前臂的旋转、协调运动,带动小指掌指关节背侧及部分小鱼际在体表一定部位往返㨰动的一种手法。㨰法按其操作形态又有掌背㨰法、小鱼际㨰法、掌指关节㨰法之分,其具有接触面积大、压力大、刺激柔和的特点,可广泛运用于颈项、肩背、腰臀及四肢等肌肉丰厚处(图9-17)。

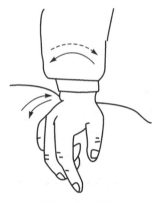

图9-17 㨰法

1. 动作要领

肩臂放松,沉肩,垂肘,肘关节微屈约130°。前臂的内旋、外旋及腕关节的屈伸运动要协调,压力、频率、腕臂摆动幅度要均匀,动作要有节律,来回摆动频率约每分钟140次。小指掌指关节背侧及部分小鱼际要紧贴体表,动作过程中不可有移动或跳动现象。

2. 注意事项

（1）基本姿势要求身体要保持直立,双脚自然分开约同肩宽;肩关节自然下垂,上臂不可紧贴于胸壁;腕关节放松,以保持屈伸幅度自如;手指自然放松,不可刻意并拢或放松。

（2）操作中不可随前臂的摆动而晃动身体。

（3）前臂旋转与腕关节屈伸动作一定要协调。

（4）腕关节的屈伸活动要自然,避免操作过程中出现折刀样动作。

（5）着力处要吸定于施术部位,不可出现跳跃、摩擦位移、顶压以及手背撞击体表治疗部位。

（6）滚压的力度要均匀,不可时轻时重。禁忌使用蛮力。应犹如圆柱体滚压一样,保持滚动碾压的动作贯穿始终。

（7）滚动要均匀协调而有节律，不可忽快忽慢。频率为每分钟120～160次，实际操作可根据具体情况变化。

（8）在移动操作时要保持紧滚慢移，即滚动的频率快而移动速度慢，以保证所操作的部位收到滚压的刺激量尽量相近。

（9）在操作过程中须避免"以硬碰硬"情况的出现，即掌指关节突起部碰撞施术部的骨突处。

（10）操作过程中，通常沿着肌肉走行进行。

（三）揉法

揉法是用手指螺纹面、大鱼际、小鱼际、掌根或全掌对施术部位做环转揉动的手法。按其操作形态又有大鱼际揉法、小鱼肌揉法、掌根揉法、掌揉法、叠掌揉法、拇指揉法、中指揉法、肘揉法和前臂揉法之分。本手法具有轻柔缓和、刺激量小、作用温和的特点，可广泛运用于全身各部。本法是推拿手法中的常用手法，也是小儿推拿常用手法之一（图9－18）。

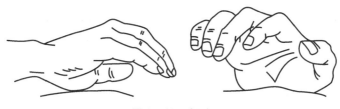

图9－18　揉法

1.动作要领

沉肩，垂肘，腕部放松，以肘关节为支点，前臂主动摆动，带动腕部，使掌或指做环转运动。操作过程要持续、均匀、柔和而有节律，频率为每分钟120～160次。

2.注意事项

（1）本手法一定要施以压力，在与局部皮肤吸定的基础上带动皮下组织进行，切不可在体表摩擦，或压力过大而无法揉动。

（2）大鱼际揉法的操作过程中，腕关节须放松，较自由活动。

（3）治疗部位位移时，一定在揉动的基础上缓慢移动，不可出现跳跃现象。

（4）操作须连贯、均匀、协调。

（5）本手法常沿经络循行路线或肌肉纤维走行进行。

二、摩擦类手法

（一）摩法

以掌、指、肘及肢体的其他部位贴附于体表，做直线或环形旋转移动称为摩法，属于推拿常用手法之一,特别是小儿推拿及美容推拿多用。按其操作形态又有指摩法、鱼际摩法和掌摩法之分。摩法具有刺激量小、轻柔缓和的特点,常用于头面、胸腹和胁肋部,尤其以腹部多用(图9-19)。

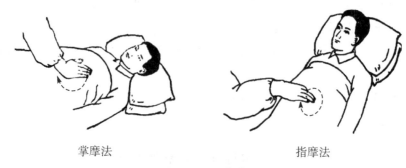

掌摩法   指摩法

图9-19 摩法

1. 动作要领

肩、肘、腕关节放松,肘关节微曲,指、掌自然平伸于治疗穴位或部位上,以腕关节连动前臂做缓和而有节律的环旋摩动。摩法是推拿手法中最轻柔的手法,仅在皮肤上做有节律的环旋摩动,而不带动皮下组织。频率为每分钟120次左右。

2. 注意事项

(1)本手法应根据具体手法选择合理的主要支点。

(2)本手法要求对施术处体表进行回旋摩动,不带动皮下组织,因此着力处须自然置于腧穴或体表,不可加力。

(3)本手法可在体表生热内透,因此常使用具有一定产热作用的介质以加强治疗作用,同时保护皮肤。

(4)摩动要平稳均匀,不可用力不均,同时要有节律,不能忽快忽慢。指摩法宜稍轻快,每分钟摩动约120次左右;掌摩宜稍重、缓,每分钟摩动80~100次。实际操作可根据情况进行变化。

(5)临床中可根据病情的虚实,参考"顺摩为补,逆摩为泻""缓摩为补法,急摩为泻法"的传统理论,或根据被操作部位的解剖结构和病理状况进行相应的补泻。

(二)擦法

擦法是用指面、掌面贴附于施术部位上,做直线快速往返运动,使之摩擦生热的手法。按其操作形态又有掌擦法、大鱼际擦法、小鱼际擦法之分。本手法具有压力大、速度快、刺激皮肤强的特点,具有很强的产热助阳作用。为避免损伤皮肤,操作中必须使用介质。本法常适用于胸腹、胁肋、背腰和四肢部位。本手法临床应用广泛,同时也经常作为手法考核的主要内容,但动作结构和技术要领不易掌握,指导教师须重点指导(图9-20)。

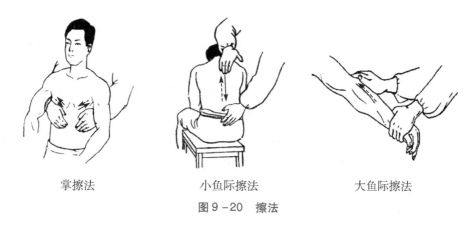

掌擦法　　　　　　小鱼际擦法　　　　　　大鱼际擦法

图 9 - 20　擦法

1. 动作要领

沉肩,屈肘,腕伸平,指掌伸直,上臂发力,以肩关节活动为主,带动肘关节做屈伸活动,使前臂与手腕、手部保持一致,做往返摩擦的直线移动,不可歪斜,否则难以擦热。掌下压力适中,不宜太大,以皮肤不起皱褶为宜;用力要稳,动作要均匀连续,往返距离要拉得长;如果动作间歇停顿,就不能使热量深透而影响疗效;如果往返距离太短,则易擦破皮肤。

2. 注意事项

(1)操作前须在施术部位涂抹少量润滑介质。

(2)本手法要求做直线往返摩擦移动,不可歪斜,更不可以身体的起伏摆动去带动手的运动。

(3)施加压力要均匀而适中,以摩擦时不使皮肤起皱褶为度。

(4)操作时要呼吸均匀,自然放松,不可屏住呼吸、身体僵硬。

(5)频率以 100 次/分左右为宜。

(6)通常作为结束手法,以免皮肤破损。

(三)推法

推法是以指、掌、拳或肘着力于施术部位上,做单方向直线推动的手法。按其操作形态又有拇指推法、掌推法、拳推法和肘推法之分。本类手法具有压力大、刺激量大的特点,可运用于全身各部。本法不仅属于推拿的主要手法,也是小儿推拿常用手法之一(图9 - 21)。

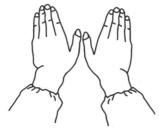

图 9 - 21　推法

1. 动作要领

沉肩,垂肘,肘关节微屈或屈曲,腕部伸平或背伸,前臂发力或上臂发力,用力平稳,着力部紧贴皮肤,做缓缓地直线推动。用指、掌、肘着力于一定部位上(用指称指推法,用掌称掌推法,用肘称肘推法),指、掌或肘要紧贴体表,在着力部位做单方向的直线移动。

2. 注意事项

(1)操作时,要根据实际情况使用适当的压力,不可过轻或过重,须下压一定的深度。

(2)本手法运行路线单向而平直,不可偏斜或深浅不一。

(3)操作时常使用介质,以防止损伤皮肤。

(4)操作时要和缓从容、有节律进行。

(5)推法常沿经络循行或肌肉纤维走行进行,也可按具体部位变换。

(四)搓法

搓法是用双手掌面相对称夹持住肢体近端,或用单、双手掌面着力于施术部位,做交替、往返搓动的推拿手法(图9-22)。按其操作形态又有夹搓法、滚搓法之分。本手法刺激较温和,具有显著的疏通经络、调和气血、滑利关节、疏肝理气的作用,属推拿手法中的辅助手法,常作为治疗的结束手法,常用于四肢、胸胁、背部。

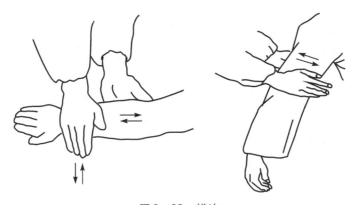

图9-22 搓法

1. 动作要领

取马步,沉肩,垂肘,腕部微背伸,手指自然伸直,以掌面或指掌面对称地夹持住一定部位,前臂发力,使腕部做快速盘旋搓揉。

2. 注意事项

(1)本法较费力,但不可屏气操作。

(2)双手要对称用力,不可过重或过轻,以防损伤或滑动。

(3)本法要求"快搓慢移",即搓动的频率快,上下位移慢。

(4)操作时,遇到关节突起部位,施加的压力要略减,避免出现疼痛或损伤。

(5)搓动由上而下反复进行,应均匀协调而有节律,不可忽快忽慢。

(6)本法动作中包含揉、擦、摩法,操作时要有效使用。

(五)抹法

抹法是以拇指螺纹面或掌面着力于施术部位,做上下、左右直线或弧线运动的手法。按其操作形态又有指抹法和掌抹法之分。本手法具有轻缓柔和的特点,可起到镇静安神的作用。其中,指抹法常用于面、项部,掌抹法常用于背腰部。本手法与推法近似,用力较轻、往返移动是区别要点。本手法也是保健和美容的常用手法之一。

1.动作要领

沉肩,垂肘,肘关节屈曲,腕部自然伸平,拇指伸直,其余四指屈曲,虎口张开,以拇指指端桡侧着力,以拇指掌指关节为主,带动拇指做弧形移动。取坐姿,呼吸自然,意念集中于指端,移运时宜轻不宜重,不可带动皮下组织。

2.注意事项

(1)本手法用力较轻,不带动深部组织,要求做到"轻而不浮,重而不滞"。

(2)注意和推法的区别。

三、挤压类手法

(一)按法

按法是用手指螺纹面或手掌掌面节律性按压施术部位的手法。按其操作形态又有指按法、掌按法、叠掌按法和肘按法之分(图9-23)。本手法具有压力大、刺激较强的特点,常要求有得气感,可用于全身。掌按法适用于背腰部,指按法适用于经络、腧穴。本手法通常与揉法结合一起操作,忌用力过猛。

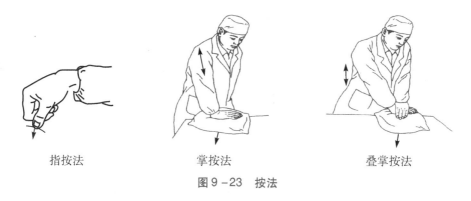

指按法　　　　　　　掌按法　　　　　　　叠掌按法

图9-23　按法

1.动作要领

按压方向应垂直向下或与受力面相垂直,用力由轻而重,逐渐增加,再由重而轻,忌突发突止,不可用蛮力或暴力猛压,按压时用力要稳,不可偏移,要使力量集中深透到深层组织,遵循"按而留之"的原则,可重复操作,伴有缓慢的节奏性。同时一定要掌握好患者的骨质情况,诊断必须明确,以避免造成骨折。

2.注意事项

(1)本手法忌用暴力,要求施力由轻到重,再由重到轻,即力量呈递增、递减的趋势。

（2）按压的方向要求与施术部位表面垂直。

（3）指按法要求定位精确。

（4）掌按法时，要控制好身体施加的压力。

（5）每次都要有得气感。

（6）操作时要求有节律感，两次操作间稍停留片刻。

（7）本手法常和揉法一起使用，在按压后施以揉法，即"一按三揉"。

（二）点法

点法属于推拿手法中的重要手法之一，是以指端或关节突起为着力处持续点压施术部位或腧穴的手法（图9-24）。按其操作形态又有指点法、屈指点法和肘尖点法之分。本手法具有作用面积小、压力大、刺激较强的特点，常要求有得气感，但以对方能耐受为度，可用于全身各部的腧穴。指针疗法就是由此法发展而来的，可起到由针代指的作用。

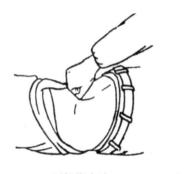
屈拇指点法

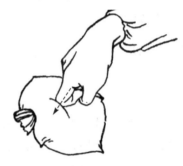
屈示指点法

图9-24　点法

1. 动作要领

取穴准，用力稳，垂直点压，用力方向宜与受力面相垂直，用力平稳持续，不可突施暴力，掌握轻—重—轻的施术原则，刺激达深部，获"得气"的效果（以能忍受为度），后辅以揉法，以防气血积聚、软组织损伤及不适感。

2. 注意事项

（1）点法要求定位精确。

（2）点压的方向要与施术部位所在平面垂直。

（3）本手法要求施力由轻到重，再由重到轻，即力量呈递增、递减趋势，忌使用暴力。

（4）每次都要有得气感。

（5）操作时要求有节律性，两次操作间稍停留片刻。

（6）行肘尖点法时，要控制好身体施加的压力。

（7）本手法常和揉法一起使用，在点按到最深处停留片刻后应施以揉法。

（8）对于年老体弱、久病体虚者慎用。

（三）捏法

捏法是用拇指指面和其他手指指面或食指桡侧面对施术部位做对称性挤压的手法

（图9-25）。根据其操作形态有三指捏法、五指捏法、拇指与食指捏法、揉捏法之分。本手法具有行气活血、舒筋通络的作用,常用于疲劳性疾病和小儿疳证,是小儿推拿常用手法之一。

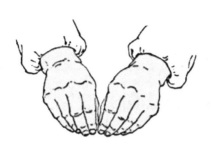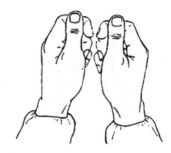

图9-25　捏法

1. 动作要领

用拇指与其他手指的指面或指节相对用力,将施术部位的肌肤连同皮下组织捏起,做快速的捻转前进,或将肌肉捏起做快速的一捏一放的捏挤扯提动作,如此反复进行,循序移动。本法常用双手同时操作。

2. 注意事项

（1）操作时,指尖不可内扣。

（2）捏皮部时,容易产生疼痛,不可过分用力挤捏上提。

（3）要求用力均匀、柔和、连贯,有节律。

（4）本手法通常是沿肢体局部肌肉走行或经络循行进行的。

（四）拿法

拿法是用拇指和其余手指指面相对用力挤压并上提施术部位的手法,是在捏法基础上操作的,即"捏而提起谓之拿"（图9-26）。根据其操作形态有三指拿法和五指拿法之分。本手法刺激较大,具有行气活血、舒筋通络、祛风散寒等的作用,属于推拿常用手法之一,适用于项、肩、四肢部。

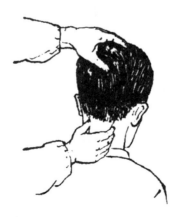

图9-26　拿法

1.动作要领

以单手或双手的拇指与其他手指指面相对用力,捏住施术部位的肌肤或肢体逐渐收紧、提起,腕关节适度放松,以拇指同其余手指的对合用力进行轻重交替、连续不断的提捏揉动。

2.注意事项

(1)操作时以指面为着力面,不可用指尖内扣。

(2)要尽量多拿深层组织,不可只拿皮部。

(3)挤压力量不可过轻或过重,否则会无法提起或疼痛。

(4)要求动作连贯、协调、有节律。

(5)拿腧穴时,不做提起动作。

四、叩击类手法

(一)拍法

拍者,拍打也,五指自然并拢,掌指关节微屈,使掌心空虚,然后以虚掌节律地拍击治疗部位,称为拍法(图9-27)。按其操作形态又有单掌拍法、双掌拍法之分。本手法能使局部充血,增加局部循环,具有舒筋通络、行气活血的作用,常用于肩背、腰臀及下肢外侧部,治疗局部会感觉迟钝、麻木、疼痛等。

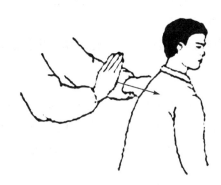

图9-27 拍法

1.动作要领

操作时动作要平稳,要使整个掌、指周边同时接触体表。腕部要适度放松,上下挥臂时,力量通过有一定放松度的腕关节传递到掌部,使刚劲化为柔和。拍打操作时如直接接触皮肤,以皮肤轻度充血发红为度,拍打时力量不可有所偏移,否则易拍击皮肤而疼痛。结核、严重的骨质疏松、骨肿瘤、冠心病等禁用拍法。

2.注意事项

(1)操作时,腕关节要自然放松,不可僵硬。

(2)本手法以指掌周边接触施术部位,掌心虚空,通常会闻及清脆的空气爆鸣音。

(3)操作时要做到平稳、轻快、有节律,不可拖动摩擦,做到快起快落,更不可粗暴用力。

（4）拍打力度要逐渐加重,不可持续刺激同一部位。

（5）本手法通常沿肌肉纤维走行进行。

（二）击法

击法是用拳背、掌根、掌侧小鱼际、指端或桑枝棒击打施术部位的手法（图9-28）。按其操作形态又有拳背击法、掌根击法、掌侧小鱼际击法、合掌击法、指击法和桑枝棒击法之分。本手法具有舒筋通络、调和气血、缓解痉挛、祛瘀止痛及振奋阳气的作用,对风湿痹痛、局部感觉迟钝、肌肉痉挛或头痛等,常用本法配合治疗。本法还有增进血液循环、促进新陈代谢、消除疲劳等作用。运动后在肢体施以击法,可消除疲劳。

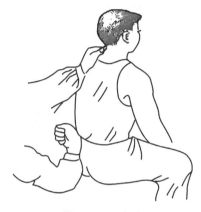

图9-28 击法

1.动作要领

操作时用力要稳,要含力蓄劲、收发自如,击打的力量要适度,应因人、因病而异,动作要连续而有节奏性,快慢要适中,击打时要有反弹感,一触及受术部位后即迅速弹起,不要停顿或拖拉,须严格掌握各种击法的适用部位和适应证。有风心病、脑栓塞、高血压病史者忌用,避免暴力击打,头部、心前区、肾区宜轻。

2.注意事项

（1）本手法切忌暴力,用力要稳,含力蓄劲。

（2）操作时,击打要短暂而迅速,有反弹感,即一击到体表就迅速收回,不可有停顿和拖拉。

（3）除头部外,其他部位操作要避开骨性突起部位。

（4）操作时要灵活、连贯、有序,常沿肌肉纤维走行进行。

五、振动类手法

（一）振法

振法是用食指、中指螺纹面或掌面为着力处对施术部位做持续震动的手法（图9-29）。按其操作形态又有指振法、单掌振法和叠掌振法之分。本手法具有压力小、刺激柔和的特点,多用于阳虚气弱之证。

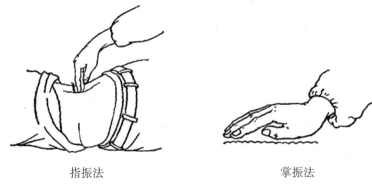

指振法　　　　　　　　　　　　掌振法

图9-29　振法

1.动作要领

前臂与手部必须静止性用力。所谓静止性用力,是将前臂与手部肌肉绷紧,但不做主动运动,注意力要高度集中在掌心或指端,要有较高的振动频率。振动频率保持在每分钟600~800次,掌心或指端不可过度用力下压,以自然压力为准,不要施加额外压力。

2.注意事项

(1)指振法要求定位精确。

(2)操作时,注意力要集中在指、掌上。

(3)本手法以前臂伸、屈肌群同时做对抗性收缩而产生振动,不可主动进行按压。

(4)本手法要求频率快、幅度小,通常每分钟600~800次。

(5)两次操作间休息片刻,以保持体力。

(6)本手法操作较费力,需要加强锻炼,不可屏气施力。

(二)颤法

颤法是用指或掌面为着力处对施术部位做持续颤动的手法。按其操作形态又有指颤法和掌颤法之分。本手法不同于振法的静止性用力,是以前臂主动颤动进行的。颤法具有刺激柔和而舒适的特点,主要用于腹胀、消化不良等。

1.动作要领

前臂和手部要主动颤动。振法是手臂部的肌肉静止性用力,而不做其他的主动运动。而颤法除手臂部的肌肉需要绷紧外,要进行主动的运动,这种运动形成了外在可见的颤动波,要有一定的颤动频率。颤法的运动频率一般在每分钟200~300次。操作时,对施术部位要施加合适的压力,既不可过重,又不能过轻,以适合手臂的颤动传递为宜。

2.注意事项

(1)本手法用力要适中,不可过重或过轻。

(2)本手法以前臂主动颤动发力,不同于振法的静止性用力,要注意区分开。

(3)操作时,注意力要集中在指、掌上。

（4）本手法要求频率快、幅度小，每分钟200～300次。

（三）抖法

抖法是用双手握住踝、腕关节近端，做持续的、小幅度的上下抖动的手法（图9-30）。按其操作形态又有抖上肢和抖下肢之分。本手法刺激柔和，具有疏通经络、通利关节、行气活血、松解粘连的作用，主要用于四肢部，如肩周炎、颈椎病、髋部伤筋、腰椎间盘突出症等颈、肩、臂、腰、腿部疼痛性疾患。操作者需要有一定的基础，常作为推拿的结束手法。

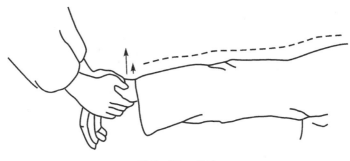

图9-30 抖法

1. 动作要领

被抖动的肢体要自然伸直，使肌肉处于最佳松弛状态。抖动的频率应由慢到快，力量由轻到重。

2. 注意事项

（1）被抖动的肢体要充分放松。

（2）操作时须握持受术者踝、腕关节上方。

（3）抖动上肢时，若抖动波传导至项背部，受术者上肢须牵拉至外展90°方可。

（4）尽量做到幅度小、频率高。

（5）两次操作间休息片刻，以保持体力。

（6）本手法较为费力，不可屏气操作，需要加强锻炼，尤其是抖动下肢和腰时。

六、运动关节类手法

（一）摇法

用一手握住或挟住关节近端肢体，另一手握住关节远端肢体，做缓和回旋转动的一种手法，称为摇法（图9-31）。根据施术部位的不同又有颈项部摇法、肩部摇法、肘部摇法、腕部摇法、腰部摇法、髋部摇法、膝部摇法、踝部摇法。本法具有舒筋活血、滑利关节、松解粘连、增强关节活动等的作用，属被动活动的一种手法，临床应用较多，常用于四肢、颈及腰部，但关节畸形或关节本身有病者一律禁用。

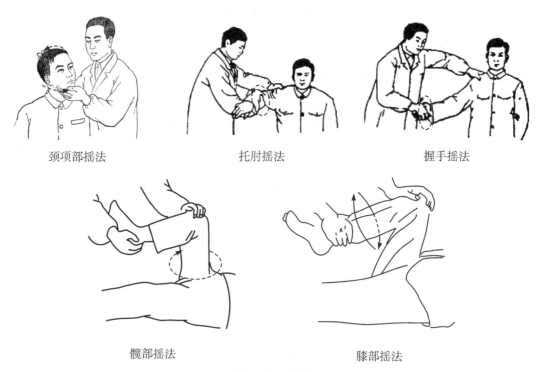

颈项部摇法　　　　　　　　托肘摇法　　　　　　　　握手摇法

髋部摇法　　　　　　　　　　　膝部摇法

图 9-31　摇法

1. 动作要领

动作缓和,用力平稳,环转要顺其自然,因势利导,不可蛮干,摇动的幅度由小到大,先放松关节周围软组织,再在生理许可的范围内,结合被摇动关节的活动受限情况进行摇动。

2. 注意事项

(1)摇转的幅度应控制在人体生理活动范围内,由小到大,逐渐增加。由于人体各关节的活动度不同,故各关节的摇转幅度亦不同。

(2)摇转的速度宜慢,尤其是在开始操作时更宜缓慢,可随摇转次数的增加及受术者的逐渐适应适当加快速度。

(3)摇转方向可以按顺时针方向,也可以按逆时针方向。一般情况下是顺、逆时针方向各半。

(4)摇动时施力要协调、稳定,除被摇关节肢体运动外,其他部位应尽量保持稳定。

(5)习惯性关节脱位、椎动脉型颈椎病及颈部外伤、颈椎骨折者等禁止使用患处关节的摇法。

(二)拔伸法

拔伸即牵拉、牵引的意思。固定肢体或关节的一端,牵拉另一端的方法,称为拔伸法(图 9-32)。拔伸法是骨折移位、关节脱位不可缺少的整复手法,临床中常用此手法。

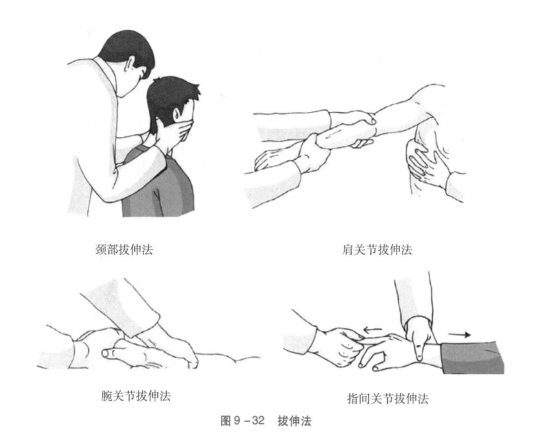

颈部拔伸法　　　　　　　　　　　　肩关节拔伸法

腕关节拔伸法　　　　　　　　　　　指间关节拔伸法

图 9 - 32　拔伸法

1. 动作要领

动作要稳,用力要均匀而持续,不可用突发性猛力。应依据不用部位和病情,适当控制牵引拔伸的力量和方向。如果运用不当,不但影响治疗效果,甚至会造成不良后果。

2. 注意事项

(1)因势利导,顺势而行。

(2)缓缓用力,由轻到重。

(3)用力要适可而止,切忌粗暴。

(三)扳法

用双手做相反方向或同一方向用力扳动关节部位的手法,称为扳法(图 9 - 33)。按其操作形态又有颈项部扳法、胸背部扳法、腰部扳法之分。本法是临床常用的一种手法,具有舒筋通络、滑利关节、纠正解剖位置失常等的作用。

1. 动作要领

用力要稳,动作必须果断而快速。扳法是一种被控制的、暂时的、有限度的、分阶段的被动运动,动作稳妥,两手配合要协调。应预先确定活动范围和部位,一达目的,随即停手,扳动幅度一般不超过各关节的生理活动范围。扳动时要轻巧,因势利导,忌强拉硬扳、急躁从事。

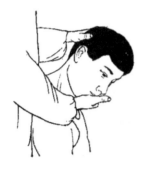 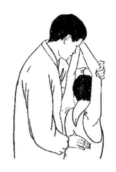 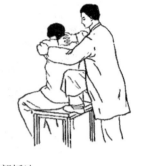

颈项部扳法　　　　　　　　　　　胸背部扳法

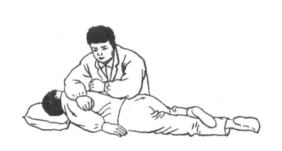 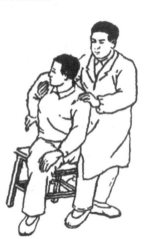

腰部扳法

图9-33　扳法

2.注意事项

（1）定点、动点要分清。

（2）在阻力位发力扳动。

（3）动作果断、瞬间、快速、有控制。

（4）扳动的方向应朝向患侧。

（5）到位有效与有响有效。

（6）先松解，后扳动。

（彭静　周兵）

 直通护考

1.毫针粗细、长短的规格是指（　　）。

　　A.针尖　　　　　　　B.针身　　　　　　C.针根

　　D.针柄　　　　　　　E.针尾

参考答案

2. 晕针的直接原因是(　　)。

    A. 精神紧张　　　　　　B. 体质虚弱　　　　　　C. 饥饿疲劳

    D. 手法过重　　　　　　E. 脑部暂时性缺血

3. 隔姜灸的确切作用是(　　)。

    A. 清热、杀虫、解毒　　B. 回阳、救逆、固脱　　C. 解表、散寒、温中

    D. 防病、保健、益寿　　E. 温肾、壮阳、通脉

4. 孕妇不宜针(　　)。

    A. 迎香　　　　　　　　B. 三阴交　　　　　　　C. 百会

    D. 足三里　　　　　　　E. 人中

参考文献

[1] 徐桂华,马秋平。中医临床护理学(中医特色)[M].3 版.北京:人民卫生出版社,2023.

[2] 郑洪新,杨柱.中医基础理论[M].北京:中国中医药出版社,2021.

[3] 李灿东,方朝义.中医诊断学[M].北京:中国中医药出版社,2021.

[4] 屈玉明,才晓茹.中医护理[M].2 版.北京:人民卫生出版社,2020.

[5] 彭静,张琪.针灸推拿实训指导[M].北京:中国协和医科大学出版社,2020.

[6] 赵斐,高莉平.中医护理[M].北京:高等教育出版社,2019.

[7] 孙治安,崔剑平,彭静.中医护理[M].武汉:华中科技大学出版社,2019.

[8] 温茂兴.中医护理学[M].4 版.北京:人民卫生出版社,2018.

[9] 陈刚,徐宜兵.中医基础理论[M].4 版.北京:人民卫生出版社,2018.

[10] 张俊平.中医学[M].北京:科学出版社,2018.

[11] 孙秋华.中医护理学[M].4 版.北京:人民卫生出版社,2017.

[12] 张鸿宇,张琪.中医护理学[M].重庆:重庆出版社,2015.

[13] 侯志英.中医护理学[M].西安:第四军医大出版社,2012.

[14] 邓福忠.中医护理学[M].北京:中国协和医科大学出版社,2012.